中公教育

医疗卫生系统

公开招聘工作人员考试

核心题库

护理学专业知识

中公教育医疗卫生系统考试研究院 ◇ 编著

世界图书出版公司

上海·西安·北京·广州

图书在版编目(CIP)数据

医疗卫生系统公开招聘工作人员考试核心题库. 护理学专业知识／中公教育医疗卫生系统考试研究院编著. —上海：上海世界图书出版公司，2018.12(2022.12 重印)
ISBN 978-7-5192-5472-8

Ⅰ.①医… Ⅱ.①中… Ⅲ.①护理学-资格考试-习题集 Ⅳ.①R192-44②R47-44

中国版本图书馆 CIP 数据核字(2018)第 282318 号

书　　名	医疗卫生系统公开招聘工作人员考试核心题库·护理学专业知识 Yiliao Weisheng Xitong Gongkai Zhaopin Gongzuo Renyuan Kaoshi Hexin Tiku·Hulixue Zhuanye Zhishi
编　　著	中公教育医疗卫生系统考试研究院
责任编辑	李　晶
出版发行	上海世界图书出版公司
地　　址	上海市广中路 88 号 9-10 楼
邮　　编	200083
网　　址	http://www.wpcsh.com
经　　销	新华书店
印　　刷	肥城新华印刷有限公司
开　　本	787 mm×1092 mm　1/16
印　　张	21.5
字　　数	516 千字
版　　次	2018 年 12 月第 1 版　2022 年 12 月第 11 次印刷
书　　号	ISBN 978-7-5192-5472-8/R·479
定　　价	58.00 元

版权所有　翻印必究

如发现印装质量问题，请拨打售后服务电话

(010-82838515)

前言
PREFACE

近年来,为深入落实"健康中国"战略,全国各地不断加强基层医疗机构服务能力建设,其中,基层医疗机构人才队伍建设是关键一环。在近两年的新冠疫情防控中,基层医务工作者发挥了关键作用,同时也让我们看到了基层医疗机构人才短缺的现状。可以预见,未来几年,社会对医疗卫生人才的需求量会不断增加,对人才能力的要求也会不断提高,大家一定要抓住机遇,加强学习,弥补短板,顺势而为!

目前,越来越多的医疗卫生系统单位采取考试的方式招聘录用人才。医疗卫生系统招聘考试有其特殊性,与其他事业单位招聘考试或医疗领域的执业资格、卫生职称、学历提升考试既有联系,又有区别。调查发现,很多考生对医疗卫生系统招聘考试缺乏了解或存在认知误区,甚至有考生因备考方向错误,浪费了大量的宝贵时间,最终与理想岗位失之交臂,令人痛心。中公医疗卫生作为在该培训领域深耕多年的品牌,有责任和义务为大家做一个基本且系统的讲解,希望对广大考生有所帮助。

表1 考试概况

关键词	说明
招考单位	医疗卫生系统,常见的有各级卫健委、各级医院、各级疾控中心、妇幼保健院、社区卫生服务站、乡镇卫生院、三支一扶(支医)部门及其他医疗卫生事业单位等
考试特点	①考查方式:常采用笔试+面试的形式,也有地区单独考笔试或面试。②考试内容:全国E类联考考试内容和题型相对稳定;省级、市级、县级单独组织的考试,各个地区均不一样。③变化性:医疗招聘考试最大特点就是变化性强,过去的考法,不代表今年和明年还是这种考法;外地外单位的考法,不代表本地本单位也是这种考法
时间规律	全国E类联考基本在每年5月、10月各组织1次;部分省份联考每年1~2次,其他市级、县级招聘考试一年1~4次,考试时间主要集中在上半年的4~6月,下半年的9~11月,其中上半年招考人数和公告数量相对较多
岗位需求	临床岗位招聘人数最多;护理岗位报名人数最多,竞争最激烈;检验、影像、公卫岗位近几年招聘人数大幅提升;其他岗位招考人数略微增长。"十四五"规划指出,未来在儿科、全科医生的培养和招聘方面会有所侧重
招考公告	一般在当地的政府网站、人社局网站、人事人才网站和官方微信公众号上发布
备考时间	通常比较短,从发布招考公告到笔试,一般在1个月左右,也有更少的,最短只有3天,基本不给考生预留过长的复习时间。招考单位明显倾向于快速检测考生最真实的专业功底
考试科目标准参照	医疗卫生类的教科书版本众多,既有不同出版社的版本,也有同一出版社不同时期的版本。因考试命题人参照的版本不同,题库命题时间久远,很可能导致试题答案的参照标准与现有最新版的教科书不一致。大型考试命题一般会规避争议题目,小型考试可能会出现少量争议题目,一般不影响备考

表2 备考攻略

关键词	说明
锁定目标	锁定要报考的地区、单位、岗位以及参加考试的时间段等
紧盯动态	提前(最好是半年)关注,主要紧盯目标地区的人社局网站或官方微信公众号。如果想要了解全国各地招考动态的即时信息,强烈建议考生关注中公医疗卫生网,该网站信息量大,更新及时,可随时掌控全国招考动态
提前备考	医疗招聘考试一定要提前准备,以半年时间最佳。如果等到公告发布再准备,时间上会很仓促,考试成绩也很难保证。提前备考务必要做到两点: (1)时间足。医疗专业的知识体系本身就很庞大,再加上考试科目和考试内容不确定,因此,要确保有效的复习,必须要有充足的时间保障 (2)资料全。考试考情,虽说不确定,但也要提前研究分析。多种考试形式、多种题型均要适应,全面训练,有备无患。我们有试卷和题库类图书可以专门应对
选对资料	主要坚持两个原则: (1)精准。一定要购买最新版的医疗招聘考试用书,确保方向精准。尤其要注意区分事业单位E类招聘联考、事业单位医疗招聘非联考、军队文职医疗类招聘考试等不同类型的考试,不同的考试,形式和内容大不一样。本书适用于事业单位医疗招聘非联考,事业单位E类招聘联考、军队文职医疗类招聘考试另有专门的图书可供选择 (2)全面。一般来说,笔试考试不可能离开医疗专业科目、医疗公共科目、通识科目这三个领域。医疗专业科目即考查考生本身的专业知识,该部分内容最重要,必须要花大量精力复习;医疗公共科目主要考查基础医学、公共卫生、医学人文等广泛的医学知识,很多地区都会加考,最好提前准备;通识科目主要有公共基础知识或职业能力倾向测验,通常是医疗类考生的盲区和弱项,我们也有相应的图书,供有需要的考生进行针对性复习

中公医疗卫生"天使蓝"家族图书经过多年改版,目前已发展成为市面上专注于医疗招聘考试的热销图书。现拥有核心考点、核心题库、真题+模拟试卷三大系列,覆盖"讲—练—测"各个环节,构建了科学系统的备考体系,多年来帮助众多医疗类考生走上了理想岗位。

本套核心题库系列图书定位于"知识点精练",其根本宗旨是把考试中涉及的重要知识点和高频考点梳理出来,让考生能在短时间内抓住重点,精准训练。为此,我们收集了全国各地的大量真题,并且研发编写了较多新题,按照同步训练的形式编排出来,便于知识点的及时检测与巩固。除题量较大之外,题型多样化、难易分布合理、答案解析详尽等特点也已充分体现,竭尽所能地让考生高效刷题。

最后,祝大家都能考试成功,梦想成真!

中公教育医疗卫生系统考试研究院
2022年12月

目录
CONTENTS

上篇　核心试题

下篇　参考答案及解析

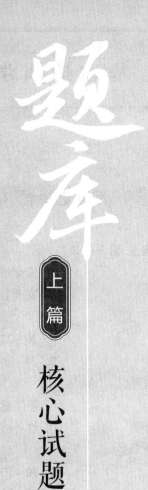

题库

上篇

核心试题

第一部分

基 础 护 理 学

单项选择题

1. 下列关于医院环境特点的叙述,错误的是( )。
   A. 安全舒适性
   B. 管理统一性
   C. 服务专业性
   D. 文化普遍性

2. 普通病室适宜的温度是( )。
   A. 18~22 ℃
   B. 20~22 ℃
   C. 22~24 ℃
   D. 24~26 ℃

3. 炎性浸润期压疮的护理重点是( )。
   A. 增加局部按摩次数
   B. 预防感染
   C. 清洁伤口,将坏死组织清除
   D. 红外线照射

4. 正常成人在安静状态下的脉率是( )。
   A. 60~100 次/分
   B. 70~100 次/分
   C. 60~80 次/分
   D. 60~120 次/分

5. 世界卫生组织(WHO)推荐的每人每天食盐量是( )。
   A. 4 g
   B. 5 g
   C. 6 g
   D. 2 g

6. 急性肾炎患者的饮食类型是( )。
   A. 低蛋白饮食
   B. 高热量饮食
   C. 高纤维素饮食
   D. 高蛋白饮食

7. 下列不需要采用去枕仰卧位的患者是( )。
   A. 颅脑手术后清醒的患者
   B. 脊髓腔穿刺后的患者
   C. 全身麻醉手术后尚未清醒的患者
   D. 昏迷的患者

8. 同时服用以下药物时,应最后服用的是( )。
   A. 红霉素
   B. 止咳糖浆
   C. 青霉素
   D. 铁剂

9. 氧流量 5 L/min 吸入时的氧浓度是( )。
   A. 25%
   B. 41%
   C. 37%
   D. 40%

10. 世界上第一所正式成立的护士学校创办于(　　　)。
    A. 1854 年,法国
    B. 1860 年,美国
    C. 1856 年,加拿大
    D. 1860 年,英国

11. 下列关于冷疗法目的的叙述,错误的是(　　　)。
    A. 减轻局部充血或出血
    B. 控制炎症扩散
    C. 减轻疼痛,降低体温
    D. 促进炎症的消散和局限

12. 患有阿米巴痢疾的患者,其粪便颜色是(　　　)。
    A. 白陶土色
    B. 果酱样
    C. 鲜红色
    D. 柏油样

13. 尿常规检查采集标本后,送检最长时限最好不超过(　　　)。
    A. 2 h
    B. 4 h
    C. 12 h
    D. 24 h

14. 关于节力原则的护理操作,下列叙述错误的是(　　　)。
    A. 两臂持物时,两肘紧靠身体两侧
    B. 移动重物时,应尽可能提取
    C. 抬起患者时,应将其靠近自己的身体
    D. 铺床时,尽可能双脚分开

15. 空气栓塞时采用的体位是(　　　)。
    A. 右侧卧位
    B. 中凹卧位
    C. 头低足高位右侧卧位
    D. 头低足高位左侧卧位

16. 双侧瞳孔散大时,提示(　　　)。
    A. 吗啡中毒
    B. 氯丙嗪中毒
    C. 有机磷农药中毒
    D. 颠茄类药物中毒

17. 口腔内出现铜绿假单胞菌感染时,应使用的漱口水是(　　　)。
    A. 2%~3%硼酸溶液
    B. 1%~3%过氧化氢溶液
    C. 0.1%醋酸溶液
    D. 0.9%生理盐水

18. 护送患者进入病区时,下列做法不正确的是(　　　)。
    A. 不中断输液或输氧
    B. 平车上下坡时,患者头部应位于低处
    C. 注意保暖
    D. 送入病区后,就患者病情、物品与病区护士进行交接

19. 疟疾患者发热时常见的热型是(　　　)。
    A. 间歇热
    B. 稽留热
    C. 弛张热
    D. 不规则热

20. 护士给患者行大量不保留灌肠时,成人每次灌肠液的用量是(　　　)。
    A. 100~200 ml
    B. 200~500 ml
    C. 500~1 000 ml
    D. 1 000~2 000 ml

21. 需要一级护理的患者应多长时间巡视病房一次? (　　)
　　A. 1 h
　　B. 2 h
　　C. 3 h
　　D. 4 h

22. 静脉输液补钾时应注意(　　)。
　　A. 宜早、勿快、勿浓、勿多
　　B. 勿早、宜快、勿浓、勿多
　　C. 勿早、勿快、宜浓、勿多
　　D. 勿早、勿快、勿浓、勿多

23. 肌内注射的进针角度是(　　)。
　　A. 30°
　　B. 45°
　　C. 60°
　　D. 90°

24. 穿脱隔离衣时要避免污染的是(　　)。
　　A. 衣领及内面
　　B. 腰带及衣边
　　C. 袖子的后面
　　D. 腰带以下部分

25. 患者,男性,29 岁。急诊入院,面色苍白,大汗淋漓,腹痛难忍。因诊断不明,当班护士不应采取的措施是(　　)。
　　A. 立即通知医生
　　B. 询问病史及安慰患者
　　C. 热敷止痛
　　D. 测量生命体征

26. 护理人员一旦发生锐器伤,为防止病原体经伤口传播,应首先采取的措施是(　　)。
　　A. 在伤口旁轻轻挤压
　　B. 用流动水和消毒肥皂液反复冲洗伤口
　　C. 消毒伤口
　　D. 向医院感染管理委员会报告

27. 呼吸过缓是指成人每分钟呼吸次数少于(　　)。
　　A. 10 次
　　B. 12 次
　　C. 14 次
　　D. 16 次

28. 持续用冷疗 1 h 后,局部皮肤变得苍白属于(　　)。
　　A. 局部效应
　　B. 继发效应
　　C. 远处效应
　　D. 后续效应

29. 刘某,体温为 39.8 ℃,其发热程度是(　　)。
　　A. 低热
　　B. 中等热
　　C. 高热
　　D. 超高热

30. 为昏迷患者进行口腔护理时,不需要准备的用物是(　　)。
　　A. 棉球
　　B. 血管钳
　　C. 开口器
　　D. 吸水管

31. 肝硬化腹腔积液患者应选择的饮食是(　　)。
　　A. 低盐饮食
　　B. 低蛋白饮食
　　C. 低脂肪饮食
　　D. 高脂肪饮食

32. 当患者下消化道出血时,其粪便的颜色或性状是(　　)。
    A. 鲜红色　　　　　　　　　　B. 暗红色
    C. 柏油样　　　　　　　　　　D. 白陶土色

33. 库斯莫呼吸的特征是(　　)。
    A. 呼吸与暂停相交替
    B. 呼吸由浅慢至深快,再浅慢至暂停
    C. 呼吸表浅、快速
    D. 呼吸深而规则

34. 吸痰时,每次抽吸时间一般不超过(　　)。
    A. 3 s　　　　　　　　　　　　B. 5 s
    C. 10 s　　　　　　　　　　　 D. 15 s

35. 热水袋中灌入的热水量是热水袋容积的(　　)。
    A. 1/5~1/3　　　　　　　　　 B. 1/4~1/3
    C. 1/3~1/2　　　　　　　　　 D. 1/2~2/3

36. 李某,35岁。左侧踝关节不慎扭伤,为防止皮下出血与肿胀,应进行(　　)。
    A. 冷湿敷　　　　　　　　　　B. 局部按摩
    C. 热湿敷　　　　　　　　　　D. 冷、热交替湿敷

37. 低盐饮食的患者,每天摄入食盐量不应超过(　　)。
    A. 2 g　　　　　　　　　　　　B. 3 g
    C. 4 g　　　　　　　　　　　　D. 8 g

38. 为患者鼻饲灌食后,应再注入少量温开水,其目的是(　　)。
    A. 使患者温暖、舒适
    B. 冲净胃管,避免食物存积
    C. 防止患者发生呕吐
    D. 便于测量,记录准确

39. 甲状腺功能亢进患者应给予(　　)。
    A. 高热量饮食　　　　　　　　B. 低脂肪饮食
    C. 低蛋白饮食　　　　　　　　D. 低盐饮食

40. 对于无菌注射器及针头,手可接触的部位是(　　)。
    A. 针梗、活塞　　　　　　　　B. 针栓、活塞
    C. 针尖、活塞　　　　　　　　D. 针栓、空筒外面

41. 青霉素过敏试验液每0.1 ml含原药的剂量是(　　)。
    A. 10 U　　　　　　　　　　　B. 50 U
    C. 80 U　　　　　　　　　　　D. 100 U

42. 采集标本前不需要核对的项目是(　　)。
    A. 医嘱　　　　　　　　　　　B. 申请项目
    C. 患者的住院时间　　　　　　D. 患者的床号、姓名

43. 临床上在为急性肺水肿患者吸氧时,常在湿化瓶中加入乙醇,目的是( )。
    A. 降低热量
    B. 降低肺泡内泡沫的表面张力
    C. 扩张肺泡毛细血管床
    D. 增加气体交换面积

44. 肝癌晚期的患者,规律呼吸几次后,会经过一段时间呼吸暂停,如此反复出现。该患者的呼吸类型是( )。
    A. 毕奥呼吸
    B. 潮式呼吸
    C. 呼吸暂停
    D. 深大呼吸

45. 死亡后最先发生的尸体现象是( )。
    A. 尸体腐败
    B. 尸僵
    C. 尸斑
    D. 尸冷

46. 下列选项中,护士应先执行( )。
    A. 停止医嘱
    B. 新开的长期医嘱
    C. 临时医嘱
    D. 长期备用医嘱

47. 少尿指 24 h 排尿量少于( )。
    A. 50 ml
    B. 100 ml
    C. 200 ml
    D. 400 ml

48. 子宫切除术前,留置导尿管的目的是( )。
    A. 放出尿液,解除痛苦
    B. 保持会阴部清洁、干燥
    C. 排空膀胱,避免术中误伤
    D. 收集尿液做细菌培养

49. 在静脉输液过程中,发生空气栓塞致死的原因是( )。
    A. 空气栓塞在主动脉入口
    B. 空气栓塞在肺动脉入口
    C. 空气栓塞在肺静脉入口
    D. 空气栓塞在上腔静脉入口

50. 血液病患者最宜输入( )。
    A. 库存血
    B. 新鲜血
    C. 血浆
    D. 清蛋白

51. 某患者,安眠药中毒,意识模糊不清,呼吸微弱、浅而慢,不易观察。护士应采取的测量方法是( )。
    A. 以 1/4 脉率计算
    B. 测脉率后观察患者胸腹起伏次数
    C. 听呼吸音计数
    D. 用少许棉絮置于患者鼻孔前,观察棉絮被吹动的次数来计算呼吸频率

52. 护士在为昏迷患者插胃管至 15 cm 处时,将患者头部抬起,其目的是(　　)。
　　A. 增大咽喉部通道的弧度
　　B. 以免损伤食管黏膜
　　C. 减轻患者的痛苦
　　D. 避免出现恶心

53. 抢救左心衰竭急性肺水肿患者时,下列做法中错误的是(　　)。
　　A. 取端坐位,双腿下垂　　　　　B. 静脉注射毛花苷 C
　　C. 低流量间断给氧　　　　　　　D. 静脉注射呋塞米

54. 患者,女性,42 岁。脑部手术后处于昏迷状态,留置导尿术后第 10 天,当班护士在为其更换尿袋时观察到尿液浑浊且有沉淀物,该护士应及时(　　)。
　　A. 更换导尿管　　　　　　　　　B. 消毒尿道口
　　C. 在膀胱内给予抗生素　　　　　D. 进行膀胱冲洗

55. 鼻饲灌注完毕后,将胃管末端反折的主要目的是(　　)。
　　A. 防止食物反流　　　　　　　　B. 防止胃管被污染
　　C. 防止细菌感染　　　　　　　　D. 方便下一次灌注

56. 胆囊 B 超检查前一晚的饮食是(　　)。
　　A. 高热量饮食　　　　　　　　　B. 高脂肪饮食
　　C. 低蛋白饮食　　　　　　　　　D. 低脂肪饮食

57. 为全麻未清醒的患者使用热水袋取暖时,水温不应超过(　　)。
　　A. 40 ℃　　　　　　　　　　　　B. 50 ℃
　　C. 60 ℃　　　　　　　　　　　　D. 70 ℃

58. 测量正常呼吸常用的时间是(　　)。
　　A. 15 s　　　　　B. 20 s　　　　　C. 30 s　　　　　D. 45 s

59. 大量不保留灌肠的目的不包括(　　)。
　　A. 解除便秘　　　　　　　　　　B. 为分娩做准备
　　C. 为高热患者降温　　　　　　　D. 治疗肠道感染

60. 疾病预防包括预防、治疗和康复三个层面的健康保健,为疾病预防的三级水平。其中,职业有害因素的防护属于(　　)。
　　A. 发病学预防　　　　　　　　　B. 一级预防
　　C. 二级预防　　　　　　　　　　D. 三级预防

61. 关于皮下注射法的注意事项,下列叙述错误的是(　　)。
　　A. 严格执行查对制度和无菌操作原则
　　B. 对皮肤刺激性强的药物一般不做皮下注射
　　C. 护士在注射前应详细询问患者的用药史
　　D. 对于消瘦者,注射时护士可捏起局部组织,适当增大穿刺角度

62. 下列不需要采取飞沫隔离预防措施的疾病是(　　)。
　　A. 肺结核　　　　　　　　　　　B. 百日咳

C. 流行性感冒　　　　　　　　　　D. 病毒性腮腺炎

63. 患者,男性,45 岁。护士告知其要禁食肉类、禽类、鱼类,忌饮茶和咖啡,蔬菜、水果不限。该患者将进行的试验饮食是(　　　)。
    A. 肌酐试验饮食　　　　　　　　　B. 尿浓缩试验饮食
    C. 甲状腺^{131}I 试验饮食　　　　　　D. 胆囊造影饮食

64. 接触传染病患者后的隔离衣应放在(　　　)。
    A. 走廊,清洁面朝外　　　　　　　B. 病室,清洁面朝外
    C. 更衣室,清洁面朝外　　　　　　D. 走廊,清洁面朝内

65. 采集尿培养标本时,下列错误的操作是(　　　)。
    A. 尿失禁患者用导尿法取标本
    B. 收集中段尿 20 ml
    C. 外阴严格消毒后留取中段尿
    D. 采集后立即送检

66. 下列不属于体温单底栏的内容的是(　　　)。
    A. 血压　　　　　　　　　　　　　B. 脉搏
    C. 尿量　　　　　　　　　　　　　D. 入量

67. 出入液量记录单上记录 24 h 总出入液量用(　　　)。
    A. 蓝(黑)钢笔　　　　　　　　　B. 红钢笔
    C. 绿彩笔　　　　　　　　　　　　D. 铅笔

68. 书写交班报告时,先书写的是(　　　)。
    A. 离开病区的患者　　　　　　　　B. 危重的患者
    C. 新入病区的患者　　　　　　　　D. 手术后的患者

69. 下列关于特别护理记录单适用范围的叙述,错误的是(　　　)。
    A. 危重患者　　　　　　　　　　　B. 大手术后患者
    C. 特殊治疗患者　　　　　　　　　D. 慢性疾病患者

70. 下列关于护理记录单常采用的记录格式的叙述,正确的是(　　　)。
    A. PIO,SOAPE　　　　　　　　　B. PEO
    C. PEO,SOAPE　　　　　　　　　D. SOAPE

71. 误输入异型血时,可使患者尿液呈(　　　)。
    A. 鲜红色　　　　　　　　　　　　B. 淡红色
    C. 深黄色　　　　　　　　　　　　D. 酱油色

72. 体温单上 40~42 ℃ 横线之间相应的内容应用哪种笔填写?(　　　)
    A. 蓝钢笔　　　　　　　　　　　　B. 红钢笔
    C. 黑钢笔　　　　　　　　　　　　D. 铅笔

73. 门(急)诊病历档案的保存时间为自患者最后一次就诊之日起不少于(　　　)。
    A. 10 年　　　　　　　　　　　　B. 15 年
    C. 20 年　　　　　　　　　　　　D. 50 年

74. 出院后病历排列在最前面的是(　　)。
　　A. 入院记录　　　　　　　　　　B. 医嘱单
　　C. 住院病历首页　　　　　　　　D. 体温单

75. 在护理休克患者时需将其置于中凹卧位,具体做法是(　　)。
　　A. 头和躯干抬高 10°~20°,下肢抬高 20°~30°
　　B. 头和躯干抬高 20°~30°,下肢抬高 10°~20°
　　C. 头和躯干不抬高,下肢抬高 15°~20°
　　D. 头和躯干抬高 15°~20°,下肢不抬高

76. 膀胱冲洗时冲洗液的温度是(　　)。
　　A. 33~35 ℃　　　　　　　　　　B. 38~40 ℃
　　C. 32~34 ℃　　　　　　　　　　D. 35~38 ℃

77. 若卧床患者的头发已打结成团,可使用酒精溶液湿润打结处,其浓度是(　　)。
　　A. 20%　　　　　　　　　　　　B. 30%
　　C. 50%　　　　　　　　　　　　D. 75%

78. 护士小张为患者李某进行鼻饲时,其流质饮食的适宜温度是(　　)。
　　A. 20~25 ℃　　　　　　　　　　B. 35~37 ℃
　　C. 38~40 ℃　　　　　　　　　　D. 43~45 ℃

79. 插导尿管前,再次消毒女性小阴唇的顺序是(　　)。
　　A. 自上而下,由内向外　　　　　B. 自上而下,由外向内
　　C. 自下而上,由内向外　　　　　D. 自下而上,由外向内

80. 行大量不保留灌肠的过程中,当溶液流入受阻,此时首要的处理方法是(　　)。
　　A. 提高灌肠筒　　　　　　　　　B. 降低灌肠筒
　　C. 转动或挤压肛管　　　　　　　D. 嘱患者深呼吸

81. 患儿,男性,3 岁。肛周奇痒,怀疑为蛲虫感染,应如何采集标本检查蛲虫?(　　)
　　A. 取黏液或脓血部分粪便送检
　　B. 直接排便于清洁便盆内,取不同部位粪便送检
　　C. 直接排便于清洁便盆内,连同便盆送检
　　D. 晚上睡觉前将透明胶带贴在肛门周围取标本

82. 关于吸痰的护理操作,下列叙述错误的是(　　)。
　　A. 插管前应检查导管是否通畅
　　B. 吸痰前对缺氧严重患者应提高氧浓度
　　C. 每次吸痰时间不超过 15 s
　　D. 吸痰导管每天更换 1~2 次

83. 进行尸体护理时,头下垫一软枕的目的是(　　)。
　　A. 防止面部淤血变色　　　　　　B. 用于安慰家属
　　C. 便于家属识别　　　　　　　　D. 保持尸体整洁

84. 住院期间病历排列在最前面的是(   )。

    A. 入院记录
    B. 医嘱单
    C. 住院病历首页
    D. 体温单

85. "$1^2/_E$"表示的是(   )。

    A. 自行排便 1 次,灌肠后又排便 2 次

    B. 自行排便 2 次,灌肠后又排便 1 次

    C. 自行排便 1 次

    D. 灌肠后排便 2 次

86. 为休克患者留置导尿管最主要的目的是(   )。

    A. 保持床单清洁、干燥

    B. 引流尿液,促进有毒物质的排泄

    C. 监测尿量及比重,了解肾血流灌注情况

    D. 收集尿标本,做细菌培养

87. 采用煮沸消毒时为提高沸点,增强杀菌作用,可在水中加入(   )。

    A. 氢氧化钠
    B. 硫酸铜
    C. 硫酸镁
    D. 碳酸氢钠

88. 患者体温持续在 39 ℃ 以上,面色潮红,呼吸增快,则该患者的饮食应是(   )。

    A. 高热量饮食
    B. 低蛋白饮食
    C. 高脂肪饮食
    D. 低热量饮食

89. 下列关于静脉注射的叙述,错误的是(   )。

    A. 注射后用棉签按压拔针

    B. 常规消毒皮肤后嘱患者握拳

    C. 针头和皮肤呈 20°角进针

    D. 见回血后立即慢慢推注药液

90. 输液时发生发热的原因是(   )。

    A. 溶液中含有对患者致敏的物质
    B. 溶液中含有致热物质
    C. 患者是过敏体质
    D. 溶液温度过低

91. 无菌容器一经打开,使用时间不应超过(   )。

    A. 24 h
    B. 12 h
    C. 4 h
    D. 8 h

92. 肝性脑病患者不能使用肥皂水灌肠的原因是(   )。

    A. 防止发生腹胀

    B. 防止刺激肠黏膜

    C. 可以减少氨的产生和吸收

    D. 以免引起顽固性腹泻

93. 长时间暴露于 90 dB 以上的噪声环境中,不会引起(   )。

    A. 头痛
    B. 咽痛
    C. 失眠
    D. 耳鸣

94. 护士为男性患者导尿时,提起阴茎与腹壁呈 60°的目的是使(　　)。
    A. 耻骨下弯消失　　　　　　　　B. 耻骨前弯消失
    C. 耻骨下弯扩大　　　　　　　　D. 耻骨前弯扩大

95. 患者,女性,25 岁。行子宫肌瘤术后 1 周,医嘱决定明天出院。护士首先应做的护理
    工作是(　　)。
    A. 征求患者对医疗护理工作的意见
    B. 填写出院患者登记本
    C. 给予患者出院指导和健康教育
    D. 协助患者清理用物,归还寄存物品

96. 患者,男性,25 岁。诊断为急性扁桃体炎,在门诊进行输液治疗,医嘱给予青霉素皮
    试。皮试后 6 min,患者出现胸闷、气急、面色苍白、出冷汗、脉细速、血压降低。首先
    应采取的应急措施是(　　)。
    A. 静脉注射地塞米松 5 mg
    B. 立即皮下注射 0.1%盐酸肾上腺素 1 ml
    C. 静脉注射盐酸去甲肾上腺素
    D. 快速静脉输液,扩充血容量

97. 下列不需要进行保护性隔离的患者是(　　)。
    A. 白血病患者　　　　　　　　　B. 大面积深度烧伤患者
    C. 足月新生儿　　　　　　　　　D. 肝移植患者

98. 患者,女性,28 岁。妊娠 39 周,因胎膜早破入院,应采取的卧位是(　　)。
    A. 半坐卧位　　　　　　　　　　B. 头低足高位
    C. 屈膝仰卧位　　　　　　　　　D. 中凹卧位

99. 关于尿潴留患者的护理措施,下列叙述错误的是(　　)。
    A. 让患者听流水声　　　　　　　B. 口服利尿剂
    C. 心理护理　　　　　　　　　　D. 轻按腹部

100. 奇脉常见于下列哪种疾病?(　　)
    A. 心包积液　　　　　　　　　　B. 气胸
    C. 心力衰竭　　　　　　　　　　D. 主动脉瓣关闭不全

101. 使用腋杖时,拐杖长度的简易计算方法是使用者身高减去(　　)。
    A. 20 cm　　　　　　　　　　　B. 25 cm
    C. 40 cm　　　　　　　　　　　D. 45 cm

102. 护理人员对高热患者采用乙醇拭浴的方法进行降温,此时患者的散热过程属于(　　)。
    A. 辐射　　　　　　　　　　　　B. 蒸发
    C. 传导　　　　　　　　　　　　D. 对流

103. 在肾盂造影前,需要做碘过敏试验,碘过敏试验应在造影前(　　)完成。
    A. 1~2 h　　　　　　　　　　　B. 6~12 h
    C. 12~24 h　　　　　　　　　　D. 24~48 h

104. 实施胸外心脏按压时,正确的按压部位是( )。

　　A. 胸骨中段

　　B. 胸骨左缘与两乳头连线相交处

　　C. 胸骨中、上段交界处

　　D. 胸骨中线与两乳头连线相交处

105. 使用简易人工呼吸器时常用"EC"手法,"E"不包括的手指是( )。

　　A. 中指　　　　　　　　　　　　B. 大拇指

　　C. 无名指　　　　　　　　　　　D. 小指

106. 患者在吸氧过程中需要调节氧流量时,正确的做法是( )。

　　A. 谨慎地直接调节氧流量

　　B. 先关总开关,再调节氧流量

　　C. 先关总开关,再分离鼻导管,最后调节氧流量

　　D. 先分离鼻导管与湿化瓶连接处,再调节氧流量

107. 某服毒昏迷患者被送至急诊抢救,所服毒物性质不明,下列正确的处理措施是( )。

　　A. 观察后决定是否洗胃

　　B. 待患者清醒后再洗胃

　　C. 查清毒物性质后再洗胃

　　D. 即刻抽出胃内容物送检并用温水洗胃

108. 下列药物应冷藏保存的是( )。

　　A. 止咳糖浆　　　　　　　　　　B. 氨茶碱

　　C. 盐酸肾上腺素　　　　　　　　D. 蛋白制剂

109. 患者,男性,87 岁。脑出血急诊入院,平卧位 2 天后,骶尾部两侧、肩胛部皮肤出现红肿,皮肤温度高于周边组织,病情允许翻身后,经 30 min 观察皮肤颜色未能恢复正常,该患者处于压疮的( )。

　　A. 淤血红润期　　　　　　　　　B. 炎性浸润期

　　C. 浅度溃疡期　　　　　　　　　D. 坏死溃疡期

110. 膀胱炎时,新鲜尿液有( )。

　　A. 烂苹果味　　　　　　　　　　B. 氨臭味

　　C. 腥味　　　　　　　　　　　　D. 大蒜味

111. 预防长期卧床患者肌肉萎缩的护理措施是( )。

　　A. 温水擦拭　　　　　　　　　　B. 定时更换体位

　　C. 局部热敷　　　　　　　　　　D. 肢体被动运动

112. 临终患者最后丧失的感觉是( )。

　　A. 视觉　　　　　　　　　　　　B. 嗅觉

　　C. 味觉　　　　　　　　　　　　D. 听觉

113. 急救物品应做到"五定",下列叙述错误的是( )。

　　A. 定数量品种　　　　　　　　　B. 定点安置

C. 定期消毒灭菌   D. 定班保管

114. 护士进行晨间护理的内容不包括( )。

  A. 协助患者取合理体位   B. 检查管道引流情况

  C. 必要时更换衣被   D. 发放口服药物

115. 收集 24 h 尿液测定尿蛋白、尿糖定量需加的防腐剂是( )。

  A. 乙醇   B. 甲苯

  C. 甲醛   D. 浓盐酸

116. 护送患者入病区时,下列操作不妥的是( )。

  A. 用轮椅护送不能行走的患者

  B. 用平车护送危重患者

  C. 严格控制输液并停止给氧

  D. 护送途中注意安全和保暖

117. 下列关于鼻饲法的叙述,正确的是( )。

  A. 鼻饲液的温度以 30~35 ℃ 为宜

  B. 每次鼻饲量不超过 200 ml,间隔时间大于 2 h

  C. 每次灌注食物前不用抽吸胃液

  D. 经胃管向胃内注入 5 ml 空气,能听到气过水声

118. 下列关于 2% 碘酊的叙述,正确的是( )。

  A. 是高效消毒剂

  B. 刺激性弱

  C. 常用于注射部位、手术部位等周围皮肤消毒

  D. 可浸泡金属器械

119. 患者,男性,65 岁。行痔疮手术后给予热水坐浴,下列叙述错误的是( )。

  A. 坐浴时间为 30~40 min   B. 浴盆和溶液要求无菌

  C. 坐浴前需排空膀胱   D. 坐浴后更换敷料

120. 小量不保留灌肠适用于( )。

  A. 年老体弱患者   B. 肠道感染患者

  C. 消化道出血患者   D. 高热患者

121. 关于护士执行医嘱时的注意事项,下列叙述错误的是( )。

  A. 医嘱正确无误,执行应及时、准确

  B. 患者对医嘱提出质疑时,护士应核实其准确性

  C. 一般情况下不执行口头医嘱

  D. 患者对医嘱提出质疑时,仍应以医嘱为准,继续执行医嘱

122. 对于精密贵重仪器的消毒,应选用的消毒方法是( )。

  A. 浸泡法   B. 紫外线消毒法

  C. 喷雾法   D. 熏蒸法

123. 下列客观资料,记录正确的是(   )。

　　A. 每天排尿 1~2 次,量少,约 300 ml

　　B. 咳嗽剧烈,有大量黏痰

　　C. 持续低热 1 个月,午后明显

　　D. 每餐主食 2 碗,每天 3 餐

124. 下列选项中,属于主观资料的是(   )。

　　A. 血压 130/80 mmHg

　　B. 骶尾部皮肤破损 2 cm×2 cm

　　C. 肌张力 3 级

　　D. 头昏脑涨

125. 患者,男性,55 岁。因腹泻急诊入院,确诊为霍乱。因病情严重,最终该患者死亡。对该患者的尸体处理正确的是(   )。

　　A. 立即火化

　　B. 停尸屉内冷藏保存待检

　　C. 立即进行消毒处理,就近火化

　　D. 上报卫生防疫部门批准后火化

126. 无须抽回血的注射术是(   )。

　　A. 肌内注射

　　B. 皮下注射

　　C. 皮内注射

　　D. 静脉注射

127. 患者,女性,38 岁。因手术后探望的人较多,睡眠欠佳,导致术后恢复受到影响。护士晚间查房及时为该患者进行了相应的护理,其中不妥的是(   )。

　　A. 协助患者进行生活护理

　　B. 调节室内灯光

　　C. 消除噪声

　　D. 禁止家属探望

128. 患儿,女性,1 岁。因淋巴结核住院,医嘱肌内注射数种药物。护士为该患儿肌内注射时,不恰当的操作是(   )。

　　A. 宜选用肌肉肥厚的臀大肌

　　B. 注射时应固定好肢体,防止折针

　　C. 注意药物的配伍禁忌

　　D. 注意要经常更换注射部位

129. 患者,女性,17 岁。行破伤风抗毒素过敏试验,20 min 后结果显示局部皮丘红肿,硬结大于 1.5 cm,红晕大于 4 cm,自述有痒感,此时应采取的护理措施是(   )。

　　A. 将抗毒素分成 4 等份,分次注射

　　B. 在对侧前臂做对照试验后再注射

　　C. 将抗毒素稀释,分 2 次注射

　　D. 将抗毒素分 4 次逐渐增加剂量注射

130. 患者,男性,62 岁。因心房颤动住院治疗,心率为 114 次/分,心率与脉率不一致,此时护士测量脉率与心率的方法是(   )。

　　A. 同一人先测心率,后测脉率

　　B. 同一人先测脉率,后测心率

    C. 两人分别测脉率和心率,同时起止

    D. 两人分别测脉率和心率后求平均

131. 为肢体有外伤的患者穿、脱衣服的顺序是(　　)。

    A. 先脱健肢,先穿患肢   B. 先脱健肢,先穿健肢

    C. 先脱患肢,先穿患肢   D. 先脱患肢,先穿健肢

132. 休克患者入病室后,护士应首先(　　)。

    A. 填写医疗文件   B. 通知营养科,准备膳食

    C. 通知医生,配合抢救   D. 询问病史,评估发病过程

133. 患者,男性,70 岁。因脑出血急诊入院,目前该患者各种反射均消失,瞳孔散大,心搏停止,呼吸停止,脑电波平坦。目前该患者处于(　　)。

    A. 生物学死亡期   B. 深度昏迷

    C. 濒死期   D. 临床死亡期

134. 患者,男性,74 岁。左半身偏瘫,昏迷,测量该患者生命体征的正确方法是(　　)。

    A. 测口温、右上肢血压和脉搏

    B. 测腋温、左上肢血压和脉搏

    C. 测口温、左上肢血压和脉搏

    D. 测腋温、右上肢血压和脉搏

135. 某患者半小时前在硬脊膜外麻醉下行胃大部切除术,为该患者铺麻醉床的正确铺法是(　　)。

    A. 橡胶单或中单铺于床中部和床头

    B. 橡胶单或中单铺于床中部和床尾

    C. 橡胶单或中单铺于床头和床尾

    D. 橡胶单或中单铺于床中部

136. 活动性义齿的正确处理方法是(　　)。

    A. 洗净,用含氯消毒液擦拭消毒

    B. 洗净,用75%乙醇浸泡消毒

    C. 洗净,用环氧乙烷气体熏蒸

    D. 洗净,置于冷水中浸泡

137. 患者需长期输液,应首先选择(　　)。

    A. 头静脉   B. 贵要静脉

    C. 肘正中静脉   D. 前臂末梢静脉

138. 静脉输液时,患者发生静脉炎的原因主要是(　　)。

    A. 输液滴速过快   B. 输液量过大

    C. 长时间输入高浓度溶液   D. 输入液体内含有致热物质

139. 护理职业安全中最常见的职业性有害因素是(　　)。

    A. 物理性因素   B. 化学性因素

    C. 生物性因素   D. 机械性因素

140. 下列适宜测量肛温的患者是(　　　)。

    A. 肛门手术患者　　　　　　　　B. 心肌梗死患者

    C. 直肠手术患者　　　　　　　　D. 过度消瘦患者

141. 某护士在执行 PICC 过程中发现手套破损,她应(　　　)。

    A. 加戴一副手套　　　　　　　　B. 立即更换手套

    C. 用胶布粘贴破损处　　　　　　D. 用消毒液消毒破损处

142. 患者,王某。上呼吸道感染,T 39 ℃,P 110 次/分,R 25 次/分。下列判断正确的是(　　　)。

    A. 中等热、速脉、呼吸过速

    B. 高热、速脉、呼吸正常

    C. 高热、速脉、呼吸过速

    D. 中等热、脉搏正常、呼吸过速

143. 关于血液标本采集的护理操作,下列叙述正确的是(　　　)。

    A. 扎止血带不超过 2 min

    B. 血液生化检验在清晨空腹时采血

    C. 婴儿外周血采集时选择指尖

    D. 成人静脉血采集时一般取手臂静脉

144. 下列关于无痛注射原则的叙述,错误的是(　　　)。

    A. 取正确体位,放松肌肉

    B. 分散患者注意力

    C. 注射时遵循"两快一慢"原则

    D. 刺激性强的药物快速推入

145. 输液引起循环负荷过重(急性肺水肿)的特征性症状是(　　　)。

    A. 咳嗽、气促、呼吸困难

    B. 胸闷、呼吸困难、咳粉红色泡沫样痰

    C. 心慌、恶心、呕吐、胸闷

    D. 胸闷、心悸、伴呼吸困难

146. 洗胃时有血性液体流出,患者感到腹痛,应(　　　)。

    A. 立即停止洗胃　　　　　　　　B. 降低洗胃速度

    C. 休息片刻,继续洗胃　　　　　D. 密切观察,继续洗胃

147. 护士为患者进行氧气疗法后,其家属询问护士应注意的事项,下列回答正确的是(　　　)。

    A. 氧气筒周围严禁烟火及易燃品,距明火至少 5 m

    B. 患者自感不适时,帮助其加大氧流量

    C. 湿化瓶中的湿化液见底时,及时加入热开水

    D. 做好"四防",即防震、防水、防油、防寒

148. 患者,女性,30 岁。有机磷农药中毒正在抢救,病情危重,对在抢救中的口头医嘱护士应(　　)。
    A. 复述一遍,双方确认无误后执行,并事后补写
    B. 立即执行
    C. 不执行
    D. 确认无误后可执行

149. 手术人员手臂消毒后,应保持的姿势是(　　)。
    A. 手臂向上高举　　　　　　　　B. 手臂自然下垂
    C. 胸前拱手姿势　　　　　　　　D. 手臂向前伸

150. 下列各项中,属于污染区的是(　　)。
    A. 手术室　　　　　　　　　　　B. 病室
    C. 治疗室　　　　　　　　　　　D. 药房

151. 某传染病在一个较小范围内短时间突然出现大批同类病例,称为(　　)。
    A. 暴发　　　　　　　　　　　　B. 大流行
    C. 散发　　　　　　　　　　　　D. 流行

152. 协助患者由床向平车移动的顺序是(　　)。
    A. 上身、臀部、下肢　　　　　　B. 上身、下肢、臀部
    C. 下肢、上身、臀部　　　　　　D. 臀部、上身、下肢

153. 患者,男性,30 岁。车祸后大量失血,面色苍白,出冷汗,呼吸急促,脉搏细速,血压为 75/50 mmHg。护士应协助该患者采取的体位是(　　)。
    A. 端坐卧位　　　　　　　　　　B. 中凹卧位
    C. 半坐卧位　　　　　　　　　　D. 头低足高位

154. 留 24 h 尿标本时加入甲醛的作用是(　　)。
    A. 固定尿中有机成分
    B. 防止尿液中的激素被氧化
    C. 防止尿液污染变质
    D. 保持尿液中的化学成分不变

155. 体温过低常见于(　　)。
    A. 大量出血　　　　　　　　　　B. 组织破坏
    C. 恶性肿瘤　　　　　　　　　　D. 免疫反应

156. 小王是刚进临床的护校实习生,小张是她的带教老师。在提问小王关于医疗垃圾处理问题时,小王回答错误的是(　　)。
    A. 换药敷料放在黄色塑料袋中
    B. 针头放在利器盒中
    C. 医疗垃圾使用黑色塑料袋
    D. 医用垃圾专人回收

157. 下列关于呼吸的叙述,正确的是(　　)。
    A. 呼吸不受意志控制
    B. 男性及儿童以胸式呼吸为主,女性以腹式呼吸为主
    C. 情绪激动、低温环境可使呼吸增快
    D. 呼吸与脉搏的比例为 1∶4

158. 单人搬运法适用于(　　)。
    A. 病情较轻者　　　　　　　　B. 颅脑损伤者
    C. 体重较轻者　　　　　　　　D. 脊柱损伤者

159. 下列不属于体温上升期的临床表现的是(　　)。
    A. 皮肤苍白　　　　　　　　　B. 畏寒
    C. 疲乏无力　　　　　　　　　D. 大量出汗

160. 下列关于药物保管的叙述,错误的是(　　)。
    A. 药品应定期检查
    B. 根据不同性质分类保管
    C. 个人专用剧毒药由患者保管
    D. 近效期药物先用以防失效

161. 患者叶某,静脉输液过程中发生溶液不滴,压输液管有阻力,松手后无回血,处理方法是(　　)。
    A. 另选血管重新穿刺　　　　　B. 调整针头位置
    C. 更换针头,重新选择血管穿刺　D. 抬高输液瓶位置

162. 为患者翻身时,下列做法不正确的是(　　)。
    A. 不可拖拉患者　　　　　　　B. 骨牵引时,先放松牵引再翻身
    C. 两人协助翻身时动作要协调　D. 防止伤口受压

163. 用紫外线灯悬吊照射给物品消毒时,有效距离是(　　)。
    A. 10~50 cm　　　　　　　　B. 20~60 cm
    C. 25~60 cm　　　　　　　　D. 30~70 cm

164. 患者,男性,70 岁。肝昏迷前期,表现为意识错乱、睡眠障碍、行为失常,3 天未排便。因严重便秘,需行大量不保留灌肠,应禁用的灌肠溶液是(　　)。
    A. 0.9%氯化钠溶液　　　　　　B. 油剂
    C. 生理盐水　　　　　　　　　D. 肥皂水

165. 禁忌使用鼻饲法的患者是(　　)。
    A. 破伤风患者　　　　　　　　B. 口腔手术后患者
    C. 食管静脉曲张出血患者　　　D. 昏迷患者

166. 患者,男性,68 岁。因脑血管意外,昏迷已 1 月余,长期鼻饲。在护理操作中,下列做法不妥的是(　　)。
    A. 每天进行口腔护理 2 次
    B. 每次鼻饲间隔时间不少于 2 h

C. 每次鼻饲前要检查胃管是否在胃内

D. 胃管应每天更换,晚上拔出,次晨再由另一鼻孔插入

167. 下列关于无菌持物钳的叙述,正确的是(　　　)。

A. 可以夹取无菌物品

B. 门诊注射室的无菌持物钳应每周消毒一次

C. 远处夹取物品应速去速回

D. 无菌持物钳应在消毒液中浸泡 1/3

168. 患者,女性,78 岁。自述在咳嗽、打喷嚏或收缩腹部的时候,会不自主排出少量尿液。该患者的这种情况属于(　　　)。

A. 急迫性尿失禁 　　　　　　　　　B. 持续性尿失禁

C. 压力性尿失禁 　　　　　　　　　D. 充溢性尿失禁

169. 下列关于铺备用床的叙述,错误的是(　　　)。

A. 移开床旁桌,距床 20 cm 左右

B. 铺大单时,应先铺床头,后铺床尾

C. 枕套套好后,开口端向门

D. 目的是保持病室整洁,准备接收新患者

170. 若患者因拒测、外出进行诊疗活动或请假等原因未能测量体温,应在体温单(　　　)横线之间用(　　　)钢笔在相应时间纵格内填写"拒测""外出"或"请假"等。

A. 34~36 ℃,蓝 　　　　　　　　　B. 36~38 ℃,红

C. 38~40 ℃,蓝 　　　　　　　　　D. 40~42 ℃,红

171. 下列关于患者休养环境的叙述,正确的是(　　　)。

A. 中暑患者,病室温度为 4 ℃ 　　　B. 新生儿病室温度为 22 ℃

C. 产房保暖,不开窗 　　　　　　　D. 气管切开病室湿度为 40%

172. 一般病室白天较理想的噪声强度是(　　　)。

A. 35~40 dB 　　　　　　　　　　B. 35~45 dB

C. 50~60 dB 　　　　　　　　　　D. 45~55 dB

173. 外科手消毒时,无菌巾擦干的顺序是(　　　)。

A. 手部、前臂、上臂下 1/3 　　　　B. 上臂下 1/3、前臂、手部

C. 前臂、手部、上臂下 1/3 　　　　D. 无特定顺序

174. 肢体可抬离床面,但不能抵抗自身阻力,此时的肌力是(　　　)。

A. 0 级 　　　　　　　　　　　　　B. 1 级

C. 2 级 　　　　　　　　　　　　　D. 3 级

175. 不同的给药途径,机体组织对药物的吸收情况也不同,下列给药途径吸收效果最好的是(　　　)。

A. 气雾吸入 　　　　　　　　　　　B. 肌内注射

C. 舌下含服 　　　　　　　　　　　D. 直肠给药

176. 用真空采血器采血时,首先应采集(　　)。
    A. 无添加剂管
    B. 血培养
    C. 凝血管
    D. 枸橼酸钠管

177. 常规检查在标本采集后尽快送检,最好不超过(　　)。
    A. 1 h
    B. 6 h
    C. 2 h
    D. 3 h

178. 5 岁患儿,腹股沟疝术后,评估患儿的疼痛程度最合适的方法是(　　)。
    A. 数字评分法
    B. 文字描述评定法
    C. 视觉模拟评分法
    D. 面部表情疼痛评定法

179. 患者,男性。得知自己患上淋巴瘤后情绪易怒,有时会拒绝治疗。此时,护士与他沟通时应避免的行为是(　　)。
    A. 为他提供发泄的机会
    B. 倾听、了解他的感受
    C. 当拒绝治疗时对他进行批评
    D. 及时满足他的合理需求

180. 下列关于护患沟通特征的叙述,错误的是(　　)。
    A. 内容特定性
    B. 患者中心性
    C. 信息隐私性
    D. 目的唯一性

181. 下列不属于护士权利的是(　　)。
    A. 护士执业,按规定获取工资报酬
    B. 保护患者隐私
    C. 对医疗卫生机构和卫生主管部门的工作提出意见和建议
    D. 享受专业知识能力的教育和培训

182. 股静脉穿刺的部位是(　　)。
    A. 股动脉外侧 0.5 cm 处
    B. 股动脉内侧 0.5 cm 处
    C. 股动脉外侧 1 cm 处
    D. 股动脉内侧 1 cm 处

183. 下列不符合护士执业注册申请条件的是(　　)。
    A. 高中毕业后获得护理专业函授大专学历
    B. 申请人年龄为 19 周岁
    C. 在三级综合教学医院有 10 个月护理临床实习经验
    D. 申请人身高为 155 cm

184. 被吊销《护士执业证书》的,几年内不得重新申请护士执业注册?(　　)
    A. 1 年
    B. 2 年
    C. 4 年
    D. 5 年

185. 医疗事故是指(　　)。
    A. 虽有诊疗护理错误,但未造成患者死亡、残疾、功能障碍的
    B. 由于病情或患者体质特殊而发生难以预料的不良后果的

C. 在诊疗护理中,因医务人员诊疗护理过失,直接造成患者死亡、残疾、功能障碍的

D. 发生难以避免的并发症

186. 常用于各种药物过敏试验,作为局部麻醉时的起始步骤的注射法是(　　)。

    A. 皮下注射法　　　　　　　　　　B. 皮内注射法

    C. 肌内注射法　　　　　　　　　　D. 静脉注射法

187. 防止交叉感染的最主要措施是(　　)。

    A. 进行无菌操作时,环境要整洁

    B. 进行无菌操作时,衣物要整洁

    C. 无菌物品与非无菌物品要分别放置

    D. 一份无菌物品只能供一位患者使用

188. 护理专业的工作范畴按工作场所不同分类不包括(　　)。

    A. 医院护理　　　　　　　　　　　B. 社区护理

    C. 护理教育　　　　　　　　　　　D. 护理修养

189. 纽曼认为护士应根据护理对象对压力源的反应采取不同的措施,其中一级预防的目的是(　　)。

    A. 防止压力源侵入正常防线　　　　B. 早发现、早治疗

    C. 减轻消除反应　　　　　　　　　D. 进一步维持机体稳定和防止复发

190. 某患者突然得知自己患了不治之症,他极为愤怒,怀疑医生诊断错误。该患者的角色适应问题属于(　　)。

    A. 角色行为冲突　　　　　　　　　B. 角色行为缺如

    C. 角色行为强化　　　　　　　　　D. 角色行为减退

191. 中国第一所护士学校在(　　)成立。

    A. 北京　　　　　　　　　　　　　B. 南京

    C. 福州　　　　　　　　　　　　　D. 上海

192. 护理学是医学科学领域里的一门(　　)。

    A. 综合应用学科　　　　　　　　　B. 研究医学的学科

    C. 研究社会的学科　　　　　　　　D. 从属于医疗的辅助学科

193. 应用干烤灭菌法进行灭菌时,灭菌维持时间应从(　　)起算,中途不得打开灭菌器放入新的物品。

    A. 物品放入烤箱内时

    B. 灭菌器内温度达到要求时

    C. 灭菌器内温度达到要求后 5 min

    D. 灭菌器内温度达到要求后 10 min

194. 健康资料的直接来源是(　　)。

    A. 亲属　　　　　　　　　　　　　B. 患者本人

    C. 心理医师　　　　　　　　　　　D. 同事

195. 采集静脉血标本时,一般血培养取血量为(　　)。

    A. 3 ml
    B. 5 ml
    C. 10 ml
    D. 20 ml

196. 输血操作过程中的做法不正确的是(　　)。

    A. 严重贫血患者滴速要慢
    B. 输血前需两名护士核对无误后才能输血
    C. 两袋血之间需输入少量生理盐水
    D. 在血中加入异丙嗪 25 mg,可防止过敏反应发生

197. 患者,女性,34 岁。因乳腺癌做乳腺癌根治术,术后患者有自卑感,不愿与人交流。此时护士应关注其(　　)。

    A. 生理的需要
    B. 安全的需要
    C. 自我实现的需要
    D. 自尊的需要

198. 患者发生青霉素过敏性休克时,临床最早出现的症状是(　　)。

    A. 四肢麻木,头晕眼花
    B. 胸闷、气促,呼吸困难
    C. 意识丧失,大、小便失禁
    D. 烦躁不安,血压下降

199. 不宜使用高温灭菌的是(　　)。

    A. 搪瓷类
    B. 内镜类
    C. 玻璃类
    D. 敷料类

200. 患者,女性,48 岁。因患乳腺癌准备手术,一般情况良好,有自理能力,术前该患者需要淋浴,正确的处理是(　　)。

    A. 调节室温至 20 ℃
    B. 调节水温至 60 ℃
    C. 饭后半小时淋浴
    D. 淋浴时门外挂牌示意

201. 患者,女性,73 岁。患心肌梗死,卧床 4 周,护士在床上为其洗发时,患者突然感到胸痛、心悸、面色苍白、出冷汗,护士应立即(　　)。

    A. 鼓励患者坚持片刻
    B. 加快操作速度,迅速完成洗发
    C. 加速洗发,让家属通知医生
    D. 立即停止操作,让患者平卧、吸氧

202. 患者,男性,20 岁,诊断为白血病。化疗过程中因口腔溃疡需做咽拭子培养,采集标本部位应选(　　)。

    A. 咽部
    B. 扁桃体
    C. 舌根部
    D. 口腔溃疡面

203. 患者,男性,28 岁。因腹痛原因待查收入内科,确诊为阑尾炎后转入外科手术,医生在重整医嘱时正确的做法是(　　)。

    A. 在最后一行医嘱下划一蓝横线

B. 在蓝线下方用蓝笔写上"重整医嘱"

C. 按原日期顺序抄录保留有效的长期医嘱

D. 无须保留的医嘱用红笔划掉

204. 患者,女性,27 岁。因车祸被送往医院,紧急手术后送往 ICU。该患者处于昏迷状态,对声、光刺激无反应,压迫其眶上缘可见痛苦表情但依旧不醒,瞳孔有对光反射。说明该患者处于(　　)状态。

    A. 昏睡   B. 轻度昏迷

    C. 中度昏迷   D. 深度昏迷

205. 关于床上擦浴的目的,下列叙述错误的是(　　)。

    A. 促进皮肤的血液循环   B. 增强皮肤排泄

    C. 使患者清洁、舒适   D. 预防过敏性皮炎

206. 下列属于患者离床活动时应铺床的类型是(　　)。

    A. 备用床   B. 木板床

    C. 暂空床   D. 麻醉床

207. 下列不属于热力消毒灭菌法的是(　　)。

    A. 燃烧法   B. 煮沸消毒法

    C. 干烤法   D. 光照消毒法

208. 《护士条例》实施的宗旨不包括(　　)。

    A. 维护护士的合法权益

    B. 促进护理事业发展,保障医疗安全和人体健康

    C. 规范护理行为

    D. 保持护士队伍稳定

209. 关于患者出入液量的记录内容,下列叙述正确的是(　　)。

    A. 每天摄入量主要记录饮水量

    B. 固体食物只记录单位个数

    C. 患者饮水容器固定,并测定容量

    D. 每天排出量主要记录粪便量、尿量

210. 再次使用同批号的青霉素时,免做青霉素过敏试验要求的间断时间是(　　)。

    A. 不超过 1 天   B. 不超过 2 天

    C. 不超过 3 天   D. 不超过 5 天

211. 护士进行臀大肌注射,下列定位正确的是(　　)。

    A. 髂前上棘与臀裂顶点连线外上 1/2 处

    B. 髂前上棘与臀裂顶点连线内上 1/2 处

    C. 髂前上棘与尾骨连线外上 1/3 处

    D. 髂前上棘与尾骨连线内上 1/3 处

212. 患者,男性,20 岁。足球比赛时不慎扭伤踝部,此时应立即给予的措施是(　　)。

    A. 局部按摩   B. 红外线照射

C. 松节油涂擦   D. 局部冷湿敷

213. 患者,女性。患大叶性肺炎,体温为 39.5 ℃。使用冰袋降温时,下列做法不妥的是(　　)。

A. 检查冰袋有无漏水

B. 冰块融化后及时更换

C. 用冷时间不超过 30 min

D. 冰袋使用后 1~2 h 测体温

214. 关于保持危重患者呼吸道通畅的护理措施,下列叙述错误的是(　　)。

A. 清醒患者轻拍其背部

B. 昏迷患者头伸直保持中立位

C. 进行肺部理疗

D. 及时吸痰

215. 关于口服给药的注意事项,下列叙述错误的是(　　)。

A. 镇静安神药宜在睡前服用

B. 磺胺类药服用后不宜饮水

C. 强心苷类药物服药前要先测脉率

D. 止咳糖浆服用后不宜饮水

216. 下列属于共同参与型护患关系模式特点的是(　　)。

A. 微弱单向性的关系

B. 护患双方存在显著的心理差位

C. 护士教会服务对象做什么

D. 以生物医学-社会心理模式及人的健康为中心

217. 配药时,须先在杯内盛少量冷开水的是(　　)。

A. 止咳糖浆   B. 药液不足 1 ml 时

C. 稀盐酸   D. 铁剂

218. 面部危险三角区感染时,禁用热疗的主要原因是(　　)。

A. 热疗可促进血液循环,加重皮下出血、肿胀和疼痛

B. 热疗可导致细菌入血,使炎症扩散,造成颅内感染

C. 受伤范围小,热疗不方便、效果差

D. 局部皮肤敏感性差,容易烫伤

219. 护士小李发现某患者在使用热水袋时出现皮肤潮红的现象,此时正确的做法是(　　)。

A. 将水温调低   B. 改用热湿敷

C. 立即停用,局部涂凡士林   D. 立即停用,局部涂酒精

220. 皮内注射是将少量药液或生物制品注射于真皮层的技术,下列不属于皮内注射标准皮丘的特点是(　　)。

A. 圆形隆起   B. 皮肤变白

C. 毛孔变大   D. 皮肤微红

221. 为了减轻患者的痛苦,下列叙述错误的是(　　)。
　　A. 中凹卧位可减轻肺部淤血
　　B. 端坐位可减轻呼吸困难
　　C. 俯卧位可减轻臀部伤口疼痛
　　D. 半坐卧位可减轻腹部手术后伤口疼痛

222. 护士为患者静脉注射 25% 葡萄糖溶液时,患者自述针头处疼痛,推注时稍有阻力,推注部位局部隆起,抽吸无回血。多考虑是(　　)。
　　A. 静脉痉挛
　　B. 针头斜面部分穿透血管壁
　　C. 针头部分阻塞
　　D. 针头滑出血管壁

223. 患者,男性,28 岁。发热,腋温 40 ℃,给予物理降温,30 min 后复测体温为 38.6 ℃。下列体温单书写正确的是(　　)。
　　A. 降温前体温书写用红圈
　　B. 降温前体温书写用蓝圈
　　C. 降温前体温书写用红叉
　　D. 写在相应的时间格内

224. 患者,女性,25 岁。因足部被生锈铁钉刺伤来院就诊。清创处理后,遵医嘱给予破伤风抗毒素(TAT)注射。护士为该患者行 TAT 皮肤过敏试验,配制的皮试液的浓度应是(　　)。
　　A. 15 U/ml　　　　　　　　　B. 150 U/ml
　　C. 1 500 U/ml　　　　　　　　D. 20 万 U/ml

225. 下列疾病中,不属于飞沫传播的是(　　)。
　　A. 水痘　　　　　　　　　　　B. 百日咳
　　C. 流行性脑脊髓膜炎　　　　　　D. 肺鼠疫

226. 急需使用已被污染的持物钳时,安全有效的消毒灭菌方法是(　　)。
　　A. 火焰燃烧持物钳前端 20 s　　B. 干烤 30 s
　　C. 超高温沸煮 2 min　　　　　　D. 超高压蒸汽灭菌 10 min

227. 下列关于无菌包使用方法的叙述,正确的是(　　)。
　　A. 打开无菌包时,手只能接触包布的外面,不可触及包布的内面,不可跨越无菌区
　　B. 无菌包内物品被污染、包布受潮或被打湿、无菌包过期,无需重新灭菌
　　C. 无菌包包布通常选用脱脂的双层棉布制成
　　D. 无菌包开包 48 h 后仍未用完,不需重新灭菌

228. 下列关于煮沸消毒法的叙述,正确的是(　　)。
　　A. 水沸后放入橡胶管
　　B. 水沸后放入玻璃瓶
　　C. 相同大小的治疗碗重叠放入

D. 中途加入物品不用重新计时

229. 采集粪便标本检查阿米巴原虫前,将便盆加热的目的是(　　)。

    A. 减少污染   B. 降低假阳性率

    C. 保持原虫的活动状态   D. 降低假阴性率

230. 患者,女性,42岁。在擦玻璃时从楼上坠伤,颅脑损伤。现在需要随时观察该患者的病情,应给予的护理级别是(　　)。

    A. 特级护理   B. 一级护理

    C. 二级护理   D. 三级护理

231. 患者,男性,48岁。临床表现为发热、咳嗽,左侧胸痛,喜左侧卧位,自诉此卧位可减轻胸部疼痛,此卧位性质属于(　　)。

    A. 主动卧位   B. 被动卧位

    C. 被迫卧位   D. 习惯卧位

232. 患者,男性,70岁。患慢性肺源性心脏病近10年,近日咳嗽、咳痰加重,明显发绀。医嘱给予该患者半坐卧位,主要目的是(　　)。

    A. 使回心血量增加

    B. 使肺部感染局限化

    C. 使膈肌下降,呼吸通畅

    D. 减轻咽部刺激及咳嗽

233. 下列关于输血致溶血反应的处理,错误的是(　　)。

    A. 立即停止输血   B. 维持静脉通路以备给药

    C. 热水袋敷双侧肾区   D. 酸化尿液

234. 患者住院期间最常发生的机械性损伤是(　　)。

    A. 烫伤   B. 压疮

    C. 跌伤和坠床   D. 锐器伤

235. 进行口腔护理的目的不包括(　　)。

    A. 降温

    B. 清理口腔,去除口臭

    C. 观察舌苔和口腔黏膜情况

    D. 确保患者舒适

236. 擦浴是护士在日常工作中必须掌握的一项基本技能,当给一位左上肢受伤的患者进行擦浴时,下列做法正确的是(　　)。

    A. 擦洗动作要缓慢,擦洗时间大于30 min

    B. 脱上衣时先脱左肢

    C. 注意保护引流管

    D. 穿上衣时先穿右肢

237. 下列关于体位与压疮好发部位的关系,错误的是(　　)。

    A. 仰卧位—肩胛部   B. 侧卧位—外踝

C. 俯卧位—内踝　　　　　　　　　D. 坐位—坐骨结节

238. 发现患者有头虱,下列护理措施错误的是(　　)。

A. 勤梳理头发

B. 用篦子去除死虱

C. 患者使用的被服用后直接烧毁

D. 可用30%百部含酸煎剂灭头虱

239. 医生在4 pm为术后患者开医嘱为哌替啶100 mg,im,sos。执行的有效时间应在(　　)。

A. 当天9 pm之前　　　　　　　　B. 第二天4 am之前

C. 第二天9 am之前　　　　　　　D. 第二天4 pm之前

240. 下列关于体温生理性变化的叙述,错误的是(　　)。

A. 一昼夜中以清晨2~6时体温最低,下午1~6时体温最高

B. 儿童体温高于成年人

C. 老年人体温为正常范围低值

D. 女性月经前期和妊娠早期体温略降低

241. 患者,女性,26岁。餐后大量饮酒出现左上腹部疼痛,来医院就诊,诊断为急性胰腺炎。医生给予禁食、胃肠减压、补液,补液从8:30开始共2 000 ml,按每分钟50滴的速度,点滴系数为15。液体输完的时间是(　　)。

A. 16:30　　　　　　　　　　　　B. 17:30

C. 18:30　　　　　　　　　　　　D. 19:30

242. 下列禁忌用冷疗的疾病是(　　)。

A. 鼻出血　　　　　　　　　　　　B. 牙痛

C. 血液循环障碍　　　　　　　　　D. 烫伤

243. 患者,男性,45岁。肛瘘切除术后,每天需行热水坐浴和换药。下列正确的步骤是(　　)。

A. 先换药,再大便,后坐浴

B. 先坐浴,再大便,后换药

C. 先大便,再换药,后坐浴

D. 先大便,再坐浴,后换药

244. 下列不属于胃肠内营养供给途径的是(　　)。

A. 经口胃管　　　　　　　　　　　B. 经鼻肠管

C. 经静脉　　　　　　　　　　　　D. 经胃造瘘管

245. 下列关于医院常用的外文缩写,错误的是(　　)。

A. 每晚一次,qn　　　　　　　　　B. 需要时,pn

C. 每天一次,qd　　　　　　　　　D. 每晨一次,qm

246. 患者咳嗽,医生建议其服用止咳糖浆。护士指导该患者服用止咳糖浆时,应告知(　　)。

A. 服药后立即饮水　　　　　　　　B. 服药后多饮牛奶

C. 服药后不宜立即饮水　　　　　　D. 服药后及时漱口

247. 敌百虫中毒患者禁忌使用的洗胃溶液是(　　)。

    A. 清水

    B. 1%盐水

    C. 2%碳酸氢钠溶液

    D. 1∶20 000 高锰酸钾溶液

248. 下列关于无菌操作原则的叙述,错误的是(　　)。

    A. 手握无菌容器的边缘

    B. 取无菌溶液时,手不可触及瓶塞内侧

    C. 戴好无菌手套的手不可触及无菌手套内

    D. 无菌持物钳不能夹取无菌油纱布

249. 杀灭所有微生物,包括细菌的芽胞属于(　　)。

    A. 清洁　　　　　　　　　　　　B. 除菌

    C. 杀菌　　　　　　　　　　　　D. 灭菌

250. 臀部肌内注射时,为使患者臀部肌肉放松,应协助其取下列哪种姿势?(　　)

    A. 侧卧位:上腿稍弯曲,下腿伸直

    B. 侧卧位:上腿伸直,下腿稍弯曲

    C. 俯卧位:足尖分开,足跟相对,头偏向一侧

    D. 站立位:身体需挺直

多项选择题

1. 用平车运送患者时,正确的做法有(　　)。

    A. 患者头部卧于大轮一端,保持车速平稳

    B. 护士位于患者足部,以便于观察

    C. 推行中,为转弯灵活,应让平车大车轮在前

    D. 上、下坡时,患者头部位于高处,以减轻不适

    E. 有管道者保持管道通畅

2. 关于雾化吸入的目的,下列叙述正确的有(　　)。

    A. 解除支气管痉挛　　　　　　　B. 湿化呼吸道

    C. 控制呼吸道感染　　　　　　　D. 镇咳

    E. 祛痰

3. 下列选项中,属于冷疗禁忌部位的有(　　)。

    A. 腹部　　　　　　　　　　　　B. 心前区

    C. 枕后、耳廓　　　　　　　　　D. 阴囊、足底

    E. 腋下

4. 人体散热的方式为(　　)。
　　A. 对流　　　　　　　　　　B. 蒸发
　　C. 辐射　　　　　　　　　　D. 传导
　　E. 呼吸

5. 打开后在 24 h 内有效的物品为(　　)。
　　A. 开启过的无菌包　　　　　　B. 开启过的无菌溶液
　　C. 使用过的无菌容器　　　　　D. 铺好的无菌盘
　　E. 无菌持物钳

6. 开放气道的方法有(　　)。
　　A. 仰头提颏法　　　　　　　　B. 双下颌上提法
　　C. 下颌上提法　　　　　　　　D. 仰头抬颈法
　　E. 抬颈提颏法

7. 常见的输血反应有(　　)。
　　A. 发热反应　　　　　　　　　B. 过敏反应
　　C. 溶血反应　　　　　　　　　D. 静脉炎
　　E. 循环负荷过重

8. 为膀胱膨胀患者导尿,第一次放尿超过 1 000 ml 时会出现(　　)。
　　A. 虚脱　　　　　　　　　　　B. 血尿
　　C. 蛋白尿　　　　　　　　　　D. 尿频、尿痛
　　E. 腹痛

9. 常用的静脉注射部位为(　　)。
　　A. 贵要静脉　　　　　　　　　B. 股静脉
　　C. 小儿头皮静脉　　　　　　　D. 成人头皮静脉
　　E. 头静脉

10. 患者,男性,68 岁。慢性支气管炎 20 年,现发热 2 天、咳喘加重 1 天收入院。医嘱给予该患者进行超声波雾化吸入。下列叙述正确的有(　　)。
　　A. 每次 15~20 min
　　B. 超声雾化罐内放入稀释后的药液,药量为 30~50 ml
　　C. 雾化罐内药液可用温蒸馏水稀释
　　D. 产生的雾滴小而均匀
　　E. 若需连续使用,应间隔 30 min

11. 患者,女性,68 岁。因支气管哮喘急性发作入院。遵医嘱给予静脉输液治疗,1 h 后患者突然出现面色苍白、呼吸困难、气促、咳嗽加重、咳粉红色泡沫样痰。下列处理措施正确的有(　　)。
　　A. 必要时进行四肢轮扎　　　　B. 高流量氧气吸入
　　C. 给予血管收缩药物　　　　　D. 可使用利尿剂
　　E. 双下肢下垂

12. 使用约束带应遵循的原则包括(　　)。
    A. 知情同意原则
    B. 短期使用原则
    C. 全程约束原则
    D. 随时评价原则
    E. 长期使用原则

13. 下列不属于临床死亡期特征的为(　　)。
    A. 呼吸功能衰竭
    B. 意识模糊
    C. 肌张力减退
    D. 心搏停止
    E. 瞳孔散大

14. 洗手的指征包括(　　)。
    A. 从同一患者身体的污染部位移动到清洁部位时
    B. 接触患者黏膜、破损皮肤或伤口前后
    C. 接触患者周围环境及物品后
    D. 处理药物或配餐前
    E. 脱手套之前

15. 睡眠呼吸暂停的危险因素包括(　　)。
    A. 肥胖
    B. 颈围增加
    C. 颅面畸形
    D. 甲状腺功能亢进
    E. 肢端肥大

16. 静脉输血的目的包括(　　)。
    A. 补充血容量
    B. 补充各种凝血因子和血小板
    C. 供给营养物质
    D. 排除有害物质
    E. 纠正贫血

17. 三阶梯镇痛疗法的基本原则包括(　　)。
    A. 口服给药
    B. 按时给药
    C. 按阶梯给药
    D. 个体化给药
    E. 联合给药

18. 马斯洛的人类基本需要层次论中的基本需要包括(　　)。
    A. 生理需要
    B. 审美需要
    C. 尊重需要
    D. 自我实现需要
    E. 求知需要

19. 做 24 h 痰量检查时,下列叙述正确的有(　　)。
    A. 应准备广口大容量痰盒
    B. 可准备防腐剂
    C. 不能混入漱口水
    D. 从清晨第一口痰开始收集
    E. 及时送检

20. 静脉输血前,护士凭取血单到血库取血,应和血库人员共同查对的内容有(　　)。
    A. 姓名
    B. 床号
    C. 血型
    D. 入院时间

E. 血液有效期

21. 临床判定成人脑死亡必须具备的条件有(　　)。
    A. 昏迷
    B. 瞳孔对光反射消失
    C. 无自主呼吸
    D. 脑电波平坦
    E. 心电图平坦

22. 下列哪些疾病适合体位引流排痰?(　　)
    A. 心力衰竭
    B. 大咯血
    C. 肺脓肿
    D. 痰量较多
    E. 呼吸衰竭

23. 下列不宜进行保留灌肠的患者为(　　)。
    A. 直肠手术后患者
    B. 大便失禁患者
    C. 慢性细菌性痢疾患者
    D. 阿米巴痢疾患者
    E. 肛门手术后患者

24. 对处于忧郁期的临终患者进行护理,下列叙述正确的有(　　)。
    A. 多给予患者同情和照顾、鼓励和支持
    B. 经常陪伴患者,允许其以不同的方式发泄情感
    C. 创造舒适的环境,鼓励患者保持自我形象和尊严
    D. 给予患者心理疏导和合理的死亡教育
    E. 安排患者的亲朋好友见面

25. 医院感染的传播媒介包括(　　)。
    A. 生活用具
    B. 工作人员的手
    C. 空气
    D. 昆虫
    E. 侵袭性医疗器械

26. 下列关于生命体征测量的叙述,正确的有(　　)。
    A. 需密切观察血压者,测量血压时应做到定时间、定部位、定血压计、定体位
    B. 若患者体温超过 38.5 ℃,应每 4 h 测一次体温
    C. 剧烈活动后,应休息 30 min 后再测量生命体征
    D. 高热患者经药物降温后 30 min 需复测体温
    E. 测量口温时将体温计放于舌下热窝

27. 可以帮助患者清理呼吸道分泌物的护理措施包括(　　)。
    A. 有效咳嗽
    B. 背部叩击
    C. 体位引流
    D. 吸痰法
    E. 雾化吸入

28. 关于铺麻醉床的操作,下列叙述错误的有(　　)。
    A. 将盖被三折叠于背门一侧
    B. 非全麻手术患者需要在床头和床中部铺橡胶单和中单
    C. 枕套开口端向门

D. 枕头横立于床头

E. 枕套开口端背门

29. 胃肠外营养的禁忌证包括(   )。

    A. 胃肠功能正常者   B. 应用时间为 3 天者

    C. 伴有严重水、电解质紊乱者   D. 不可逆昏迷者

    E. 消化吸收障碍者

30. 下列关于患者出院护理的叙述,不正确的有(   )。

    A. 注销各种卡片,但不包括饮食卡

    B. 整理病历,将医嘱单排在最后一页

    C. 患者离院后立即铺备用床

    D. 按出院医嘱通知患者及其家属办理出院手续

    E. 停止一切医嘱

31. 关于灌肠的注意事项,下列叙述错误的有(   )。

    A. 对顽固性失眠者可予以保留灌肠进行镇静、催眠

    B. 肝昏迷患者可用肥皂水灌肠

    C. 中暑患者可用 28~32 ℃生理盐水进行大量不保留灌肠

    D. 伤寒患者灌肠液量不得超过 300 ml

    E. 妊娠者禁忌灌肠

32. 胸外心脏按压的有效指征包括(   )。

    A. 呼吸逐渐恢复   B. 口唇转红

    C. 瞳孔缩小   D. 出现挣扎

    E. 颈动脉恢复搏动

33. 消毒效力为灭菌的化学消毒剂为(   )。

    A. 戊二醛   B. 甲醛

    C. 乙醇   D. 环氧乙烷

    E. 氯己定

34. 下列应先洗手再进行卫生手消毒的情况有(   )。

    A. 手部沾有患者的血液   B. 健康教育前

    C. 测体温前   D. 处理传染病患者的污物后

    E. 为传染病患者进行检查后

35. 下列属于化学消毒灭菌法的有(   )。

    A. 浸泡法   B. 日光曝晒法

    C. 喷雾法   D. 熏蒸法

    E. 煮沸消毒法

36. 下列需要应用保护具的患者包括(   )。

    A. 麻醉后未清醒者   B. 失明者

    C. 易发生压疮者   D. 高热躁动者

E. 皮肤瘙痒者

37. 下列选项中,压疮的好发因素包括(　　)。
    A. 全面营养缺乏　　　　　　　B. 局部组织长期受压
    C. 体温升高　　　　　　　　　D. 汗液的潮湿,摩擦刺激
    E. 机体活动障碍

38. 易氧化和遇光变质,应放入棕色瓶或避光容器内保存的药物为(　　)。
    A. 氨茶碱　　　　　　　　　　B. 盐酸肾上腺素
    C. 乙肝疫苗　　　　　　　　　D. 维生素 C
    E. 蛋白制剂

39. 输血前需要进行交叉配血试验的有(　　)。
    A. 新鲜血　　　　　　　　　　B. 悬浮红细胞
    C. 洗涤红细胞　　　　　　　　D. 白蛋白制剂
    E. 浓缩血小板

40. 患者,女性,22 岁。现心跳、呼吸停止,进行抢救。下列紧急处理措施正确的有(　　)。
    A. 进行胸外心脏按压,人工呼吸
    B. 可进行气管插管,必要时行气管切开
    C. 清理口、鼻内的分泌物,吸痰,以保持呼吸道通畅
    D. 胸外心脏按压频率为 70~130 次/分
    E. 胸外按压与人工呼吸的比值为 30∶2

41. 洗胃的禁忌证包括(　　)。
    A. 胃穿孔　　　　　　　　　　B. 食管静脉曲张
    C. 重金属类中毒　　　　　　　D. 胃癌
    E. 强酸中毒

42. 患者测口腔温度时不慎将体温计咬破,采取的护理措施正确的有(　　)。
    A. 立即清理口腔内的玻璃碎屑　　B. 口服牛奶延缓汞的吸收
    C. 用高锰酸钾洗胃　　　　　　D. 灌肠使汞排出
    E. 立即催吐

43. 护士为患者吸痰时,痰液黏稠不易吸出,下列处理正确的有(　　)。
    A. 雾化吸入　　　　　　　　　B. 增大负压吸引力
    C. 叩击背部　　　　　　　　　D. 反复多次不停抽吸
    E. 延长吸痰时间

44. 为中毒患者洗胃时应注意(　　)。
    A. 毒物进入体内 2~6 h 内洗胃最有效
    B. 洗胃溶液温度以 25~38 ℃为宜
    C. 每次灌入洗胃液的量越多,洗胃效果越好
    D. 如患者出现腹痛应立即停止洗胃
    E. 根据毒物性质准备洗胃液

45. 下列人员中,适宜进食低蛋白饮食的有(　　)。
   A. 贫血患者　　　　　　　　　B. 孕妇
   C. 肝性脑病患者　　　　　　　D. 尿毒症患者
   E. 肺结核患者

46. 下列关于留置导尿管术的叙述,错误的有(　　)。
   A. 严格执行无菌操作
   B. 每天尿量应维持在 1 000 ml 以上
   C. 每个部位消毒 3 次
   D. 每个棉球限用 1 次
   E. 见尿后再插 7~10 cm

47. 肠胀气患者应注意(　　)。
   A. 勿食用豆类食物　　　　　　B. 进食时应细嚼慢咽
   C. 进食速度宜稍快　　　　　　D. 禁饮汽水
   E. 适当活动

48. "1、2、3"灌肠溶液的组成为(　　)。
   A. 50%硫酸镁 30 ml　　　　　B. 甘油 60 ml
   C. 温开水 90 ml　　　　　　　D. 生理盐水 90 ml
   E. 植物油 60 ml

49. 下列给药原则中,正确的有(　　)。
   A. 根据医嘱给药
   B. 严格执行查对制度
   C. 有疑问的医嘱不可盲目执行
   D. 准确掌握给药剂量、浓度、用法和时间
   E. 密切观察用药反应

50. 静脉输血的适应证包括(　　)。
   A. 大出血　　　　　　　　　　B. 贫血
   C. 肺栓塞　　　　　　　　　　D. 恶性高血压
   E. 严重感染

判断题

1. 大量输入库存血时,应警惕碱中毒和高血钾的发生。　　　　　　　(　　)
2. 休克卧位需抬高患者头胸部 20°~30°,抬高下肢 10°~20°。　　　(　　)
3. 使用化学消毒剂时,应严格掌握消毒剂的有效浓度、使用时间及使用方法。(　　)
4. 对需要密切观察血压者,应做到"四定":定地点、定部位、定体位和定血压计。(　　)
5. 一般情况下,驱虫药宜在餐后服用。　　　　　　　　　　　　　　(　　)

6. 鼻饲时胃管插入长度一般为 45~55 cm,相当于患者前额发际至胸骨剑突的长度。 ( )

7. 药瓶上要有明显标签,内服药为黑色边,外用药为红色边。 ( )

8. 静脉输液时,婴儿多采用头皮静脉,因为它易固定。 ( )

9. 伤寒患者灌肠液量不应超过 500 ml,液面不得超过肛门 30 cm。 ( )

10. 保留灌肠时,嘱患者保留灌肠液 30 min 后再排便。 ( )

11. 临时医嘱的有效时间在 24 h 以内,一般只执行一次。 ( )

12. 胆囊造影试验中进高脂肪餐是为了了解胆囊的收缩功能。 ( )

13. 一级护理需每 30~45 min 巡视患者一次,观察患者病情及生命体征变化。 ( )

14. 压疮是皮肤受细菌感染而发生的溃疡、出血现象。 ( )

15. 直接交叉配血试验是用受血者的血清和供血者的红细胞进行交叉配合,用来检查受
血者的血清中有无破坏供血者红细胞的抗体。 ( )

16. 在机械吸痰前可适当提高吸入氧的浓度,避免吸痰引起低氧血症。 ( )

17. 医院感染中最常见的传播方式是空气传播。 ( )

18. 无菌操作前 30 min 应停止清扫,防止尘埃飞扬。 ( )

19. 心肺复苏时,按压与人工呼吸比为 2∶30。 ( )

20. 测量血压时,若袖带过紧,会使血压测量值偏高。 ( )

21. 护士为昏迷患者做口腔护理,取下的活动性义齿应放入乙醇中。 ( )

22. 目前高血压诊断标准为 BP≥160/90 mmHg。 ( )

23. 为手术患者翻身时,应先翻身,再检查伤口敷料。 ( )

24. 梦境常常出现在快波睡眠期。 ( )

25. 书写医疗与护理记录的基本原则是及时、准确、完整、简要、清晰。 ( )

26. 婴幼儿和血液病高热患者不能使用乙醇拭浴。 ( )

27. 给药的"五个准确"指将准确的药物,按准确的剂量,用准确的途径,在准确的时间内
给予准确的患者。 ( )

28. 动脉血标本采集的常用动脉有肱动脉、股动脉、桡动脉。 ( )

29. 一旦发现患者出现青霉素过敏性休克,首要的措施是立即报告医生。 ( )

30. 对需长期肌内注射的患者,应交替更换注射部位,并选用粗短针头,以避免或减少硬
结的发生。 ( )

31. 温水擦浴时,水温以 28~30 ℃为宜,擦拭过程中,应观察患者全身情况。 ( )

32. 库存血取出后,可将血袋放在温水中加热至人体正常体温,再进行输血。 ( )

33. 绝大多数对青霉素过敏的患者也对头孢菌素过敏。 ( )

34. 意识障碍指个体对外界环境刺激缺乏正常反应的一种精神状态,可分为嗜睡、意识模
糊、意识丧失和意识消失。 ( )

35. 对于中度危险性物品,消毒时要求致病性微生物不得检出,菌落总数≤20 CFU/件。

( )

36. 为女性患者插尿管时,如导尿管误入阴道,应把导尿管取出,再继续重新插管。 ( )

37. 临终患者四肢冰冷不适时,应加强保暖,必要时给予热水袋,水温应不低于 50 ℃,同时也要防止患者发生烫伤。　　　　　　　　　　　　　　　（　　）

38. 急性溶血的患者尿液颜色较深,可呈浓茶色或酱油样色。　　　　　（　　）

39. 女性脉率比男性稍快,通常每分钟相差 5 次。　　　　　　　　　　（　　）

40. 人体体温调节只有自主性体温调节一种方式。　　　　　　　　　　（　　）

41. 为患者留置导尿管时,为了训练膀胱反射功能,应每 3~4 h 开放 1 次夹闭的导尿管。
　　　　　　　　　　　　　　　　　　　　　　　　　　　　　（　　）

42. 血压计属于中度危险性物品,故应采用中水平消毒法。　　　　　　（　　）

43. 乙醇拭浴后测量体温应间隔 15 min。　　　　　　　　　　　　　　（　　）

44. 在医疗机构或其科室的患者中,短时间内发生 3 例或以上同种同源感染病例的现象,称为医院感染暴发。　　　　　　　　　　　　　　　　　　　（　　）

45. 用紫外线消毒病房时,从灯亮开始计时,至少要 20 min。　　　　　（　　）

46. 口腔护理常用的溶液有很多种,其中碳酸氢钠溶液属于碱性溶液,浓度一般为 1%~4%,适用于口腔感染有溃烂、坏死组织者。　　　　　　　　　　　　（　　）

47. 冷、热治疗适当的时间为 30 min,如需反复使用,中间间隔 1 h。　（　　）

48. 当患者出现静脉炎时,可用 50%硫酸镁行湿热敷,并注意适当运动。（　　）

49. 尿失禁分为持续性尿失禁、充溢性尿失禁、急迫性尿失禁和压力性尿失禁。（　　）

50. 肛管排气法是将肛管插入直肠,其深度是 10~15 cm,保留时间不超过 30 min。（　　）

简答题

1. 简述"三查七对"。

2. 简述昏迷的定义及分类。

3. 简述测量血压的注意事项。

4. 简述大量不保留灌肠的注意事项。

5. 简述小量不保留灌肠的目的及适用人群。

6. 简述口服给药的健康教育。

7. 简述静脉输液的注意事项。

8. 简述输血的注意事项。

9. 简述无菌技术的操作原则。

10. 简述吸氧的注意事项。

第二部分

内科护理学

单项选择题

1. 肝内丰富的血液供应来自肝动脉和门静脉,其中来自门静脉的血液占(　　)。
   A. 55%　　　　　　　　　　　　　B. 65%
   C. 75%　　　　　　　　　　　　　D. 85%

2. 下列选项中,不属于左心衰竭最主要症状的是(　　)。
   A. 劳力性呼吸困难　　　　　　　　B. 夜间阵发性呼吸困难
   C. 端坐呼吸　　　　　　　　　　　D. 颈静脉征

3. 下列选项中,不属于系统性红斑狼疮受损器官的特征性改变的是(　　)。
   A. 苏木紫小体　　　　　　　　　　B. 肝掌
   C. 洋葱皮样病变　　　　　　　　　D. 狼疮性肾炎

4. 下列选项中,不属于高血压并发症的是(　　)。
   A. 脑出血　　　　　　　　　　　　B. 慢性肾衰竭
   C. 痛风　　　　　　　　　　　　　D. 冠心病

5. 洋地黄中毒时所表现的各类心律失常中,最常见的是(　　)。
   A. 心房颤动　　　　　　　　　　　B. QT 间期缩短
   C. 房性期前收缩　　　　　　　　　D. 室性期前收缩

6. 在心律失常中,致命性心律失常是(　　)。
   A. 心房颤动　　　　　　　　　　　B. 房室传导阻滞
   C. 心室扑动　　　　　　　　　　　D. 预激综合征

7. 抢救由心室颤动引起的心搏骤停时,最有效的方法是(　　)。
   A. 静脉注射利多卡因　　　　　　　B. 皮下注射肾上腺素
   C. 植入心脏起搏器　　　　　　　　D. 直流电非同步电除颤

8. 某 75 岁高血压病患者,治疗高血压时血压应控制在(　　)。
   A. <150/90 mmHg　　　　　　　　B. <130/85 mmHg
   C. <135/85 mmHg　　　　　　　　D. <140/80 mmHg

9. 病原体侵入人体后,在人体内生长繁殖并不断排出体外,而人体不出现任何疾病表现的状态,因而成为传染病流行的重要传染源,称为(　　)。
   A. 病原体被清除　　　　　　　　　B. 隐性感染
   C. 病原携带状态　　　　　　　　　D. 潜伏性感染

10. 稳定型心绞痛发作的部位主要在(　　　　)。

    A. 胸骨体下段之后　　　　　　　　　B. 心尖部

    C. 胸骨体中、上段之后　　　　　　　D. 剑突下

11. 急性心肌梗死早期最突出的症状是(　　　　)。

    A. 心律失常　　　　　　　　　　　　B. 心动过速

    C. 低血压　　　　　　　　　　　　　D. 疼痛

12. 主动脉瓣狭窄常见的临床三联症是(　　　　)。

    A. 呼吸困难、心绞痛、房颤　　　　　B. 呼吸困难、心绞痛、晕厥

    C. 呼吸困难、心绞痛、细脉　　　　　D. 心绞痛、晕厥、细脉

13. 病毒性心肌炎最常见的致病原因是(　　　　)。

    A. 草绿色链球菌　　　　　　　　　　B. 柯萨奇 B 组病毒

    C. 淋球菌　　　　　　　　　　　　　D. 脊髓灰质炎病毒

14. 急性心包炎患者发生心包积液时,最突出的症状是(　　　　)。

    A. 心前区疼痛　　　　　　　　　　　B. 发热

    C. 呼吸困难　　　　　　　　　　　　D. 声音嘶哑

15. 稳定型心绞痛发作时的首选药物是(　　　　)。

    A. 胺碘酮　　　　　　　　　　　　　B. 地塞米松

    C. 硝酸甘油　　　　　　　　　　　　D. 呋塞米

16. 关于高血压患者的降压治疗,下列叙述错误的是(　　　　)。

    A. 高血压药物之间不能联合使用,以免影响疗效

    B. 血压控制满意后,可遵医嘱逐步减少剂量

    C. 尽可能采用长效制剂,确保稳定降压,减少并发症

    D. 一旦高血压诊断确立,通常需要终生治疗

17. 下列属于扩张型心肌病特征的是(　　　　)。

    A. 主要表现为舒张功能障碍

    B. 早期可有明显的夜间阵发性呼吸困难

    C. 心室扩大,室壁运动普遍减弱

    D. LVEF 明显升高

18. 慢性阻塞性肺疾病的标志性症状是(　　　　)。

    A. 慢性咳嗽　　　　　　　　　　　　B. 晨起咳痰量多

    C. 逐渐加重的呼吸困难　　　　　　　D. 发作性喘息

19. 急性心包炎最具诊断价值的典型体征是(　　　　)。

    A. 心界扩大　　　　　　　　　　　　B. 心脏压塞

    C. 二尖瓣面容　　　　　　　　　　　D. 心包摩擦音

20. 诊断感染性心内膜炎最重要的方法是(　　　　)。

    A. 免疫学检查　　　　　　　　　　　B. 心电图检查

    C. X 线片检查　　　　　　　　　　　D. 血培养

21. 呼吸系统疾病患者的常见症状不包括(　　　)。

  A. 咳嗽与咳痰   B. 营养不良

  C. 肺源性呼吸困难   D. 咯血

22. 慢性肺心病患者的氧疗护理措施是(　　　)。

  A. 高流量、高浓度   B. 低流量、低浓度

  C. 高流量、低浓度   D. 低流量、高浓度

23. 支气管哮喘患者控制气道炎症最有效的药物是(　　　)。

  A. 糖皮质激素   B. 茶碱类

  C. 抗胆碱药   D. β_2 受体激动剂

24. 下列可通过粪–口途径传播的传染病是(　　　)。

  A. 麻疹   B. 白喉

  C. 百日咳   D. 甲型病毒性肝炎

25. 大叶性肺炎最常见的致病菌是(　　　)。

  A. 金黄色葡萄球菌   B. 肺炎链球菌

  C. 肺炎克雷伯杆菌   D. 葡萄球菌

26. 引起细菌性肺炎的病原菌不包括(　　　)。

  A. 肺炎链球菌   B. 白念珠菌

  C. 棒状杆菌   D. 金黄色葡萄球菌

27. 乙脑的传播途径是(　　　)。

  A. 蚊虫叮咬   B. 飞沫传播

  C. 粪–口传播   D. 消化道传播

28. 抗结核化疗药物应用的原则不包括(　　　)。

  A. 早期   B. 足量

  C. 规律   D. 联合

29. 过敏性紫癜最具潜在危险和最易误诊的临床类型是(　　　)。

  A. 单纯型   B. 腹型

  C. 关节型   D. 肾型

30. 急性细菌性痢疾最显著的病变部位是(　　　)。

  A. 回肠末端   B. 直肠与乙状结肠

  C. 升结肠   D. 降结肠

31. 在乙型肝炎患者的血清中,较少用于临床常规检测的乙肝病毒标记物是(　　　)。

  A. HBsAg   B. 抗 HBs

  C. HBeAg   D. HBcAg

32. 咯血患者的护理措施中最重要的是(　　　)。

  A. 维持呼吸道通畅   B. 给止血药

  C. 安静休息   D. 镇静

33. 脑囊尾蚴病的临床表现复杂多样,但最常见的临床类型是(　　)。

 A. 脑实质型
 B. 颅内压增高型
 C. 脑膜炎型
 D. 脊髓型

34. 慢性支气管炎的主要诊断依据是(　　)。

 A. 痰细胞学检查
 B. 病史和症状
 C. 肺功能检查与血气分析
 D. 胸部 X 线检查

35. 急性呼吸窘迫综合征(ARDS)最常用的诊断指标是(　　)。

 A. 呼吸频率增加,每分钟>28 次
 B. 肺泡-动脉氧分压差
 C. PaO_2/FiO_2
 D. 肺内分流

36. 类风湿关节炎的关节症状,具有特征性的是(　　)。

 A. 肿胀明显
 B. 局部发热
 C. 晨起僵硬
 D. 疼痛明显

37. 支气管哮喘患者突发胸痛、气急、呼吸困难,应考虑是(　　)。

 A. 肺炎
 B. 胸膜炎
 C. 自发性气胸
 D. 左心衰竭

38. 葡萄球菌肺炎治疗的首选药物是(　　)。

 A. 青霉素
 B. 红霉素
 C. 庆大霉素
 D. 耐青霉素酶的半合成青霉素

39. 下列选项中,临床表现没有发绀的是(　　)。

 A. 肺心病
 B. 严重贫血
 C. 急性心力衰竭
 D. 自发性气胸

40. Ⅰ型呼吸衰竭可出现(　　)。

 A. 仅有 CO_2 潴留
 B. 低氧血症不伴有 CO_2 潴留
 C. 低氧血症伴有 CO_2 潴留
 D. 血气分析提示 $PaO_2<50$ mmHg

41. 关于咯血患者的护理措施,下列叙述正确的是(　　)。

 A. 咯血量小时嘱患者轻轻屏气
 B. 咯血量大时可进食少量凉或温的流食
 C. 发生窒息时迅速清除呼吸道内积血
 D. 冠心病患者及时使用垂体后叶素止血

42. 区别再生障碍性贫血与白血病的主要依据是(　　)。

 A. 贫血严重程度
 B. 血液白细胞多少
 C. 骨髓增生情况
 D. 周围血中有无原始及幼稚细胞

43. 下列不属于乙型肝炎传播方式的是(　　)。

 A. 血液传播
 B. 母婴传播
 C. 粪-口传播
 D. 性接触传播

44. 患者,女性,24 岁。患有慢性特发性血小板减少性紫癜,反复出血。经泼尼松治疗 7 个月后症状无好转。治疗时可采用(　　　)。

    A. 改用地塞米松   B. 输红细胞悬液

    C. 输全血   D. 脾切除

45. 发现甲类传染病时,城镇要求在发现后 2 h 内上报,农村要求上报时间不超过 6 h。有些非甲类传染病也应按甲类传染病预防和控制。下列采取甲类传染病的预防、控制措施的传染病是(　　　)。

    A. 新型冠状病毒肺炎   B. 病毒性肝炎

    C. 流行性乙型脑炎   D. 甲型 H1N1 流感

46. 护士观察到某再生障碍性贫血患者活动后突然出现头痛、呕吐、视物模糊、意识障碍。该护士可采取的护理措施不包括(　　　)。

    A. 协助患者取平卧位

    B. 按医嘱给予脱水药

    C. 观察患者意识状态、瞳孔大小

    D. 使患者头部略低,保证脑供氧

47. 患儿,女性,3 岁。主诉头晕 1 月余。临床可见进行性贫血,肝、脾、淋巴结检查正常。查血常规红细胞 3.0×10^{12}/L,血红蛋白 78 g/L,白细胞 2.0×10^9/L,血小板 50×10^9/L,淋巴细胞比例增高。此时应考虑的诊断是(　　　)。

    A. 化脓感染   B. 再生障碍性贫血

    C. 缺铁性贫血   D. 急性白血病

48. 患儿,6 个月。一直母乳喂养,从未添加辅食,现面色苍白、精神差。该患儿最可能发生的疾病是(　　　)。

    A. 炎症性贫血   B. 再生障碍性贫血

    C. 营养性缺铁性贫血   D. 失血性贫血

49. 患儿,2 岁半。诊断为营养性缺铁性贫血,需口服铁剂治疗。护士对其家长进行应用铁剂指导,下列不正确的是(　　　)。

    A. 可与维生素 C 同服

    B. 可与牛奶同时服用,利于铁的吸收

    C. 口服液体铁剂时使用吸管,避免牙齿被染黑

    D. 可在餐后服药,减少对胃肠道的刺激

50. 缺铁性贫血是一种(　　　)。

    A. 小细胞低色素性贫血   B. 大细胞低色素性贫血

    C. 正细胞正色素性贫血   D. 大细胞正色素性贫血

51. 患者,女性,58 岁。傍晚时突发左侧肢体不能活动,夜班护士查房时发现患者肢体恢复了功能,所有症状完全消失。护士考虑该患者可能是(　　　)。

    A. 吉兰-巴雷综合征   B. 短暂性脑缺血发作

    C. 脑血栓   D. 脑出血

52. 患者,男性,56 岁。冠心病 10 年,半个月来心前区不适频繁发作,舌下含服硝酸甘油无效,疑为急性心肌梗死。对此最具诊断意义的检查是(　　)。
    A. 血常规　　　　　　　　　　　B. 尿常规
    C. 心电图　　　　　　　　　　　D. 超声波

53. 内囊出血的典型表现是(　　)。
    A. 剧烈头痛　　　　　　　　　　B. 频繁呕吐
    C. 呼吸深沉有鼾音　　　　　　　D. 三偏征

54. 十二指肠溃疡的疼痛特点是(　　)。
    A. 餐中即出现疼痛　　　　　　　B. 餐后 2~4 h 痛
    C. 餐后 1 h 左右出现疼痛　　　　D. 服用抗酸剂后不能缓解

55. 下列选项中,都属于丙类传染病的是(　　)。
    A. 流行性乙型脑炎、非典型肺炎　B. 黑热病、炭疽
    C. 流行性出血热、疟疾　　　　　D. 麻风病、丝虫病

56. 患者,男性,28 岁。瘦高体型,半年前体检时胸片可见右肺尖部胸膜下肺大疱,今晨突感右上胸短暂刺痛,逐渐感呼吸困难,不能平卧。心率为 120 次/分,律不齐,右肺呼吸音减弱。此患者首先考虑的并发症是(　　)。
    A. 支气管哮喘急性发作　　　　　B. 心绞痛
    C. 原发性自发性气胸　　　　　　D. 肺不张

57. 经常出现杵状指(趾)的呼吸系统疾病是(　　)。
    A. 慢性支气管炎　　　　　　　　B. 支气管扩张
    C. 支气管哮喘　　　　　　　　　D. 支原体肺炎

58. 护理癫痫持续状态患者最重要的措施是(　　)。
    A. 迅速控制抽搐发作　　　　　　B. 吸氧
    C. 保持呼吸道通畅　　　　　　　D. 防止呼吸道感染

59. 目前认为,癫痫持续状态指(　　)。
    A. 反复抽搐,神志不清
    B. 出现全面强直-阵挛发作持续 5 min 以上
    C. 一直抽搐不止
    D. 持续昏迷不醒

60. 癫痫患者强直-阵挛发作的特征性表现是(　　)。
    A. 某种活动突然中断
    B. 意识丧失和双侧强直后出现阵挛
    C. 连续多次发作,且有意识障碍
    D. 机械动作持续时间长

61. 肝硬化患者的饮食治疗原则不包括(　　)。
    A. 高热量饮食　　　　　　　　　B. 高蛋白饮食
    C. 高维生素饮食　　　　　　　　D. 高脂肪饮食

62. 某患者持续处于睡眠状态,较重的痛觉刺激方能将其唤醒,醒后能简单、模糊、不完整地答话,刺激停止后立即入睡。该患者的意识障碍程度是(　　)。

    A. 嗜睡　　　　　　　　　　　　B. 浅昏迷

    C. 昏睡　　　　　　　　　　　　D. 深昏迷

63. 构成传染病流行过程的三个基本条件是(　　)。

    A. 微生物、宿主、媒介

    B. 传染源、传播途径、易感人群

    C. 病原体、环境、宿主

    D. 病原体数量、致病力、定位

64. 患者,男性,36 岁。患十二指肠溃疡 3 年,运动后出现头晕,出冷汗,吐鲜血。查体:呼吸浅促,脉搏细速,血压降为 80/60 mmHg。估计其出血量大于(　　)。

    A. 200 ml　　　　　　　　　　　B. 300 ml

    C. 500 ml　　　　　　　　　　　D. 1 000 ml

65. 支气管哮喘典型的临床表现是(　　)。

    A. 呼吸困难　　　　　　　　　　B. 胸痛

    C. 咯血　　　　　　　　　　　　D. 胸闷

66. 诊断呼吸衰竭最主要的依据是(　　)。

    A. 原发病

    B. 呼吸困难的临床症状

    C. 缺氧和 CO_2 潴留的体征

    D. 血气分析

67. 患者,老年女性。有十二指肠溃疡病史 20 年,因患类风湿关节炎需要服用非甾体抗炎药,则最佳选用(　　)。

    A. 阿司匹林　　　　　　　　　　B. 吲哚美辛

    C. 索米痛片　　　　　　　　　　D. 塞来昔布

68. 患者,男性,40 岁。胸痛、反酸、胃灼热、嗳气 2 个月,胃镜检查食管黏膜未见明显异常。下列最有助于明确诊断的检查是(　　)。

    A. 上消化道气钡双重造影

    B. ^{13}C 尿素呼气试验

    C. 24 h 胃食管 pH 监测

    D. 腹部 B 超

69. 处理肺结核患者的痰液最简单、最有效的方法是(　　)。

    A. 煮沸　　　　　　　　　　　　B. 吐在纸上,直接焚烧

    C. 酒精消毒　　　　　　　　　　D. 深埋

70. 患者,女性,23 岁。诊断为甲状腺功能亢进症,首选的治疗药物是(　　)。

    A. 甲硫氧嘧啶　　　　　　　　　B. 丙硫氧嘧啶

    C. 碘化钾　　　　　　　　　　　D. 甲巯咪唑

71. 糖尿病患者计算饮食总热量时应按照(　　)计算。
    A. 体重指数　　　　　　　　B. 皮下脂肪厚度
    C. 实际体重　　　　　　　　D. 理想体重

72. 下列抗结核药中,不属于杀菌药物的是(　　)。
    A. 利福平　　　　　　　　　B. 链霉素
    C. 异烟肼　　　　　　　　　D. 乙胺丁醇

73. 张先生,51 岁。平时喜食海鲜并嗜酒,清晨突然感觉跗趾关节剧痛,数小时内出现局部红、肿、热、痛和不能行走,诊断为急性痛风性关节炎期。下列处理措施不妥当的是(　　)。
    A. 绝对卧床　　　　　　　　B. 抬高患肢
    C. 避免负重　　　　　　　　D. 立即进行抗血栓治疗

74. 患者,男性,42 岁。患胃溃疡 3 年,护士为该患者进行饮食指导,下列正确的是(　　)。
    A. 进食无刺激和营养丰富的食物
    B. 少量多餐无须定时定量
    C. 摄入高脂肪饮食
    D. 适量摄入辛辣的食物

75. 判定肺结核临床类型的主要依据是(　　)。
    A. 肺部体征
    B. 痰菌检查
    C. 胸部 X 线检查
    D. 结核菌素试验

76. 患者,女性,22 岁。患肺结核 5 年,近两个月来低热、咳嗽、痰中带血。2 h 前突然咯血不止急诊入院。治疗应首选(　　)。
    A. 垂体后叶素
    B. 输液
    C. 氧气吸入
    D. 抗结核治疗

77. 患者,女性,54 岁。患慢性肾衰竭,头晕、嗜睡、定向力障碍。检查:内生肌酐清除率为 25 ml/min,血尿素氮 60 mmol/L,且伴有消化道等各系统症状。应给予的饮食是(　　)。
    A. 高蛋白、高热量、高维生素
    B. 高热量、高糖、高维生素
    C. 高热量、高糖、低蛋白
    D. 根据病情限制蛋白质的摄入,饮食中 50%以上的蛋白质为优质蛋白

78. 传播途径的全部过程包括三个步骤,即(　　)。
    A. 病原体在体内→被机体排出→停留在外界环境中
    B. 病原体停留在外界环境中→侵入新的宿主机体内繁殖→致病
    C. 病原体被机体排出→停留在外界环境中→侵入新的宿主机体

D. 病原体侵入新的宿主机体内→在新的宿主机体内生存繁殖→病原体被机体排出

79. 原发性支气管肺癌早期症状表现是(　　)。

    A. 霍纳(Horner)综合征

    B. 顽固性胸痛

    C. 刺激性咳嗽

    D. 锁骨上淋巴结肿大

80. 患者,男性,50岁。近1个月来常有刺激性咳嗽,无发热症状,应用镇咳药及抗生素治疗无效。X线摄片示:右肺下叶有一4 cm×3.5 cm块状阴影。应首先考虑的疾病是(　　)。

    A. 支气管肺炎   B. 肺结核

    C. 肺癌   D. 肺脓肿

81. 患者,男性,60岁。有吸烟史40年,有结核病接触史,体检拍胸片发现右上肺第三前肋间近外侧胸壁处有直径为2 cm的结节影,边缘不清。3次痰液检查均未发现癌细胞和抗酸杆菌。为明确诊断,应进行的检查是(　　)。

    A. 重复痰液细胞学检查

    B. 胸部CT

    C. MRI

    D. 纤维支气管镜下穿刺活检

82. 肾功能受损的早期判断指标是(　　)。

    A. 尿蛋白   B. 血肌酐

    C. 尿素氮   D. 内生肌酐清除率

83. 某患者,患有甲状腺功能亢进症,其高代谢综合征的临床表现是(　　)。

    A. 怕热、多汗、常有消瘦

    B. 食量增大,但消瘦

    C. 甲状腺弥漫性对称性肿大

    D. 情绪不稳、多言、好动

84. 患者,男性,35岁。1年来反复出现腹泻,粪便呈糊状。结肠镜检查发现病变主要位于回肠末端,表现为多发的纵形溃疡,溃疡间黏膜正常。该患者最可能的诊断是(　　)。

    A. 结肠癌   B. 溃疡性结肠炎

    C. 细菌性痢疾   D. 克罗恩病

85. 高血压脑出血患者来院时昏迷,已发生脑疝,应首先采取的急救措施是(　　)。

    A. 开颅手术   B. 腰椎穿刺放脑脊液

    C. 脑室穿刺   D. 静脉快速滴注甘露醇

86. 肾病综合征患者,出现大量蛋白尿的原因是(　　)。

    A. 肾小球滤过率增加

    B. 血浆胶体渗透压下降

    C. 肾功能下降

    D. 尿量增加

87. 肾病综合征临床四大特点是（　　）。
　　A. 大量蛋白尿、高脂血症、水肿、高血压
　　B. 大量蛋白尿、高脂血症、水肿、易感染
　　C. 低蛋白血症、高脂血症、高血压、易栓塞
　　D. 大量蛋白尿、低蛋白血症、高脂血症、水肿

88. 急性肾小球肾炎最主要的临床表现是（　　）。
　　A. 血尿、氮质血症、高血压
　　B. 少尿、血尿、高血压、低蛋白血症
　　C. 水肿、血尿、蛋白尿、氮质血症
　　D. 水肿、少尿、高血压、蛋白尿、血尿

89. 患者，男性，34 岁。血压持续增高 1 年以上，中度水肿，尿蛋白（+～+++），管型（+）。该患者最可能的诊断是（　　）。
　　A. 急性肾炎　　　　　　　　　B. 肾结核
　　C. 慢性肾小球肾炎　　　　　　D. 输尿管结石

90. 治疗甲状腺功能亢进的方法或药物中，最易引起甲状腺功能减退的是（　　）。
　　A. 甲硫氧嘧啶　　　　　　　　B. 甲巯咪唑
　　C. ^{131}I 治疗　　　　　　　　D. 卡比马唑

91. 下列不属于抗甲状腺药物不良反应的是（　　）。
　　A. 药疹　　　　　　　　　　　B. 味觉丧失
　　C. 水肿　　　　　　　　　　　D. 粒细胞减少

92. 克罗恩病的主要临床表现是（　　）。
　　A. 先腹痛，后发热、呕吐
　　B. 排便后腹痛不可好转
　　C. 有停经和阴道流血史
　　D. 腹痛、腹泻和体重下降

93. 甲状腺功能亢进患者首要的健康问题是（　　）。
　　A. 知识缺乏　　　　　　　　　B. 营养失调
　　C. 自我形象紊乱　　　　　　　D. 贫血

94. 晚期肝硬化最严重的并发症是（　　）。
　　A. 上消化道出血　　　　　　　B. 感染
　　C. 肝性脑病　　　　　　　　　D. 原发性肝癌

95. 心绞痛与急性心肌梗死时胸痛的主要鉴别点是（　　）。
　　A. 疼痛的性质不同
　　B. 疼痛的部位不同
　　C. 疼痛的持续时间及对含服硝酸甘油的反应不同
　　D. 疼痛的放射部位不同

96. 胸骨右缘第 2 肋间触及收缩期震颤,最常见于(　　　)。

    A. 二尖瓣关闭不全　　　　　　B. 肺动脉瓣狭窄

    C. 二尖瓣狭窄　　　　　　　　D. 主动脉瓣狭窄

97. 下列易导致主动脉瓣狭窄患者晕厥的情况是(　　　)。

    A. 服用硫氮唑酮　　　　　　　B. 静坐休息

    C. 剧烈运动　　　　　　　　　D. 睡眠

98. 放射性 ^{131}I 治疗甲状腺功能亢进的作用机制是(　　　)。

    A. 阻断 TSH 对甲状腺的促进作用

    B. 抑制自身免疫反应

    C. 抑制甲状腺素的活性

    D. 破坏甲状腺滤泡上皮,减少甲状腺素的分泌

99. 诊断 T_3 型甲状腺功能亢进的特异性指标是(　　　)。

    A. 血清游离甲状腺素

    B. 血清总三碘甲状腺原氨酸

    C. 血清总甲状腺素

    D. 游离三碘甲状腺原氨酸

100. 患者,男性,27 岁。劳累时心悸,胸骨后疼痛 1 年。查体:听诊可闻及主动脉瓣区收缩期粗糙的吹风样杂音,主动脉瓣区第二心音减弱。X 线检查示:左心室扩大和升主动脉扩张。该患者可能的诊断是(　　　)。

    A. 主动脉瓣狭窄

    B. 非梗阻性肥厚型心肌病

    C. 肺动脉瓣狭窄

    D. 主动脉瓣关闭不全

101. 类风湿关节炎最早出现的症状是(　　　)。

    A. 关节痛　　　　　　　　　　B. 晨僵

    C. 关节肿胀　　　　　　　　　D. 功能障碍

102. 患者,女性,59 岁。因脾大、呕血、黑粪、腹腔积液入住消化内科。护士长查房时说:"该患者处于肝硬化失代偿期。"其意思是(　　　)。

    A. 患者有严重的肝硬化

    B. 患者肝功能严重受损

    C. 患者有慢性活动性肝炎

    D. 患者有门静脉高压症

103. 溃疡性结肠炎的典型临床表现是(　　　)。

    A. 腹痛、腹泻、无便血

    B. 排便困难伴腹痛,无便血

    C. 腹泻与便秘交替伴发热

    D. 便后腹痛缓解,黏液脓血便

104. 患者,女性,45 岁。乏力、溢乳、毛发脱落、嗜睡、经期延长 2 年余。体格检查:水肿、反应迟钝,心率为 56 次/分。实验室检查:$FT_4\downarrow$,$TSH\uparrow$,$PRL\uparrow$。给予甲状腺素片治疗后症状得以改善,PRL 正常。对该患者的诊断应考虑是(   )。

    A. PRL 瘤

    B. 原发性甲状腺功能减退

    C. 甲状腺功能亢进

    D. TSH 不敏感综合征

105. 饭后服用铁剂的原因是(   )。

    A. 减少对胃肠道的刺激

    B. 促进铁的吸收

    C. 防止发生过敏反应

    D. 避免与食物混合而降低药效

106. 肝硬化患者进食时应细嚼慢咽,必要时应将药物研成粉末服用,其目的是(   )。

    A. 有助于消化

    B. 以免引起曲张的食管-胃底静脉破裂出血

    C. 以防耗氧增加,诱发肝性脑病

    D. 以免加重腹腔积液

107. 门静脉高压症患者吃干硬、粗糙的食物,易引起(   )。

    A. 脾大　　　　　　　　　　　　B. 脾功能亢进

    C. 急性大出血　　　　　　　　　D. 顽固性腹腔积液

108. 治疗十二指肠球部溃疡最重要的措施是(   )。

    A. 少食多餐　　　　　　　　　　B. 保护胃黏膜

    C. 抑制胃酸分泌　　　　　　　　D. 中枢镇静

109. 上消化道大量出血指数小时内失血量超过(   )。

    A. 400 ml　　　　　　　　　　　B. 500 ml

    C. 800 ml　　　　　　　　　　　D. 1 000 ml

110. 在我国,肝硬化的主要病因是(   )。

    A. 血吸虫病　　　　　　　　　　B. 病毒性肝炎

    C. 黄曲霉毒素　　　　　　　　　D. 酗酒

111. 与消化性溃疡发生关系密切的细菌是(   )。

    A. 链球菌　　　　　　　　　　　B. 霍乱弧菌

    C. 幽门螺杆菌　　　　　　　　　D. 痢疾杆菌

112. 蜘蛛痣形成的可能原因是(   )。

    A. 严重感染　　　　　　　　　　B. 血小板减少

    C. 过敏性紫癜　　　　　　　　　D. 雌激素过多

113. 消化性溃疡最常见的并发症是(   )。

    A. 出血　　　　　　　　　　　　B. 癌变

C. 穿孔 　　　　　　　　　　D. 幽门梗阻

114. 下列关于肝性脑病患者的饮食护理,错误的是(　　)。

　　A. 给予高热量饮食

　　B. 每天入液量为 2 000 ml

　　C. 蛋白质摄入量为 1~1.5 g(kg·d)

　　D. 食物以动物蛋白为主

115. 肝硬化并发门静脉高压症患者典型的临床表现是(　　)。

　　A. 黄疸、腹腔积液、脾大

　　B. 腹腔积液、脾大、上消化道出血

　　C. 黄疸、脾大、食管静脉曲张

　　D. 腹腔积液、脾大、侧支循环的建立和开放

116. 患者,男性,53 岁。有多年乙肝病史,现出现肝性脑病先兆。患者排便困难,4 天未排便,感觉头痛,无食欲。拟进行大量不保留灌肠,不可使用的液体是(　　)。

　　A. "1、2、3"溶液 　　　　　B. 生理盐水溶液

　　C. 肥皂水溶液 　　　　　　D. 液状石蜡

117. 肝性脑病患者前驱期可表现为(　　)。

　　A. 轻度精神异常

　　B. 书写障碍

　　C. 大部分时间呈昏睡状态

　　D. 意识完全丧失

118. 导致上消化道出血最常见的疾病是(　　)。

　　A. 萎缩性胃炎 　　　　　　B. 食管炎

　　C. 消化性溃疡 　　　　　　D. 胆道结石

119. 患者,男性,42 岁。因劳累突然呕咖啡色液体 2 次,量约 800 ml,解黑粪 1 次,量约 100 ml,伴疲乏无力,以"上消化道出血"收住入院,测血压为 90/50 mmHg。此时护士首先应采取的措施是(　　)。

　　A. 嘱患者严格卧床休息,头偏向一侧

　　B. 嘱患者禁食

　　C. 立即开放静脉通道补充血容量

　　D. 给患者吸氧

120. 导致糖尿病患者失明的重要原因是(　　)。

　　A. 视网膜病变

　　B. 青光眼

　　C. 黄斑病

　　D. 虹膜睫状体病变

121. 糖尿病最基本的治疗措施是(　　)。

　　A. 运动疗法 　　　　　　　B. 坚持配合治疗

C. 定期查血糖　　　　　　　　　　D. 控制饮食

122. 下列关于 1 型糖尿病的叙述,正确的是(　　　)。

　　A. 起病缓慢

　　B. "三多一少"症状明显

　　C. 多见于成年人与老年人

　　D. 都需用胰岛素治疗

123. 某昏迷患者急诊入院,呼吸中有烂苹果味,可能的诊断是(　　　)。

　　A. 酒精中毒

　　B. 有机磷农药中毒

　　C. 糖尿病酮症酸中毒

　　D. 脑动脉梗阻

124. 下列关于痛风患者的饮食护理,错误的是(　　　)。

　　A. 避免进食高嘌呤食物

　　B. 饮食要清淡、易消化

　　C. 多饮水,每天应饮水 2 000 ml 以上

　　D. 指导患者进食酸性食物

125. 下列关于皮质醇增多症的典型表现,正确的是(　　　)。

　　A. 肢端肥大

　　B. 生长发育障碍

　　C. 免疫力下降

　　D. 向心性肥胖

126. 下列属于糖尿病高度特异性的并发症是(　　　)。

　　A. 糖尿病视网膜病变

　　B. 糖尿病冠状动脉粥样硬化性心脏病

　　C. 糖尿病白内障

　　D. 糖尿病下肢动脉粥样硬化

127. 肾病性水肿的患者,水肿多始于(　　　)。

　　A. 颜面部　　　　　　　　　　　B. 下肢

　　C. 全身　　　　　　　　　　　　D. 前胸部

128. 地方性甲状腺肿的最主要病因是(　　　)。

　　A. 摄碘过多　　　　　　　　　　B. 妊娠

　　C. 硫脲类药物　　　　　　　　　D. 碘缺乏

129. 抢救甲状腺危象患者的首选药物是(　　　)。

　　A. 甲硫氧嘧啶　　　　　　　　　B. 丙硫氧嘧啶

　　C. 美托洛尔　　　　　　　　　　D. 碘化钠

130. 甲状腺功能亢进症患者不宜进食的食物是(　　　)。

　　A. 高碘食物　　　　　　　　　　B. 高维生素食物

C. 高蛋白食物　　　　　　　　　　D. 高热量食物

131. 甲状腺功能亢进合并突眼征时,需采取的眼保护措施不包括(　　)。

　　A. 无菌盐水纱布覆盖眼睛

　　B. 风沙天气尽量不外出

　　C. 睡前涂抗生素眼膏

　　D. 休息时使头部保持低位

132. 甲状腺危象的主要临床表现是(　　)。

　　A. 心率增快、血压增高、脉压增大

　　B. 高热、心动过速、呕吐、腹泻、烦躁

　　C. 血压增高、心力衰竭、肺水肿

　　D. 低血压、低体温、休克

133. 库欣综合征的临床表现不包括(　　)。

　　A. 低血压

　　B. 向心性肥胖、皮肤紫纹

　　C. 情绪不稳定、失眠、烦躁

　　D. 皮肤变薄、多血质面容

134. 下列对甲状腺功能亢进患者进行健康教育的内容不妥的是(　　)。

　　A. 坚持按医嘱服用甲巯咪唑

　　B. 合理安排休息与活动

　　C. 每天应食用含碘多的食品

　　D. 增加蛋白质和维生素的摄入

135. 磺胺类降糖药主要适用于(　　)。

　　A. 饮食控制无效的 2 型糖尿病

　　B. 1 型糖尿病伴眼底病变

　　C. 糖尿病酮症酸中毒

　　D. 1 型糖尿病

136. 确诊糖尿病的标准之一是(　　)。

　　A. 空腹血糖≥6.0 mmol/L

　　B. 葡萄糖负荷后 2 h 血糖≥11.1 mmol/L

　　C. 尿糖定性

　　D. 24 h 尿糖定量

137. 患者,女性,65 岁。因糖尿病住院,经过治疗血糖得以控制。护士给该患者进行饮食指导时,应告诉其每天总热量在三餐中的比例是(　　)。

　　A. 早餐 1/5,中餐 2/5,晚餐 2/5

　　B. 早餐 2/5,中餐 2/5,晚餐 1/5

　　C. 早餐 2/5,中餐 1/5,晚餐 2/5

　　D. 早餐 3/5,中餐 1/5,晚餐 1/5

138. 放射性¹³¹I 治疗甲状腺功能亢进最主要的并发症是(　　)。

    A. 甲状腺癌变　　　　　　　　B. 甲状腺危象

    C. 粒细胞减少　　　　　　　　D. 甲状腺功能减退

139. 下列关于 Graves 病甲状腺毒症临床表现的叙述,错误的是(　　)。

    A. 怕热、多汗　　　　　　　　B. 多言、好动

    C. 食欲亢进　　　　　　　　　D. 上眼睑移动滞缓

140. 下列选项中,易引起心源性水肿的原因是(　　)。

    A. 心肌炎　　　　　　　　　　B. 心包炎

    C. 心肌病　　　　　　　　　　D. 右心衰竭

141. 获得性免疫缺陷综合征的主要传播途径是(　　)。

    A. 性传播　　　　　　　　　　B. 血液传播

    C. 母婴垂直传播　　　　　　　D. 消化道传播

142. 某肺心病患者血气分析结果:动脉血氧分压 6 kPa(45 mmHg),动脉血氧二氧化碳分压 10 kPa(75 mmHg)。该患者应给予的氧疗方式是(　　)。

    A. 持续低流量、低浓度给氧

    B. 持续高流量、高浓度给氧

    C. 间歇低流量、低浓度给氧

    D. 间歇高流量、乙醇湿化给氧

143. 下列选项中,不符合系统性红斑狼疮(SLE)患者护理要点的是(　　)。

    A. 外出时可化妆　　　　　　　B. 每天用温水洗脸

    C. 保持口腔清洁　　　　　　　D. 忌食烟熏食物

144. 患者,男性,65 岁。因头疼、心悸、心前不适就诊,血压 160/95 mmHg,家人无人患高血压心血管病。该患者的血压危险度属于(　　)。

    A. 1 级(低度危险组)　　　　　B. 2 级(高度危险组)

    C. 2 级(中度危险组)　　　　　D. 3 级(高度危险组)

145. 某患者咳铁锈色痰应考虑是(　　)。

    A. 肺炎球菌肺炎　　　　　　　B. 支气管扩张

    C. 肺结核　　　　　　　　　　D. 肺脓肿

146. 稳定型心绞痛的胸痛性质是(　　)。

    A. 针刺样疼痛

    B. 持久的剧痛

    C. 压迫、发闷、紧缩样或窒息感

    D. 刀割样疼痛

147. 患者,女性,25 岁。发热 2 个月,咳嗽、盗汗、消瘦,诊断为肺结核。应给予该患者的饮食是(　　)。

    A. 高蛋白饮食　　　　　　　　B. 低纤维素饮食

    C. 低蛋白饮食　　　　　　　　D. 低脂肪饮食

148. 对原发性高血压患者进行健康指导,下列叙述不正确的是(　　)。
　　A. 减少钠盐的摄入
　　B. 应注意休息,避免劳累
　　C. 根据年龄和血压水平选择适宜的运动方式
　　D. 血压高时服药,不高时不用服药

149. 尿路感染最重要的易感因素是(　　)。
　　A. 留置尿管
　　B. 泌尿系统畸形
　　C. 慢性肾脏疾病
　　D. 尿流不畅

150. 再生障碍性贫血是一类功能障碍贫血,下列叙述正确的是(　　)。
　　A. 男、女发病率差异明显
　　B. 患者多有淋巴结肿大
　　C. 可发生于各年龄段,老年人发病率较高
　　D. 造血干细胞数量变化不明显

151. 下列关于伤寒的叙述,错误的是(　　)。
　　A. 只能通过接触传播
　　B. 人群普遍易感,病后可产生持久免疫力
　　C. 肠出血是较常见的肠道并发症,多发生于病程第 2~3 周
　　D. 血培养是最常用的确诊方法

152. 患者,男性,29 岁。急诊入院,面色苍白,大汗淋漓,腹痛难忍。因诊断不明,当班护士不应该采取的措施是(　　)。
　　A. 立即与医生联系
　　B. 询问病史并安慰患者
　　C. 热敷镇痛
　　D. 测量生命体征

153. 肺炎链球菌肺炎的抗菌治疗首选(　　)。
　　A. 青霉素 G　　　　　　　　　B. 红霉素
　　C. 氯霉素　　　　　　　　　　D. 卡那霉素

154. 胃溃疡患者发生疼痛的时间是(　　)。
　　A. 空腹时
　　B. 进食后 1 h 内
　　C. 进食后 1~3 h
　　D. 进食后 2~4 h

155. 在我国,急性胰腺炎发病的常见病因是(　　)。
　　A. 胰管阻塞
　　B. 胆道疾病

C. 酗酒和暴饮暴食

D. 急性传染病

156. 尿路感染最常见的致病菌是(　　)。

    A. 大肠埃希菌　　　　　　　　　　B. 副大肠杆菌

    C. 铜绿假单胞菌　　　　　　　　　D. 肺炎链球菌

157. 肝癌筛查的首选检查方法是(　　)。

    A. B 超检查

    B. CT 检查

    C. γ-谷氨酰转移酶同工酶检测

    D. 甲胎蛋白测定

158. 血液病患者最应该警惕的情况是(　　)。

    A. 皮肤黏膜血肿

    B. 呼吸道出血

    C. 颅内出血

    D. 泌尿生殖道出血

159. 患者,男性,47 岁。患有慢性充血性心力衰竭,在治疗期间出现恶心、呕吐、食欲下降、头痛、黄视的症状。检查心率为 46 次/分,呈二联律。此时应考虑是(　　)。

    A. 洋地黄中毒　　　　　　　　　　B. 氨茶碱中毒

    C. 硝普钠中毒　　　　　　　　　　D. 酚妥拉明中毒

160. 患者,女性,53 岁。患类风湿关节炎,接受药物治疗。近日因天气变湿冷,手指间关节疼痛加重,晨僵可达数小时,伴活动障碍。下列护理措施正确的是(　　)。

    A. 睡前戴弹力手套

    B. 晨起冷敷手关节

    C. 增加手关节的活动量

    D. 加大手关节活动度

161. 左心衰竭患者最主要的临床表现是(　　)。

    A. 身体下垂部位的水肿

    B. 头晕、心悸

    C. 呼吸困难

    D. 心前区疼痛

162. 叶酸缺乏引起的贫血是(　　)。

    A. 再生障碍性贫血　　　　　　　　B. 地中海贫血

    C. 缺铁性贫血　　　　　　　　　　D. 巨幼细胞贫血

163. 慢性肾衰竭最早出现的表现是(　　)。

    A. 尿量减少　　　　　　　　　　　B. 疲乏无力

    C. 食欲不振　　　　　　　　　　　D. 贫血

164. 应用铁剂治疗缺铁性贫血时,疗效指标最早出现在(　　)。
    A. 血红蛋白含量上升
    B. 红细胞计数上升
    C. 网织红细胞计数上升
    D. 红细胞直径增大

165. 慢性胃炎最主要的发病原因是(　　)。
    A. 胆汁反流
    B. 饮酒、吸烟
    C. 刺激性食物
    D. 幽门螺杆菌感染

166. 对怀疑脑出血的患者,为明确诊断的首选方法是(　　)。
    A. 脑血管造影
    B. 脑脊液检查
    C. 头颅 CT 检查
    D. 脑电图检查

167. 下列不属于甲状腺功能亢进表现的是(　　)。
    A. 多汗
    B. 心动过缓
    C. 体重下降
    D. 四肢乏力

168. 患者,女性,17 岁。患 1 型糖尿病 5 年,长期使用胰岛素治疗,近日学校体能测试加大了运动量,患者出现心悸、出汗、头晕、手抖、饥饿感。首先应考虑患者是(　　)。
    A. 低血糖反应
    B. 运动过量
    C. 心源性晕厥
    D. 饮食不足

169. 患者,女性,54 岁。患肝硬化 8 年,近日出现大部分时间昏睡,可被唤醒,有扑翼样震颤,肌张力增加,脑电图异常,锥体束征阳性。此时该患者处于并发症的(　　)。
    A. 前驱期
    B. 昏迷前期
    C. 昏睡期
    D. 浅昏迷期

170. 内瘘成形术后进行功能锻炼的时间是术后(　　)。
    A. 第 1 天
    B. 第 2 天
    C. 第 3 天
    D. 第 7 天

171. 诱发癫痫的因素不包括(　　)。
    A. 近亲中有癫痫史
    B. 睡眠不足
    C. 情绪激动
    D. 饮咖啡

172. 诊断癫痫最重要的辅助检查是(　　)。
    A. CT
    B. 脑电图
    C. 核磁
    D. 生化检查

173. 下列关于支气管扩张患者的饮食护理,正确的是(　　)。
    A. 低热量、高蛋白饮食

B. 低蛋白、低热量饮食

C. 多食多餐

D. 每天饮水 2 000 ml

174. 患者,男性,45 岁。患十二指肠球部溃疡 5 年,近日原疼痛节律消失,变为持续上腹痛,伴频繁呕吐隔宿酵酸性食物。此患者发生的最可能的并发症是(　　　)。

    A. 上消化道出血　　　　　　　　B. 溃疡穿孔

    C. 幽门梗阻　　　　　　　　　　D. 溃疡癌变

175. 皮肤白皙的贫血患者就诊,最能反映贫血的部位是(　　　)。

    A. 颈部皮肤及舌面

    B. 睑结膜、指甲、口唇

    C. 面颊皮肤及上腭黏膜

    D. 手背皮肤及口腔黏膜

176. 流行性乙型脑炎患者极期最严重的三种症状是(　　　)。

    A. 高热、意识障碍、呼吸衰竭

    B. 意识障碍、呼吸衰竭、循环衰竭

    C. 高热、抽搐、呼吸衰竭

    D. 高热、惊厥、循环衰竭

177. 流行性出血热患者的"三痛"指(　　　)。

    A. 头痛、腰痛、腹痛

    B. 头痛、腰痛、眼眶痛

    C. 头痛、胸痛、腹痛

    D. 胸痛、腰痛、眼眶痛

178. 患者服用铁剂后可排出黑粪的原因是(　　　)。

    A. 引起肠黏膜破溃出血

    B. 引起上消化道出血

    C. 腐蚀肠壁血管引起出血

    D. 在肠道细菌作用下产生硫化铁所致

179. 患者,女性,50 岁。因心力衰竭入院,诊断为心功能Ⅱ级。该患者的表现是(　　　)。

    A. 不能从事任何体力活动

    B. 日常活动后表现为呼吸困难,休息后缓解

    C. 休息时即有呼吸困难

    D. 一般活动不引起疲乏、呼吸困难

180. 肾病综合征患者最突出的体征是(　　　)。

    A. 血尿　　　　　　　　　　　　B. 蛋白尿

    C. 低蛋白血症　　　　　　　　　D. 水肿

181. 下列传染病中,应采取甲类传染病的预防、控制措施的是(　　　)。

    A. 新型冠状病毒肺炎　　　　　　B. 麻风病

C. 流行性腮腺炎　　　　　　　　D. 风疹

182. 痰液有恶臭味,应考虑感染的病原菌是(　　)。
    A. 厌氧菌　　　　　　　　　　B. 肺炎链球菌
    C. 铜绿假单胞菌　　　　　　　D. 结核分枝杆菌

183. 某脑震荡患者,呈睡眠状态,可唤醒,醒后可回答问题,但反应迟钝。其意识状态为(　　)。
    A. 昏睡　　　　　　　　　　　B. 深昏迷
    C. 浅昏迷　　　　　　　　　　D. 嗜睡

184. 镜下血尿是指新鲜尿沉渣每高倍视野中见到的红细胞数超过(　　)。
    A. 1个　　　　　　　　　　　B. 2个
    C. 3个　　　　　　　　　　　D. 5个

185. 某高血压患者服用降压药后准备下地走动时,出现头晕、眼花。此时,他应该(　　)。
    A. 增加降压药的服用剂量
    B. 撤换降压药
    C. 给予镇静药
    D. 立即平卧

186. 上消化道出血患者出现黑粪,提示每天出血量(　　)。
    A. >5 ml　　　　　　　　　　B. >15 ml
    C. >20 ml　　　　　　　　　D. >50 ml

187. 下列关于肝硬化门静脉高压临床表现的叙述,不正确的是(　　)。
    A. 肝淤血性肿大　　　　　　　B. 胃底静脉曲张
    C. 红细胞减少　　　　　　　　D. 腹腔积液

188. 患者,男性,45岁。诊断为肝性脑病。现出现嗜睡、行为异常、书写障碍等临床症状。查体:腱反射亢进,Babinski 征阳性,肌张力增高。实验室检查:脑电图异常。该患者所属的临床分期是(　　)。
    A. 0期　　　　　　　　　　　B. 1期
    C. 2期　　　　　　　　　　　D. 3期

189. 急性心力衰竭的患者,应迅速开放两条静脉通道,遵医嘱正确使用药物。下列属于血管扩张药的是(　　)。
    A. 多巴胺　　　　　　　　　　B. 呋塞米
    C. 硝普钠　　　　　　　　　　D. 洋地黄制剂

190. 患者,男性,65岁。因头疼、心悸、心前区不适就诊,血压 160/95 mmHg,家中无人患高血压、心血管病。该患者危险度属于(　　)。
    A. 1级(低度危险组)
    B. 2级(低度危险组)
    C. 2级(中度危险组)
    D. 3级(高度危险组)

191. 患者,男性,65 岁。睡醒后发现一侧肢体偏瘫,神志清楚,血压 150/98 mmHg,脑脊液正常。该患者应考虑为(   )。

    A. 脑血栓形成　　　　　　　　　　B. 脑栓塞

    C. 脑出血　　　　　　　　　　　　D. 高血压脑病

192. 患者,女性,25 岁。发热 2 个月,咳嗽、盗汗、消瘦,诊断为肺结核。此时应给予患者的饮食是(   )。

    A. 高蛋白饮食　　　　　　　　　　B. 低纤维素饮食

    C. 低蛋白饮食　　　　　　　　　　D. 低脂肪饮食

193. 患者,男性。3 天前体温突然增高达 39.4 ℃,出现盗汗、胸闷、气促、口唇青紫。胸部 X 线显示两肺布满大小一致、密度均匀的粟粒状阴影。临床诊断为肺结核。医生对该患者进行了多种药物的联合化疗。护士在指导用药时,应告诉患者链霉素易发生的不良反应为(   )。

    A. 听力损害和肾功能损害

    B. 肝功能损害和高尿酸血症

    C. 视神经炎和过敏反应

    D. 周围神经炎和中毒性肝炎

194. 下列关于支气管哮喘患者的保健指导,不正确的是(   )。

    A. 居室应美化,适当放置花、草、地毯

    B. 避免进食可能致敏的食物(如鱼、虾、蛋)

    C. 避免过度劳累或情绪激动等诱发因素

    D. 不随意增加药物剂量

195. 肾源性水肿患者进食蛋白应选择(   )。

    A. 高蛋白饮食　　　　　　　　　　B. 优质低蛋白饮食

    C. 不必限制　　　　　　　　　　　D. 多饮豆浆

196. 患者,女性。因支气管扩张大咯血急诊入院。护士发现患者咯血突然中止,表情恐怖,张口瞪目,两手乱抓。判断其出现了(   )。

    A. 肺梗死　　　　　　　　　　　　B. 窒息

    C. 休克　　　　　　　　　　　　　D. 呼吸衰竭

197. 心源性水肿的特点为(   )。

    A. 从身体低垂部首先出现

    B. 从组织疏松部首先出现

    C. 首先出现腹腔积液

    D. 首先出现胸腔积液

198. 下列疾病中,首选治疗药物不是糖皮质激素的是(   )。

    A. 系统性红斑狼疮

    B. 非重型再生障碍性贫血

    C. 特发性血小板减少性紫癜

D. 需长期治疗的哮喘

199. 尿路感染的患者最常见的致病菌是(　　)。

    A. 金黄色葡糖球菌   B. 克雷伯杆菌

    C. 大肠埃希菌   D. 白念珠菌

200. 窦性心动过速常见于(　　)。

    A. 甲状腺功能亢进   B. 缩窄性心包炎

    C. 心包积液   D. 严重缺氧

201. 应用糖皮质激素治疗特发性血小板减少性紫癜的作用机制是(　　)。

    A. 增加毛细血管通透性

    B. 增进脾功能

    C. 增加巨核细胞释放血小板

    D. 减少血小板自身抗体产生

202. 肾病综合征患者最突出的体征是(　　)。

    A. 大量蛋白尿   B. 低蛋白血症

    C. 水肿   D. 高脂血症

203. 肾盂肾炎最常见的感染途径是(　　)。

    A. 血行感染   B. 淋巴道感染

    C. 直接感染   D. 上行感染

204. 患者,女性,40 岁。患慢性肾炎已有 5 年,目前尿蛋白(+++),水肿明显,尿少,血压正常,血肌酐正常。患者目前主要的护理诊断为(　　)。

    A. 营养失调:低于机体需要量

    B. 体液过多

    C. 有感染的危险

    D. 生活自理缺陷

205. 成熟红细胞获得能量的主要代谢途径是(　　)。

    A. 糖醛酸途径   B. 磷酸戊糖途径

    C. 糖酵解   D. 三羧酸循环

206. 诱发 2 型糖尿病的可能因素是(　　)。

    A. 自身免疫反应   B. 高血压

    C. 病毒感染   D. 不良生活方式

207. 肺结核患者咯血时应采取的体位是(　　)。

    A. 患侧卧位   B. 健侧卧位

    C. 端坐卧位   D. 仰卧位

208. 急性呼吸窘迫综合征(ARDS)患者氧疗应达到的指标是 PaO_2 升至(　　)及以上。

    A. 50 mmHg   B. 40 mmHg

    C. 60 mmHg   D. 80 mmHg

209. 患者,男性,70 岁。患高血压 12 年。某日中午,因与儿女意见不合发生激烈争吵,期间突然倒地昏迷,右侧偏瘫、口斜眼歪。该患者可能出现了(　　)。
    A. 脑血栓
    B. 缺氧
    C. 癫痫
    D. 脑出血

210. 右心功能不全的临床表现为(　　)。
    A. 肺循环淤血
    B. 体循环淤血
    C. 心肌缺血
    D. 心室重构增厚

211. 喉头水肿易发生(　　)。
    A. 呼气性呼吸困难
    B. 混合性呼吸困难
    C. 吸气性呼吸困难
    D. 吞咽性呼吸困难

212. 尿毒症患者发生贫血最主要的原因是(　　)。
    A. 溶血
    B. 造血功能障碍
    C. 维生素 B_{12} 缺乏
    D. 促红细胞生成素缺乏

213. 伤寒最常用的确诊方法是(　　)。
    A. 血培养
    B. 粪便培养
    C. 肥达试验
    D. 胆汁培养

214. 肝昏迷患者经治疗后神志恢复,其饮食中蛋白质的摄入最适宜选择(　　)。
    A. 肉类蛋白
    B. 牛乳蛋白
    C. 植物蛋白
    D. 碳水化合物

215. 心源性水肿最常见的病因为(　　)。
    A. 左心衰竭
    B. 右心衰竭
    C. 渗透性心包炎
    D. 缩窄性心包炎

216. 下列属于慢性支气管炎并发症的是(　　)。
    A. 阻塞性肺气肿
    B. 急性肺部感染
    C. 支气管哮喘
    D. 自发性气胸

217. 患者,女性,55 岁。主诉水肿,来院就诊,诊断为慢性肾炎普通型。该患者体检时最可能发现水肿的部位是(　　)。
    A. 臀部和会阴部
    B. 腰骶部
    C. 胸壁和腹壁
    D. 眼睑

218. 对于心房颤动患者,护士应主要注意观察(　　)。
    A. P 波的形态
    B. 代偿间歇的变化
    C. 脉搏的改变
    D. 心室率的改变

219. 骨质疏松的病因不包括(　　)。
    A. 膳食结构中缺乏钙、磷或维生素 D 等物质
    B. 女性在停经后缺乏雌激素

C. 服用补充维生素的药物

D. 长期大量饮酒、喝咖啡、吸烟

220. 下列肾损伤中,最容易引起休克的是(　　)。

    A. 肾挫伤　　　　　　　　　　B. 肾包膜损伤

    C. 肾盂黏膜破裂　　　　　　　D. 肾蒂损伤

221. 慢性阻塞性肺气肿缓解期改善肺功能的主要措施是(　　)。

    A. 有效咳嗽

    B. 胸部理疗

    C. 雾化吸入

    D. 缩唇呼吸、腹式呼吸

222. 提示系统性红斑狼疮患者病情危重、预后不良的症状是(　　)。

    A. 心包炎　　　　　　　　　　B. 狼疮脑病

    C. 胸膜炎　　　　　　　　　　D. 肺部感染

223. 风湿性心脏瓣膜病重度二尖瓣狭窄患者的严重并发症是(　　)。

    A. 急性肺水肿　　　　　　　　B. 肺部感染

    C. 栓塞　　　　　　　　　　　D. 心源性休克

224. 提示类风湿关节炎活动期最常见的指标是(　　)。

    A. 抗单链 DNA 抗体

    B. 抗 dsDNA 抗体

    C. 抗 Sm 抗体

    D. C 反应蛋白

225. 下列关于 Horner 综合征的叙述,不正确的是(　　)。

    A. 上眼睑下垂　　　　　　　　B. 颜面无汗

    C. 瞳孔散大　　　　　　　　　D. 眼球塌陷

226. 下列关于尿液的叙述,不正确的是(　　)。

    A. 尿沉渣中镜检红细胞大于 5 个/高倍镜视野,称为镜下血尿

    B. 可以直接用肉眼看到的外观呈血样的尿,称为肉眼血尿

    C. 离心尿中镜检白细胞大于 5 个/高倍镜视野,称为白细胞尿,提示尿路感染

    D. 可取中段尿进行尿液细菌培养

227. 慢性支气管炎最突出的症状是(　　)。

    A. 时有喘息

    B. 长期反复咳嗽、咳痰

    C. 反复发热

    D. 咯血

228. 稳定型心绞痛的主要临床表现为(　　)。

    A. 发作性胸痛　　　　　　　　B. 胸闷

    C. 憋气　　　　　　　　　　　D. 恶心

229. 患者,女性。乏力、消瘦1月余,伴发热1周,食欲减退。诊断为白血病。化疗后有恶心反应,但无呕吐。实验室检查:血白细胞计数 $2×10^9/L$,血小板计数 $150×10^9/L$。该患者的护理问题不包括(   )。

    A. 营养失调:低于机体需要量

    B. 有潜在感染的危险

    C. 有潜在颅内出血的危险

    D. 活动无耐力

230. 患儿,女性,4岁。发热伴咳嗽3天,两肺闻及少许中、细湿啰音,诊断为肺炎链球菌肺炎。该患儿用抗生素治疗的疗程应持续(   )。

    A. 2~4 天   B. 5~7 天

    C. 8~10 天   D. 11~13 天

多项选择题

1. 患者,男性,40岁。大量饮酒后出现左上腹剧烈疼痛、恶心、呕吐。诊断为急性胰腺炎。下列护理措施正确的有(   )。

    A. 腹痛时取屈膝侧卧位

    B. 禁食和胃肠减压

    C. 应用吗啡镇痛

    D. 防治低血容量性休克

    E. 准确记录 24 h 出入量

2. 下列关于右心衰竭临床表现的叙述,正确的有(   )。

    A. 初发于颜面部的水肿

    B. 肝-颈静脉反流征阳性

    C. 肝大

    D. 常见恶心、呕吐等消化道症状

    E. 少尿和肾功能损害

3. 急性肾损伤,少尿期功能代谢的变化有(   )。

    A. 少尿或无尿   B. 代谢性酸中毒

    C. 低钠血症   D. 低钾血症

    E. 低氯血症

4. 患者,男性,50岁。确诊为肝硬化10年,2 h前呕鲜红色血液1 000 ml,心率120次/分。医嘱给予三腔二囊管压迫止血。关于三腔二囊管的护理,正确的有(   )。

    A. 气囊充气加压 12~24 h 应放松牵引,放气 15~30 min

    B. 出血停止后,即可拔管

C. 拔管前口服液体石蜡 20~30 ml,抽尽囊内气体

D. 留置管道期间,定时清洁鼻腔、口腔

E. 使用期间,注意防创伤、防窒息、防误吸

5. 患者,男性,68 岁。今晨大便时出现呼吸困难,咳粉红色泡沫样痰,大汗、烦躁,既往无慢性咳嗽、咳痰病史。入院诊断为急性左心衰竭。下列措施中,正确的有(　　)。

A. 坐位,两腿下垂

B. 硝普钠从大剂量开始应用

C. 肌内注射吗啡

D. 保持呼吸道通畅

E. 每天液体摄入量在 1 000 ml 以内

6. 长期服用地高辛的患者,出现下列哪些情况时,应考虑发生洋地黄中毒?(　　)

A. 食欲下降、恶心

B. 室性期前收缩

C. 头痛、视物模糊、黄视或绿视

D. 心前区闷胀不适

E. 明显呼吸困难

7. 糖尿病患者出现低血糖反应的常见诱因有(　　)。

A. 空腹饮酒 　　　　　　　　B. 饮食不当

C. 运动量明显增加 　　　　　　D. 使用外源性胰岛素

E. 胃肠外营养治疗

8. 患者,男性,45 岁。1 年前消瘦、乏力、食欲减退。近日因出现不规则低热、恶心、呕吐、腹痛、面部发黄住院。诊断为肝硬化。下列关于引起肝硬化的原因,可能的有(　　)。

A. 大量饮酒

B. 乙型肝炎病毒感染

C. 手术创伤

D. 胆汁淤积

E. 寄生虫感染

9. 患者,男性,61 岁。3 个月前因冠心病、心绞痛住院诊疗,本次因胸痛发作,按急性心肌梗死收入院。急性心肌梗死与心绞痛的胸痛主要区别在于(　　)。

A. 疼痛性质

B. 疼痛和放射部位

C. 疼痛剧烈程度和持续时间

D. 口服硝酸甘油是否缓解

E. 疼痛诱因

10. 心肺复苏最后成功的关键是脑复苏,脑复苏的主要措施有(　　)。

A. 降温 　　　　　　　　　　B. 甘露醇脱水

C. 高压氧治疗 　　　　　　　　D. 地西泮防治抽搐

E. 促进早期脑血流灌注

11. 下列关于慢性肾炎健康教育内容的叙述,正确的有（　　）。

    A. 按时测量血压,定期随访

    B. 高蛋白饮食

    C. 注意补充锌元素

    D. 避免劳累、妊娠

    E. 减少碳水化合物的摄入

12. 下列关于慢性粒细胞白血病的叙述,正确的有（　　）。

    A. 由急性转化而来

    B. 多因急性变而死亡

    C. 早期常无自觉症状

    D. 多见于中年人,起病缓慢

    E. 最突出的体征为发热

13. 下列关于甲状腺功能亢进患者的健康指导,正确的有（　　）。

    A. 定期测量体重

    B. 避免过度劳累

    C. 上衣领宜宽松,避免压迫甲状腺

    D. 鼓励患者保持身心愉快

    E. 症状好转后可自行将药减量或停药

14. 急性胰腺炎常在下列哪些情况下发病?（　　）

    A. 劳累　　　　　　　　　　　　B. 暴饮暴食

    C. 酗酒　　　　　　　　　　　　D. 激动

    E. 胆道感染

15. 系统性红斑狼疮患者应忌食（　　）。

    A. 芹菜　　　　　　　　　　　　B. 蘑菇

    C. 高蛋白饮食　　　　　　　　　D. 核桃

    E. 无花果

16. 患者,男性,67岁。1周前出现恶心、呕吐、胸部不适、烦躁,活动时有心悸症状,每次发病持续5 h不缓解。患者自认为是"心绞痛",自服硝酸甘油,但服药后症状不缓解,现入院治疗。对该患者可采取的护理措施有（　　）。

    A. 持续进行心电监护

    B. 应用吗啡镇痛

    C. 发病初期指导患者适当运动,以防血栓形成

    D. 给患者提供高热量、高脂肪的饮食,少食多餐

    E. 嘱患者卧床休息,疼痛缓解后可活动

17. 下列属于慢性心力衰竭基本病因的为（　　）。

    A. 呼吸道感染　　　　　　　　　B. 心肌梗死

C. 主动脉瓣狭窄　　　　　　　D. 心肌炎

E. 容量负荷过重

18. 下列属于心绞痛发作诱因的有( )。

A. 体力劳动　　　　　　　　　　B. 戒烟

C. 饱餐　　　　　　　　　　　　D. 情绪激动

E. 休克

19. 目前认为幽门螺杆菌感染可以引起的疾病有( )。

A. 消化性溃疡　　　　　　　　　B. 慢性胃炎

C. 胃癌　　　　　　　　　　　　D. 溃疡性结肠炎

E. 肝硬化

20. 患者,男性,66 岁。诊断为肺癌入院,正在接受放射治疗。早饭前突然出现咯血,量约90 ml,患者表现为精神紧张、恐惧、心率加快。下列处理措施,正确的有( )。

A. 安慰患者,指导其轻轻将血咯出,不要屏气

B. 安置患者卧床休息

C. 可选垂体后叶素静脉注射止血

D. 给患者提供温、凉的流质饮食

E. 取健侧卧位,利于患者呼吸

21. 化疗药物的不良反应有( )。

A. 骨髓抑制　　　　　　　　　　B. 化学性静脉炎

C. 口腔溃疡　　　　　　　　　　D. 胃肠道反应

E. 脱发

22. 上消化道出血患者,判断继续出血或再次出血的迹象有( )。

A. 反复呕血,呕吐物由咖啡色转为鲜红色

B. 黑粪次数增多且粪质稀薄,颜色转为暗红色

C. 红细胞计数、血细胞比容持续下降

D. 网织红细胞计数持续增高

E. 血尿素氮再次增高

23. 关于口服铁剂的健康指导,下列叙述正确的有( )。

A. 餐后或餐中服用

B. 避免与茶、牛奶同服

C. 可同时服用维生素 C

D. 液体铁剂需用吸管

E. 可同时服用硫酸镁

24. 艾滋病的传播途径不包括( )。

A. 性接触　　　　　　　　　　　B. 同桌进餐

C. 握手　　　　　　　　　　　　D. 拥抱

E. 共同剃须刀

25. 急性肾炎急性期患者需卧床休息,可逐步增加活动量的指标为(　　)。
    A. 肉眼血尿消失　　　　　　　　B. 水肿消退
    C. 血沉正常　　　　　　　　　　D. 血压正常
    E. 体重正常

26. 下列哪些疾病可使用体位引流排痰?(　　)
    A. 慢性支气管炎　　　　　　　　B. 心力衰竭
    C. 肺脓肿　　　　　　　　　　　D. 支气管扩张症
    E. 哮喘发作时

27. 冠心病的主要危险因素包括(　　)。
    A. 高血压　　　　　　　　　　　B. 高脂血症
    C. 贫血　　　　　　　　　　　　D. 糖尿病
    E. 吸烟

28. 下列关于帕金森病临床表现的叙述,正确的有(　　)。
    A. 首发症状为肌强直
    B. 可出现"面具脸"
    C. 可出现"三偏征"
    D. 可出现"慌张步态"
    E. 可出现"搓丸"样动作

29. 患者,女性,26岁。患系统性红斑狼疮2年,有发热和关节肿痛,面部出现紫红色斑块并有少量蛋白尿出现。下列护理措施正确的有(　　)。
    A. 清水洗脸
    B. 高蛋白饮食
    C. 房间内挂厚窗帘遮光
    D. 多食芹菜、香菜类绿叶蔬菜
    E. 避免日晒,出门应涂防晒霜

30. 急性呼吸窘迫综合征的病因可能有(　　)。
    A. 重症肺炎　　　　　　　　　　B. 肺挫伤
    C. 吸入胃内容物　　　　　　　　D. 大量输血
    E. 淹溺

31. 患者,女性,45岁。患肝硬化6年,近2天突然呕血约1 000 ml,现出现烦躁不安、言语不清、睡眠倒错,有扑翼样震颤,脑电图异常。下列对该患者的护理,正确的有(　　)。
    A. 低热量饮食
    B. 大量蛋白质摄入
    C. 清除肠道内积血
    D. 生理盐水灌肠
    E. 肥皂水灌肠

32. 癫痫发作的临床特征有( )。
    A. 发作性 　　　　　　　　B. 短暂性
    C. 重复性 　　　　　　　　D. 刻板性
    E. 单一性

33. 支气管扩张症的主要治疗措施有( )。
    A. 行体位引流 　　　　　　B. 使用抗生素
    C. 使用激素 　　　　　　　D. 使用祛痰药
    E. 治疗基础疾病

34. 患者,男性,49岁。诊断为心绞痛。该患者吸烟、饮酒多年,喜饮浓茶,患高脂血症。下列护士向患者宣传的健康教育,正确的有( )。
    A. 心绞痛持续1 h以上,属于正常情况
    B. 遵医嘱服药,定期复查
    C. 戒烟限酒
    D. 低脂、低盐饮食
    E. 进食不宜过饱

35. 急性心肌梗死患者的护理措施应包括( )。
    A. 发病12 h内绝对卧床休息
    B. 为缓解患者焦虑,其家属轮流探视、陪伴
    C. 遵医嘱给予吗啡镇痛
    D. 观察溶栓疗效
    E. 鼻导管吸氧

36. 下列心律失常中,致命性心律失常有( )。
    A. 心室颤动 　　　　　　　B. 心房颤动
    C. 室性期前收缩 　　　　　D. 心室扑动
    E. 室性心动过速

37. 下列由β-溶血性链球菌引起的疾病有( )。
    A. 急性上呼吸道感染 　　　B. 急性肾盂肾炎
    C. 过敏性紫癜 　　　　　　D. 急性肾小球肾炎
    E. 急性肺脓肿

38. 消化性溃疡常见的并发症有( )。
    A. 出血 　　　　　　　　　B. 穿孔
    C. 幽门梗阻 　　　　　　　D. 癌变
    E. 心力衰竭

39. 咯血可见于( )。
    A. 支气管扩张症 　　　　　B. 肺结核
    C. 肺癌 　　　　　　　　　D. 左心衰竭
    E. 呼吸衰竭

40. 病毒性心肌炎的临床表现有（　　　）。

A. 发病前 1~3 周常有呼吸道或肠道感染

B. 多数有胸闷、心悸、心前区隐痛

C. 水冲脉

D. 与体温不成比例的心率增快

E. 心律失常，是患者就诊的主要原因

判断题

1. 类风湿性关节炎的消炎镇痛治疗宜首选肾上腺糖皮质激素。　　　　　（　　　）

2. 系统性红斑狼疮皮肤损害最常见的是瘀点、瘀斑。　　　　　　　　（　　　）

3. 糖尿病患者注射过量胰岛素常可引起酮症酸中毒。　　　　　　　　（　　　）

4. 急性白血病最常见的症状是持续发热。　　　　　　　　　　　　　（　　　）

5. 类风湿关节炎的基本病理改变是滑膜炎和血管炎。　　　　　　　　（　　　）

6. 偏头痛是临床常见的原发性头痛，特征为中重度、搏动样头痛。　　（　　　）

7. 肥皂水是肝性脑病患者禁用的灌肠液。　　　　　　　　　　　　　（　　　）

8. 处理并发症是抢救糖尿病酮症酸中毒患者的首要措施。　　　　　　（　　　）

9. 对化疗患者应给予正确的饮食指导，提高饮食的营养价值，保证营养供给。（　　　）

10. 强直性脊柱炎患者首发症状为下腰背痛，伴晨僵。　　　　　　　（　　　）

11. 为防治蛛网膜下腔出血患者再出血，应指导其绝对卧床休息 2 周。（　　　）

12. 原发性肝癌的肝外血行转移以肺最常见。　　　　　　　　　　　（　　　）

13. 糖尿病足患者应选择轻巧柔软、透气性好、前端宽大、圆头、有带或鞋祥的鞋子。（　　　）

14. 急性胰腺炎发病时，血清和尿淀粉酶常同时升高。　　　　　　　（　　　）

15. 经积极治疗，尿路感染 100% 能痊愈，预后好。　　　　　　　　（　　　）

简答题

1. 简述高血压急症的护理措施。

2. 简述急性心肌梗死常见的护理诊断/问题。

3. 简述支气管扩张患者发生咯血的一般护理措施。

4. 简述肺结核患者化疗时的治疗原则。

5. 简述呼吸衰竭的治疗要点。

6. 简述护士指导 COPD 患者进行呼吸功能锻炼的方法。

7. 简述胸腔闭式引流时保证有效引流的措施。

8. 简述心功能的分级。

9. 简述洋地黄中毒的护理措施。

10. 简述十二指肠引流术的禁忌证。

11. 简述肝性脑病的临床分期。

12. 简述癫痫发作期患者的安全护理。

13. 简述稳定型心绞痛的健康指导。

14. 简述急性肾小球肾炎的护理措施。

15. 简述高血压的分级。

16. 简述心脏电复律的适应证。

17. 简述口服铁剂的注意事项。

18. 简述消化性溃疡的病因。

19. 简述发疱性化疗药物外渗的紧急处理措施。

20. 简述腹腔穿刺术的适应证和禁忌证。

21. 简述外周穿刺中心静脉导管技术的适应证。

22. 简述抗甲状腺药物的适应证。

23. 简述甲状腺危象的紧急处理措施。

24. 简述原发性肾病综合征的临床表现。

25. 简述糖尿病的慢性并发症。

26. 简述传染病的基本特征。

27. 简述消化性溃疡的常见并发症及其表现特点。

28. 简述脑疝的紧急护理措施。

29. 简述癫痫失神发作的临床表现。

30. 简述系统性红斑狼疮患者口腔黏膜受损的护理措施。

论述题

1. 试述应用胰岛素的护理措施。

2. 试述有机磷杀虫药中毒的临床表现。

案例分析题

1. 患者,男性,47 岁。有高血压病史 10 余年,吸烟史 20 余年。晚餐后半小时左右,突然感到胸骨后剧烈疼痛,疼痛向左肩部放射,并伴有恶心、呕吐、冷汗及濒死感。口含硝酸甘油后疼痛不能缓解,起病 1 h 后急诊入院,并立即收入监护室。查体:体温 37.3 ℃,呼吸 24 次/分,血压 12.6/9.2 kPa,脉搏 107 次/分,律齐。ECG 检查显示:Ⅱ、Ⅲ、aVF 导联 ST 段抬高,有宽而深的 Q 波,Ⅰ、aVL 导联 ST 段压低,偶见室性期前收缩。

(1)该患者最有可能的医疗诊断是什么?

(2)为了进一步确定诊断,需进行"血清心肌坏死标志物"的检查,测定指标是什么?

2. 郝先生,67 岁。因呕血 4 h 来院就诊,门诊以急性上消化道大出血收入院。患者 7 年前诊断为慢性肝炎,5 年前诊断为肝硬化,9 个月前因呕血、腹腔积液于当地医院住院治疗。查体:面色苍白,四肢冰冷,体温 36.7 ℃,呼吸 22 次/分,脉搏 120 次/分,血压 75/60 mmHg。血常规检查:白细胞 $3.0×10^9$/L,血小板 $80×10^9$/L,血红蛋白 70 g/L。超声检查:脾大,门静脉内径 1.5 cm。

(1)该患者的诊断是什么?

(2)遵医嘱进行快速补液、输血,静脉点滴奥曲肽、垂体后叶素等治疗,密切观察患者的病情。提示出血继续或再次出血的判断依据是什么?

3. 张某,男性,28 岁。因"腹痛 4 天,加重 2 天"入院。4 天前张某饮酒后突然出现上腹部疼痛,腹痛剧烈,以左上腹部显著,为持续性绞痛,呈阵发性加剧,向左腰背部放射。伴恶心、呕吐,呕吐后腹病不能缓解,呕吐物为胃内容物及胆汁,无咖啡色液体。曾于当地诊所就诊,给予止吐、补液处理,腹痛略缓解。2 天前,张某进食油腻食物后腹痛再次加剧,无法缓解,伴呕吐加重,尿少,烦躁不安,皮肤湿冷,急诊入院。急查血常规及血生化:白细胞计数 $23.05×10^9$/L,红细胞计数 $4.7×10^{12}$/L,血红蛋白 129 g/L,淋巴细胞比率 7.9%,中性粒细胞比率 91.5%,血淀粉酶 700 U/L,尿淀粉酶 500 U/L,血糖 13.5 mmol/L,血钙 1.8 mmol/L。腹部平片:未见膈下游离气体,未见气液平面。

(1)张某目前考虑的诊断是什么?请说明诊断依据。

(2)试述该病的治疗要点。

第三部分

外科护理学

单项选择题

1. 高渗性缺水最早出现的临床表现是(　　)。
   A. 皮肤黏性降低　　　　　　　B. 尿少
   C. 口渴　　　　　　　　　　　D. 烦躁

2. 头皮血肿不能吸收时,应采取的措施为(　　)。
   A. 继续观察
   B. 药物止血
   C. 穿刺抽出积血后加压包扎
   D. 切开清除积血

3. 胸腔闭式引流装置中,长管内的水柱随呼吸上下波动,若水柱无波动,则提示(　　)。
   A. 引流管密封不好　　　　　　B. 引流管过长
   C. 引流管不通　　　　　　　　D. 引流管滑脱

4. 腹腔穿刺抽出不凝固血液,可见于(　　)。
   A. 胃、十二指肠溃疡急性穿孔
   B. 胆总管结石
   C. 急性阑尾炎
   D. 外伤性脾破裂

5. 开放性损伤的主要特点是存在(　　)。
   A. 疼痛　　　　　　　　　　　B. 肿胀
   C. 伤口　　　　　　　　　　　D. 出血

6. 判断有机磷农药中毒最可靠的化验检查指标是(　　)。
   A. 全血胆碱酯酶活力测定
   B. 全血肌酸激酶活力测定
   C. 尿有机磷农药分解产物测定
   D. 阿托品试验

7. 胃溃疡穿孔多发生的部位是(　　)。
   A. 胃大弯侧　　　　　　　　　B. 胃底部
   C. 胃小弯侧　　　　　　　　　D. 胃体部

8. 包石膏绷带时正确的操作是(　　　)。

    A. 应拉紧石膏绷带

    B. 关节处多包 8~10 层

    C. 露出手指或脚趾以便观察

    D. 由肢体远端向近端移动

9. 患儿,男性,5 岁。头、面、颈部烧伤,烧伤面积占体表面积的(　　　)。

    A. 9%   B. 12%

    C. 14%   D. 16%

10. 对诊断未明确的急腹症患者的处理措施,下列正确的是(　　　)。

    A. 吗啡镇痛   B. 温水灌肠

    C. 胃肠减压   D. 热水袋热敷

11. 需行手术的颅骨骨折是(　　　)。

    A. 颅盖线形骨折无血肿

    B. 颅盖凹陷骨折深 2 cm

    C. 颅前窝骨折

    D. 颅中窝骨折

12. 气胸患者行胸腔闭式引流,下列做法错误的是(　　　)。

    A. 安置患者于平卧位

    B. 导管插在锁骨中线第 2 肋间

    C. 水封瓶低于胸腔 60 cm

    D. 长玻璃管插在水面下 3 cm

13. 下列关于皮牵引的叙述,正确的是(　　　)。

    A. 又称间接牵引   B. 操作复杂

    C. 操作有创   D. 承受力量大

14. 肢体长时间只有固定,而没有进行功能锻炼,易导致的并发症是(　　　)。

    A. 缺血性肌挛缩   B. 创伤性关节炎

    C. 骨折延迟愈合   D. 关节僵硬

15. 纠正代谢性酸中毒时,容易引起相关离子浓度下降的是(　　　)。

    A. Na^+ B. K^+ C. Cl^- D. H^+

16. 胆囊结石最适合的手术方式是(　　　)。

    A. 腹腔镜胆囊切除术

    B. 开放胆囊切除术

    C. 小切口胆囊切除术

    D. 腹腔镜胆囊结扎术

17. 急性腹膜炎的标志性体征是(　　　)。

    A. 腹肌紧张,腹部压痛、反跳痛

    B. 血压下降

C. 脉搏细弱

D. 恶心、呕吐

18. 食管癌患者的典型症状是(　　)。

　　A. 胸骨后疼痛

　　B. 进行性吞咽困难

　　C. 声音嘶哑

　　D. 贫血、消瘦

19. 代谢性酸中毒患者典型的症状是(　　)。

　　A. 呼吸深而快　　　　　　　　　B. 呼吸深而慢

　　C. 呼吸浅而快　　　　　　　　　D. 呼吸浅而慢

20. 胃、十二指肠溃疡的主要致病因素是(　　)。

　　A. 胃酸分泌过多

　　B. 胃黏液分泌过多

　　C. 促胃液素分泌过少

　　D. 生长抑素分泌过少

21. 胃癌的主要转移途径是(　　)。

　　A. 淋巴转移　　　　　　　　　　B. 血行转移

　　C. 局部浸润　　　　　　　　　　D. 直接蔓延

22. 急性炎症时,患者局部肿胀的主要原因是(　　)。

　　A. 纤维组织增生

　　B. 液体和细胞成分渗出

　　C. 肉芽组织增生

　　D. 实质细胞增生

23. 急性重症胆管炎患者胆管梗阻最常见的原因是(　　)。

　　A. 胆管畸形　　　　　　　　　　B. 胆管结石

　　C. 胆管肿瘤　　　　　　　　　　D. 胆管狭窄

24. 关于急性乳腺炎的护理,下列叙述错误的是(　　)。

　　A. 用宽松的胸罩托起患乳

　　B. 局部热敷或理疗

　　C. 应用抗生素控制感染

　　D. 炎症早期及时切开引流

25. 在腹部开放性损伤中,最常见的受损脏器是(　　)。

　　A. 胃　　　　　　　　　　　　　B. 肝

　　C. 肾　　　　　　　　　　　　　D. 小肠

26. 骨盆骨折最常见的并发症是(　　)。

　　A. 膀胱损伤　　　　　　　　　　B. 尿道损伤

　　C. 盲肠损伤　　　　　　　　　　D. 直肠损伤

27. 泌尿系统最常见的损伤是(   )。

    A. 肾损伤   B. 输尿管损伤
    C. 膀胱损伤   D. 男性尿道损伤

28. 尿道膜部断裂引起尿外渗的部位包括(   )。

    A. 会阴部   B. 阴茎部
    C. 阴囊部   D. 耻骨后间隙

29. 患儿,6个月。因发热3天、反复惊厥3次入院。过去无惊厥史。入院查体:体温38.7℃,嗜睡,醒后烦躁、易激惹,心率为120次/分,心肺检查无异常,腹软,前囟较饱满。为明确诊断,需做腰椎穿刺检查。穿刺后护士需嘱咐家长让患儿去枕平卧(   )。

    A. 24 h   B. 2 h
    C. 6 h   D. 12 h

30. 甲状腺危象的临床表现主要是(   )。

    A. 体温为38℃
    B. 甲状腺Ⅲ度肿大
    C. 心率增快(>120~140次/分)
    D. 声音嘶哑

31. 甲状腺切除术后最危急的并发症是(   )。

    A. 呼吸困难和窒息   B. 甲状腺危象
    C. 误咽   D. 手足抽搐

32. 休克护理中需监测尿量,下列哪项指标提示休克好转?(   )

    A. 尿量达25 ml/h
    B. 尿量达15 ml/h
    C. 尿量达20 ml/h
    D. 尿量达35 ml/h

33. 疝囊经过腹壁下动脉的外侧称为(   )。

    A. 腹股沟斜疝   B. 腹股沟直疝
    C. 股疝   D. 脐疝

34. 四肢手术皮肤准备范围应是(   )。

    A. 以切口为中心,上、下方10 cm以上
    B. 以切口为中心,上、下方20 cm以上
    C. 以切口为中心,上、下方30 cm以上
    D. 以切口为中心,上、下方40 cm以上

35. 结肠癌的早期症状是(   )。

    A. 排便困难
    B. 腹胀、腹泻
    C. 排便习惯及粪便性状改变
    D. 大便变细

36. 肠梗阻的四大共同表现是(   )。

    A. 腹痛、肠型、呕吐、便闭

    B. 腹痛、呕吐、腹胀、停止排便排气

    C. 呕吐、腹痛、肠鸣音亢进、腹胀

    D. 便闭、腹痛、腹胀、肠鸣音亢进

37. 股骨颈骨折常见的并发症是(   )。

    A. 创伤性关节炎   B. 骨化性肌炎

    C. 坐骨神经损伤   D. 股骨头缺血坏死

38. 乳腺癌出现皮肤"橘皮样"改变的机制是(   )。

    A. 乳腺癌侵入乳管使之收缩

    B. 癌肿侵及 Cooper 韧带

    C. 癌细胞浸润大面积皮肤

    D. 癌细胞堵塞皮下淋巴管

39. 食管癌好发于(   )。

    A. 上胸段食管

    B. 中胸段食管

    C. 下胸段食管

    D. 上胸段和中胸段食管

40. 下列不属于肾和输尿管结石的临床表现的是(   )。

    A. 疼痛   B. 血尿

    C. 脓尿   D. 膀胱刺激症状

41. "银叉"畸形见于(   )。

    A. 肱骨髁上骨折伸直型

    B. 肱骨髁上骨折屈曲型

    C. 桡骨远端骨折

    D. 肱骨干骨折

42. 骨与关节结核最常见的部位是(   )。

    A. 膝关节   B. 髋关节

    C. 脊柱   D. 肘关节

43. 膀胱癌最常见和最早出现的症状是(   )。

    A. 膀胱刺激症状   B. 排尿困难

    C. 尿潴留   D. 血尿

44. 大肠癌手术前重要的护理措施是(   )。

    A. 高蛋白、高热量饮食

    B. 充分的肠道准备

    C. 术日晨插胃管

    D. 输血纠正贫血

45. 食管癌术后,若出现乳糜胸,最先要采取的处理措施是(　　)。
    A. 观察病情变化
    B. 行胸腔闭式引流
    C. 采用 5 kPa 负压持续吸引
    D. 保持电解质平衡

46. 患者,男性,65 岁。因进行性吞咽困难住院,诊断为食管癌。若该患者出现声音嘶哑,应考虑是(　　)。
    A. 肿物侵犯喉上神经
    B. 肿物侵犯喉返神经
    C. 因肿物造成食管狭窄
    D. 出现食管器官萎缩

47. 在机械性肠梗阻非手术疗法的观察中,判断绞窄性肠梗阻最重要的临床变化是(　　)。
    A. 腹痛加剧,阵发性疼痛转为持续性腹痛
    B. 腹痛加重,可见肠型和肠蠕动波
    C. 水、电解质紊乱及酸中毒更明显
    D. 腹部可扪及条索状肿块

48. 患者,女性,32 岁。排便时及排便后肛门剧痛伴少量出血 2 年,诊断为肛裂。该患者典型的临床表现是(　　)。
    A. 无痛性便血
    B. 周期性规律疼痛
    C. 肛管有异物感
    D. 肛门不断有脓性分泌物

49. 大肠癌最常见的转移途径是(　　)。
    A. 血行转移　　　　　　　　B. 直接蔓延
    C. 淋巴转移　　　　　　　　D. 腹腔内扩散

50. 患者,男性,17 岁。因右侧腹股沟斜疝嵌顿 2 h 就诊。查体压痛,腹肌无明显肌紧张,无反跳痛。此时最适宜的处理是(　　)。
    A. 选用非手术方法佩戴疝带
    B. 试行手法还纳
    C. 择期手术治疗
    D. 不可还纳,应紧急手术

51. 良性前列腺增生最早期的症状是(　　)。
    A. 尿频　　　　　　　　　　B. 排尿困难
    C. 尿潴留　　　　　　　　　D. 血尿

52. 患者,男性,56 岁。活动时突发腰背酸痛,伴叩击痛,并向下腹外阴部放射。该患者可能的诊断是(　　)。
    A. 膀胱结石　　　　　　　　B. 急性肾盂肾炎

C. 肾结石　　　　　　　　　　　　D. 膀胱炎

53. 下列选项中,易并发休克的是( )。

A. 股骨踝上骨折　　　　　　　　　B. 尺桡骨双骨折

C. 股骨干骨折　　　　　　　　　　D. 股骨颈骨折

54. 对于腰椎间盘突出症初次发作的患者,首选的治疗或护理方法是( )。

A. 手术　　　　　　　　　　　　　B. 局部封闭

C. 理疗　　　　　　　　　　　　　D. 绝对卧床休息

55. 颅脑外伤患者在运送医院过程中出现"中间清醒期",应考虑是( )。

A. 脑挫裂伤　　　　　　　　　　　B. 脑干损伤

C. 硬脑膜下血肿　　　　　　　　　D. 硬脑膜外血肿

56. 某患者,1 周前不慎被生锈铁钉扎伤右脚掌,当时进行了伤口消毒、包扎处理。2 天前出现头痛、头晕、乏力等不适,1 天前出现言语不清、张口困难、"苦笑"表情、颈项僵硬、四肢抽搐等表现。该患者最有可能的诊断是( )。

A. 破伤风　　　　　　　　　　　　B. 脓毒血症

C. 狂犬病　　　　　　　　　　　　D. 气性坏疽

57. 多根多处肋骨骨折使胸壁失去完整肋骨支撑,出现的反常呼吸运动是( )。

A. 吸气与呼气时,均出现胸壁内陷

B. 吸气时胸壁内陷,呼气时胸壁外突

C. 吸气与呼气时,均出现胸壁外突

D. 吸气时胸壁外突,呼气时胸壁内陷

58. 影响创伤愈合的因素之一是( )。

A. 包扎、封闭体腔伤口

B. 积极控制感染

C. 骨折脱位及时固定

D. 应用糖皮质激素

59. 容易引起急性肾衰竭的损伤是( )。

A. 挤压综合征　　　　　　　　　　B. 广泛擦伤

C. 严重撕裂伤　　　　　　　　　　D. 多处刺伤

60. 烧伤休克期是指烧伤后( )。

A. 48 h 内　　　　　　　　　　　　B. 8~10 h

C. 10~12 h　　　　　　　　　　　D. 12~36 h

61. 最易发生骨折的肋骨是( )。

A. 第 1、2 肋骨　　　　　　　　　　B. 第 2、3 肋骨

C. 第 4~7 肋骨　　　　　　　　　　D. 第 8~10 肋骨

62. 下列关于低钾血症的叙述,正确的是( )。

A. 血清钾浓度低于 4 mmol/L

B. 心电图 T 波升高

C. 静脉补钾速度应快

D. 有恶心、呕吐等肠麻痹症状

63. 烧伤创面由渗出为主转为吸收为主的时间是(　　)。

    A. 2~3 h   B. 48~72 h

    C. 12~24 h   D. 36~40 h

64. 暴露疗法适用于(　　)。

    A. 会阴部烧伤   B. 小腿烧伤

    C. 上肢烧伤   D. 腕部烧伤

65. 关节脱位的特有表现是(　　)。

    A. 疼痛   B. 肿胀

    C. 异常活动   D. 弹性固定

66. 诊断膀胱癌最直接的方法是(　　)。

    A. 尿脱落细胞检查   B. 静脉肾盂造影

    C. B超   D. 膀胱镜检查

67. 颈椎间盘突出症的分型不包括(　　)。

    A. 中央突出型   B. 侧方突出型

    C. 旁中央突出型   D. 后方突出型

68. 阿米巴性肝脓肿的特点是(　　)。

    A. 病情急骤严重

    B. 肝大显著

    C. 大便检查无特殊表现

    D. 脓液多为黄白色

69. 患者,男性,48 岁。排便时痔核不脱出肛门,不痛,便后滴血。该患者可诊断是(　　)。

    A. Ⅰ度内痔   B. Ⅱ度内痔

    C. Ⅲ度内痔   D. 血栓性外痔

70. 患者,女性,15 岁。2 年来在一般性活动中反复发生右肩关节前脱位 6 次,其主要原因是(　　)。

    A. 免疫力低下   B. 骨质疏松

    C. 初次脱位未行有效固定   D. 骨折破坏

71. 膀胱尿道镜用于(　　)。

    A. 取活体组织做病理检查

    B. 尿道狭窄的扩张

    C. 观察前尿道及膀胱病变

    D. 急性膀胱炎的诊断

72. 胰腺癌的好发部位是(　　)。

    A. 胰头   B. 胰体

    C. 胰尾   D. 胰体、尾部

73. 胃癌的好发部位是( )。
    A. 胃体
    B. 幽门部
    C. 胃窦部
    D. 胃底部

74. 患者,男性,48 岁。胃癌根治术后一个月,近日复诊时自述进食半小时出现心悸、出汗、面色苍白、头痛、腹部饱胀不适等。下列护士对其进行的健康教育中,不恰当的是( )。
    A. 饮食方面宜少食多餐
    B. 用餐时限制饮水、喝汤
    C. 进餐后宜活动 20 min
    D. 宜进食低碳水化合物

75. 患者行肾部分切除术后,下床活动时间宜是( )。
    A. 早期
    B. 术后 3~7 天
    C. 术后 1~2 周
    D. 任何时间

76. 张先生,52 岁。食管癌手术后拔除胃管后口服流食,第 5 天体温升高到 39 ℃,出现呼吸困难、胸痛、脉速,胸透发现手术侧有胸腔积液。该患者应首先考虑并发了( )。
    A. 肺炎
    B. 胸膜炎
    C. 切口感染
    D. 吻合口瘘

77. 下列关于人工肛门术后护理措施的叙述,错误的是( )。
    A. 鼓励患者多食豆类及牛奶
    B. 保持造口周围皮肤清洁、干燥
    C. 肠造口术后 1 周下床活动
    D. 造口周围皮肤可以用氧化锌软膏保护

78. 下列关于预防大肠癌措施的叙述,错误的是( )。
    A. 摄入高蛋白、高脂肪、富含纤维素的均衡饮食
    B. 高危人群应定期行内镜检查
    C. 少食腌、熏、烧烤类食物
    D. 防治慢性肠道疾病

79. 乳腺癌最常见的发生部位是( )。
    A. 乳头及乳晕区
    B. 乳房外上象限
    C. 乳房外下象限
    D. 乳房内上象限

80. 下列符合乳腺囊性增生病特点的是( )。
    A. 乳房红、肿、热、痛
    B. 乳房周期性胀痛
    C. 乳房片状肿块
    D. 乳房无痛性肿块

81. 患者,女性,35 岁。住院行右侧乳腺癌根治术。患者出院时,提示患者掌握了正确的健康教育内容的描述是( )。
    A. "我出院后要穿几周紧身衣保持体形"

B. "在我化疗期间,我要坚持吃素"

C. "我要注意避孕,2年内我不能怀孕"

D. "我要坚持右侧上肢的功能锻炼"

82. 患者,女性,58岁。患乳腺癌,其乳房皮肤出现"酒窝征",是因为(　　)。

  A. 癌肿与皮下组织粘连

  B. 癌肿与胸肌粘连

  C. 癌肿侵犯 Cooper 韧带

  D. 癌肿侵犯乳管

83. 患者,女性,47岁。患结肠癌,拟行左结肠癌根治术。术前肠道清洁的时间是(　　)。

  A. 术前6天   B. 术前1天

  C. 术前7天   D. 术前2天

84. 患者,女性,56岁。在乳腺癌根治术后第3天,右侧手臂出现皮肤发绀、手指发麻、皮温下降,动脉搏动不能扪及。下列正确的处理是(　　)。

  A. 继续观察,不需特殊处理

  B. 及时调整绷带的松紧度

  C. 立即拆除患处包扎胸带

  D. 给予吸氧

85. 胃癌的早期表现是(　　)。

  A. 消化道症状   B. 上腹部绞痛

  C. 黑粪   D. 呕血

86. 胃癌患者若行手术治疗,术前不洗胃的原因是(　　)。

  A. 避免引起胃出血

  B. 避免引起急性胃扩张

  C. 避免引起胃穿孔

  D. 避免洗胃造成癌细胞的脱落种植

87. 泌尿系统结石非手术治疗的患者,护士应告知其每天尿量至少是(　　)。

  A. 1 800 ml

  B. 2 000 ml

  C. 2 600 ml

  D. 3 000 ml

88. 患者,女性,27岁。右腰部撞伤2 h,局部疼痛、肿胀,急诊入院。尿检:淡红色,尿红细胞(+++)。初步诊断为右肾挫伤,采用非手术治疗。下列护理措施中,不正确的是(　　)。

  A. 严密观察血尿的次数、量及浓度

  B. 尽早下床活动

  C. 镇静、镇痛

  D. 抗感染

89. 雷诺(Reynolds)五联征常提示( )。
    A. 急性梗阻性化脓性胆管炎
    B. 急性胆囊炎
    C. 急性胰腺炎
    D. 胆总管结石

90. 患者,女性,37岁。地震中下身挤压伤,尿量为每小时 21 ml,尿中有蛋白、管型、红细胞。该患者可能的诊断是( )。
    A. 大量组织损伤导致高钾血症
    B. 肾衰竭
    C. 肾癌
    D. 低血容量性休克

91. 患者,男性,34岁。因外伤导致尿道球部断裂,行手术治疗。为了预防患者术后尿道狭窄,可采取的护理措施是( )。
    A. 预防感染
    B. 长期留置尿管
    C. 多饮水
    D. 后期应定期做尿道扩张

92. 患者,男性,36岁。不慎从高处摔下,骑跨于木栏上,2 h后尿道外口滴血,并且不能排尿,体检发现会阴部、阴茎、阴囊肿胀。该患者最可能的损伤部位是( )。
    A. 尿道球部   B. 尿道膜部
    C. 前列腺部   D. 膀胱

93. 输尿管结石的主要症状是( )。
    A. 无痛性全程血尿
    B. 肾绞痛伴镜下血尿
    C. 尿痛、尿频
    D. 排尿困难

94. 患者,男性,56岁。肝癌肝叶切除术后第1天,患者感到腹痛、心慌、气促、出冷汗,血压为80/60 mmHg。该患者首先应考虑是( )。
    A. 胆汁性腹膜炎   B. 肠梗阻
    C. 肝断面出血   D. 膈下脓肿

95. 患儿,男性,11岁。出现尿频、尿急、尿痛、排尿困难,有时排尿突然中断。该患儿应考虑是( )。
    A. 尿道结石   B. 尿道狭窄
    C. 膀胱结石   D. 肾衰竭

96. 患者,男性,56岁。血尿1个月,每次均为初始血尿。考虑该患者的出血部位在( )。
    A. 尿道   B. 膀胱三角区
    C. 输尿管   D. 尿道口

97. 患者,女性,28 岁。产后 24 天出现畏寒、发热、右侧乳房疼痛。查体:右侧乳房皮肤红肿明显,可扪及一压痛性硬块,同侧腋窝淋巴结肿大。护士为其评估病情,首先考虑的疾病是(　　)。

A. 炎性乳癌　　　　　　　　　B. 乳腺纤维腺瘤

C. 急性淋巴结炎　　　　　　　D. 急性乳腺炎

98. 动脉硬化性闭塞症静息痛期的典型体位是(　　)。

A. 间歇性跛行

B. 静息痛,喜平卧

C. 屈膝护足,彻夜难眠

D. 屈膝抱腹,彻夜难眠

99. 患者,男性,60 岁。患左下肢静脉曲张 20 年,行大隐静脉高位结扎,加小腿静脉分段结扎。术后 3 h 起立行走时,小腿处伤口突然出血不止。对该患者应采取的紧急处理是(　　)。

A. 就地站立位包扎

B. 指压止血

C. 用止血带止血

D. 平卧,抬高患肢,加压包扎

100. 某患者因血栓闭塞性脉管炎来院就诊,被确定为本病的营养障碍期。护士最可能观察到的该患者的特征性表现是(　　)。

A. 静息痛

B. 肢体坏疽

C. 间歇性跛行

D. 足背动脉搏动减弱

101. 面部"危险三角区"面疖的危险性在于(　　)。

A. 可引起眼球后感染

B. 可引起海绵状静脉窦炎

C. 可并发上颌窦

D. 容易形成痈

102. 患者,男性,30 岁。鼻部疖挤压后出现寒战、高热、头痛,眼部周围组织红肿。该患者最可能的致病菌是(　　)。

A. 金黄色葡萄球菌　　　　　　B. 白念珠菌

C. 铜绿假单胞菌　　　　　　　D. 变形杆菌

103. 患者,男性,33 岁。颈部外伤后致急性蜂窝织炎,患者入院后,护士应注意进行病情观察,尤其应警惕的并发症是(　　)。

A. 全身脓毒血症

B. 水、电解质、酸碱失衡

C. 呼吸困难、窒息

D. 吞咽困难

104. 患者,女性,23 岁。右足癣合并感染 1 周,2 天前右小腿开始出现片状红疹,颜色鲜红,中间较淡,边缘清楚,指压褪色,松手后红色很快恢复,右腹股沟淋巴结肿大。该患者可能的诊断是(   )。

    A. 疖   B. 痈
    C. 丹毒   D. 急性蜂窝织炎

105. 患者,女性,40 岁。手指外伤后出现脓性指头炎,提示需进行切开引流的表现是(   )。

    A. 高热   B. 搏动性疼痛
    C. 局部红肿明显   D. 局部有波动感

106. 下列最易发生嵌顿的疝是(   )。

    A. 腹股沟斜疝   B. 股疝
    C. 婴儿脐疝   D. 阴囊疝

107. 闭合性肋骨骨折的治疗要点包括(   )。

    A. 镇痛   B. 胸腔穿刺
    C. 胸腔闭式引流   D. 开胸探查

108. 患者,男性,46 岁。从 1.8 米高处摔下,右胸着地。体格检查:神志清楚,呼吸为 34 次/分,心率为 100 次/分,血压为 130/75 mmHg,右胸壁畸形,无伤口,出现反常呼吸,双肺呼吸音粗,无干、湿啰音,身体其余部分无损伤。现场急救最重要的处理措施是(   )。

    A. 静脉输液治疗

    B. 给氧、镇静、镇痛治疗

    C. 加压包扎,以迅速消除或减轻反常呼吸运动

    D. 行气管插管,人工控制呼吸

109. 患者,女性,48 岁,理发员。下肢酸胀、沉重 5 年,活动或休息后减轻,体检见小腿内侧有蚯蚓状团块,足靴区有色素沉着。该患者出现本病的主要诱因是(   )。

    A. 深静脉阻塞   B. 动脉硬化
    C. 长期站立性工作   D. 循环血量增多

110. 浅 II 度烧伤的特点不包括(   )。

    A. 剧痛,深达真皮表层

    B. 有大水疱,疱壁薄

    C. 基底潮湿,均匀发红

    D. 愈合后遗留瘢痕

111. 下列关于肝癌术前护理的叙述,不正确的是(   )。

    A. 给予维生素 K_1

    B. 遵医嘱合理补液与利尿

    C. 术前晚用肥皂水灌肠

    D. 全面检查肝功能和凝血功能

112. 下列关于外科救治感染性休克的叙述,错误的是(   )。

    A. 应用抗生素

    B. 补充血容量

    C. 休克纠正前着重控制感染

    D. 采用血管扩张药物治疗

113. 感染性休克大剂量应用糖皮质激素治疗的时间,不宜超过(   )。

    A. 1天   B. 5天

    C. 2天   D. 7天

114. 患者,男性,32岁。右腰部外伤伴血尿3 h,经保守治疗后血尿消失,但血压持续下降至80/45 mmHg,血红蛋白及血细胞比容继续降低,右腰部出现肿块。此时,该患者最重要的治疗措施是(   )。

    A. 应用止血剂   B. 应用镇痛剂

    C. 加强抗感染治疗   D. 抗休克治疗

115. 下列关于周围血管疾病的叙述,错误的是(   )。

    A. 动脉硬化性闭塞症特征性表现是间歇性跛行

    B. 血栓闭塞性脉管炎好发于男性青壮年

    C. 血栓闭塞性脉管炎从肢体近端向远端发展

    D. 原发性下肢静脉曲张多见于久站工作者

116. 血栓闭塞性脉管炎局部缺血期的主要临床症状是(   )。

    A. 皮肤温度降低   B. 静息痛

    C. 间歇性跛行   D. 足背动脉搏动消失

117. 评估石膏固定肢体末梢血液循环的"5P"征不包括(   )。

    A. 疼痛   B. 感觉异常

    C. 麻痹   D. 脉搏加快

118. 主动脉夹层动脉瘤患者死亡率极高的原因是(   )。

    A. 压迫症状   B. 搏动性肿块

    C. 肢体远端肿块   D. 破裂出血

119. 患者,男性,55岁。左下肢麻痛3年,间歇性跛行1年,左下肢疼痛逐渐加重,夜间疼痛更甚。患者有高脂血症8年,吸烟史30年。查体:屈膝位,左小腿皮温较对侧降低,左侧足背动脉搏动消失。有助于对该患者做出诊断的试验是(   )。

    A. Perthes 试验   B. Buerger 试验

    C. Pratt 试验   D. Homans 试验

120. 患者,女性,33岁。右下肢浅静脉迂曲扩张,长期不予处理。该患者的临床表现不包括(   )。

    A. 溃疡   B. 血栓性静脉炎

    C. 足趾坏死   D. 色素沉着

121. 患者,男性,20 岁。肾损伤后 6 h。下列对该患者的护理措施,错误的是(　　)。

  A. 定时观察生命体征　　　　　　B. 注意血尿情况

  C. 观察体温变化　　　　　　　　D. 早期下床活动

122. 患者,男性,56 岁。阵发性腹痛 6 天,伴呕吐 2 天入院,无发热。体格检查:腹膨隆,见肠型,肠鸣音亢进,有气过水声。该患者可能的诊断是(　　)。

  A. 绞窄性肠梗阻　　　　　　　　B. 机械性肠梗阻

  C. 麻痹性肠梗阻　　　　　　　　D. 坏死性小肠炎

123. 下列关于脑脊液鼻漏的治疗措施,错误的是(　　)。

  A. 注射抗生素　　　　　　　　　B. 填塞鼻腔

  C. 卧床休息　　　　　　　　　　D. 抬高头位

124. 头部外伤可扪及波动的是(　　)。

  A. 皮下血肿　　　　　　　　　　B. 帽状腱膜下血肿

  C. 骨膜下血肿　　　　　　　　　D. 头皮裂伤

125. 外伤性颅内血肿的主要致命因素是(　　)。

  A. 颅内压进行性增高所致脑疝

  B. 弥漫性脑水肿

  C. 昏迷所致肺部感染

  D. 脑脊液循环受阻

126. 头皮裂伤清创的最佳时限应在受伤(　　)。

  A. 8 h 内　　　　　　　　　　　B. 12 h 内

  C. 24 h 内　　　　　　　　　　　D. 48 h 内

127. 下列颅内肿瘤中,最常见的是(　　)。

  A. 转移瘤

  B. 脑膜瘤

  C. 神经上皮组织肿瘤

  D. 垂体腺瘤

128. 手部创口清创处理一般不迟于(　　)。

  A. 8 h　　　　　　　　　　　　　B. 9 h

  C. 10 h　　　　　　　　　　　　D. 11 h

129. 患者手部受伤后,出现"爪形手",可能损伤的神经是(　　)。

  A. 正中神经　　　　　　　　　　B. 尺神经

  C. 桡神经　　　　　　　　　　　D. 前臂内侧皮神经

130. 下列关于手外伤的术后处理,错误的是(　　)。

  A. 抬高患肢防止肿胀

  B. 注射破伤风抗毒血清

  C. 将桡茎突部的敷料剪开

  D. 术后用石膏托将手固定于伸直位

131. 低钾血症指血清钾浓度低于(　　)。

    A. 2.5 mmol/L   B. 3.5 mmol/L

    C. 4.5 mmol/L   D. 5.5 mmol/L

132. 患者,男性,38岁,木工。工作中右手食指被电锯切割离断,立即将患者送到医院行断指再植。其断指的保存方法应该是用无菌纱布包好放在(　　)。

    A. 生理盐水中

    B. 酒精中

    C. 干燥冷藏容器中

    D. 与冰块直接接触的冰箱中

133. 腰椎间盘突出症的典型症状是(　　)。

    A. 腰背痛

    B. 下肢无力

    C. 腰痛伴坐骨神经痛

    D. 间歇性跛行

134. 大多数颈椎间盘突出发生在(　　)。

    A. 第5、6颈椎   B. 第2、3颈椎

    C. 第6、7颈椎   D. 第1、2颈椎

135. 手术患者术前禁食12 h,禁饮4 h。其目的是(　　)。

    A. 减少术后感染

    B. 防止术后腹胀

    C. 防止吻合口瘘

    D. 防止麻醉或手术过程中呕吐引起窒息或吸入性肺炎

136. 胃肠手术后,胃肠减压管拔除的指征是(　　)。

    A. 术后3天   B. 腹痛消失

    C. 肛门排气   D. 听诊可闻及肠鸣音

137. 脑疝的形成机制是(　　)。

    A. 颅腔内容物体积增大

    B. 颅内血容量增加

    C. 颅内脑脊液增加

    D. 颅内压力分布不均

138. 颈部手术患者宜采取的手术体位是(　　)。

    A. 半坐卧位   B. 水平仰卧位

    C. 垂头仰卧位   D. 上肢外展仰卧位

139. 陈女士,因肠梗阻2天入院,测血钾为3 mmol/L,医嘱给予静脉补充钾盐。下列护理错误的是(　　)。

    A. 尿量为30 ml/h时可以补钾

    B. 速度为50滴/分

C. 禁忌静脉推注

D. 液体中氯化钾浓度为 0.25%

140. 下列关于引流管的护理措施,错误的是(　　)。

A. 要注意观察各种引流管是否通畅

B. 仔细记录引流液的色、状、量

C. 留置胆管内的 T 形管可在术后 1 周拔除

D. 胃肠功能恢复后可将胃肠减压管除去

141. 某手术患者入院时血压为 150/96 mmHg。针对该患者血压正确的处理是(　　)。

A. 术前用降压药　　　　　　　　B. 术前不用降压药

C. 术中用降压药　　　　　　　　D. 术后不用降压药

142. 术后 3~6 天发热的最常见原因是(　　)。

A. 代谢异常　　　　　　　　　　B. 感染

C. 肺不张　　　　　　　　　　　D. 输血反应

143. 预防术后肺不张,最主要的护理措施是(　　)。

A. 应用大量抗生素

B. 蒸气吸入

C. 多翻身,多做深呼吸,鼓励咳嗽

D. 应用祛痰药物

144. 某患者被疑有狂犬病的狗咬伤,下列处理措施错误的是(　　)。

A. 用 3% 过氧化氢溶液反复冲洗至少 30 min

B. 注射狂犬病疫苗

C. 用乙醇或碘伏溶液反复擦拭伤口

D. 冲洗后的伤口尽早缝合包扎,以防细菌感染

145. 患者,女性,36 岁。一周前左侧中指外伤,近日患处甲线下出现红肿并伴有疼痛,入院检查后,诊断为甲沟炎。下列关于本病的叙述,错误的是(　　)。

A. 引流时于甲沟处纵向切开

B. 敷料紧贴患处时先用等渗盐水浸透敷料后再换药

C. 患处积脓等到发生波动感时再切开减压

D. 多无全身症状

146. 患者,男性,40 岁。脾破裂大出血,出血量约为 1 000 ml,面色苍白,皮肤湿冷,脉率为 117 次/分,血压为 90/60 mmHg。该患者的休克指数是(　　)。

A. 0.7　　　　　　　　　　　　B. 1.3

C. 1.5　　　　　　　　　　　　D. 1.8

147. 患者,男性,59 岁。不慎跌倒,右肩部着地,感到局部疼痛,不能活动,即送骨科急诊。查体示右肩呈"方肩"畸形,右手不能搭于对侧肩部。该患者应考虑是(　　)。

A. 肩关节脱位　　　　　　　　　B. 肘关节脱位

C. 肱骨髁上骨折　　　　　　　　D. 肩峰骨折

148. 肾结核的典型症状是(　　)。
    A. 血尿　　　　　　　　　　　　B. 脓尿
    C. 肿块　　　　　　　　　　　　D. 膀胱刺激征

149. 肠外营养时,与静脉插管或留置静脉导管有关的并发症不包括(　　)。
    A. 空气栓塞　　　　　　　　　　B. 导管移位
    C. 气胸　　　　　　　　　　　　D. 肠源性感染

150. 患者,男性,25 岁。头部撞伤,昏迷 20 min 后清醒,3 h 前再度昏迷。检查右侧瞳孔散大,对光反应消失,左侧偏瘫。该患者应考虑为(　　)。
    A. 左侧硬脑膜下血肿
    B. 脑挫裂伤
    C. 左侧硬脑膜外血肿
    D. 右侧硬脑膜外血肿

151. 一手术室内正在进行一台腹部胃肠道手术。此类手术宜安排的洁净手术室级别是(　　)。
    A. Ⅰ级(特别洁净手术室)
    B. Ⅱ级(标准洁净手术室)
    C. Ⅲ级(一般洁净手术室)
    D. Ⅳ级(准洁净手术室)

152. 手外伤现场急救的措施不包括(　　)。
    A. 止血　　　　　　　　　　　　B. 用消毒碗覆盖伤口
    C. 局部固定　　　　　　　　　　D. 创口包扎

153. 下列关于破伤风的叙述,正确的是(　　)。
    A. 最早出现颈部肌肉强烈收缩
    B. 光线不能诱发全身肌肉抽搐
    C. 发作时患者神志不清
    D. 强烈肌痉挛可使患者发生骨折

154. 患者,男性,32 岁。全身麻醉后,开始出现鼾声,且呼吸急促,继而出现了鼻翼扇动和三凹征。该患者应首先考虑是(　　)。
    A. 呕吐物误吸　　　　　　　　　B. 舌后坠
    C. 气管导管扭曲　　　　　　　　D. 肺不张

155. 下列关于痈的处理方法,错误的是(　　)。
    A. 脓腔内填塞凡士林纱条
    B. 早期可用 50%硫酸镁湿敷
    C. 切开至皮肤全层
    D. 尽量清除坏死组织

156. 麻醉患者在苏醒过程中,一旦发生舌后坠,应采取的主要抢救措施是(　　)。
    A. 给予糖皮质激素　　　　　　　B. 放入口咽通气管

C. 将舌牵向口外 D. 气管内插管

157. 上尿路结石患者行影像学检查,能显示结石的特殊声影的是( )。
   A. MRU B. 逆行肾盂造影
   C. B 超 D. CT

158. 急性化脓性腹膜炎病情恶化的重要标志体征是( )。
   A. 移动性浊音 B. 腹肌紧张
   C. 腹部反跳痛 D. 腹胀加重

159. 患者,女性,50 岁。因车祸致头部外伤入院。诊断为颅底骨折,合并脑脊液鼻漏。下列关于该患者的护理,错误的是( )。
   A. 安置平卧位,头偏向一侧,待脑脊液漏停止 3~5 天后,可改为半卧位
   B. 每天清洁和消毒鼻腔 2 次,棉球不要过湿,劝告患者勿挖鼻
   C. 禁止堵塞鼻腔或冲洗鼻腔,禁止经鼻腔吸痰或放置鼻胃管
   D. 告知患者不要用力排便或用力咳嗽,避免擤鼻涕、打喷嚏

160. 下列关于术前准备的叙述,错误的是( )。
   A. 高血压患者控制血压到正常范围
   B. 营养不良者行肠内或肠外营养支持
   C. 饮食控制血糖者,术前不需做特殊准备
   D. 凝血功能障碍者术前 7 天停用阿司匹林

161. 甲状腺功能亢进患者手术后出现严重手足抽搐表现的原因是( )。
   A. 甲状腺危象 B. 术中误伤甲状旁腺
   C. 缺乏维生素 D D. 甲状腺功能不全

162. 诊断原发性肝细胞癌的特异性肿瘤标志物是( )。
   A. 甲胎蛋白 B. 癌胚抗原
   C. 糖类抗原 CA19-9 D. 糖类抗原 CA125

163. 护理化疗患者时,患者暂停或减少用药剂量的指征为白细胞计数低于( )。
   A. 5×10^9/L B. 3.5×10^9/L
   C. 2×10^9/L D. 1.5×10^9/L

164. 肿瘤患者放疗期间,最主要的观察项目是( )。
   A. 脱发程度
   B. 血白细胞和血小板计数
   C. 恶心、呕吐
   D. 皮肤损害

165. 下列不属于小脑幕切迹疝临床表现的是( )。
   A. 头痛剧烈、呕吐频繁、烦躁不安
   B. 患侧瞳孔先缩小,继而散大
   C. 多无意识障碍和肢体瘫痪,可在意识清醒状态下发生呼吸骤停
   D. 进行性意识障碍

166. 患者,女性,38 岁。术后体温升高到 38 ℃,1~2 天后体温恢复至正常。该患者最可能的原因是(   )。

    A. 切口感染　　　　　　　　B. 肺部感染

    C. 尿道感染　　　　　　　　D. 外科手术热

167. 患者,男性,29 岁。车祸致腹部开放性损伤,部分肠管脱出。该患者的紧急处理方法是(   )。

    A. 肠管不做处理,立即转运

    B. 迅速冲洗肠管并还纳腹腔

    C. 消毒碗覆盖脱出的肠管,包扎转运

    D. 用消毒棉垫加压包扎

168. 下列关于肠造口的护理,不正确的是(   )。

    A. 当造口袋内的排泄物满 1/3 时,及时倾倒

    B. 及时更换造口部位敷料

    C. 宜进食高热量、高蛋白、富含膳食纤维的食物

    D. 术后当日即可佩戴造口袋

169. 患儿,7 岁。2 h 前由高处跌落,伤后即有呼吸困难,并逐渐加重。入院查体:脉搏 130 次/分,血压 80/60 mmHg,呼吸 22 次/分,颜面发绀,气管向左移位,右侧呼吸音消失。此时,对该患儿最重要的急救措施是(   )。

    A. 立即输血补液　　　　　　B. 开胸探查

    C. 胸膜腔穿刺抽气　　　　　D. 呼吸机辅助呼吸

170. 下列不属于脑震荡临床表现的是(   )。

    A. 头痛、头晕　　　　　　　B. 逆行性遗忘

    C. 短暂性意识丧失　　　　　D. 颅内压增高

171. 急性颅内压增高患者的主要死因是(   )。

    A. 发生脑疝

    B. 心搏骤停

    C. 意识障碍导致外伤

    D. 脑组织缺血缺氧

172. 颅内压增高的主要临床表现是(   )。

    A. 剧烈头痛、眩晕

    B. 头痛、呕吐、视神经盘水肿

    C. 视力下降,外展神经麻痹

    D. 意识改变,血压升高

173. 患者,男性,70 岁。因呕吐、腹泻入院。查体:血压 95/45 mmHg,血清钠浓度 138 mmol/L,皮肤弹性差,面容消瘦。该患者最可能的诊断为(   )。

    A. 正常　　　　　　　　　　B. 高渗性缺水

    C. 低渗性缺水　　　　　　　D. 等渗性缺水

174. 甲状腺切除术后患者刚刚清醒,护士就反复要求患者说出自己的名字,其目的是评估患者有无( )。
    A. 出血
    B. 意识障碍
    C. 上呼吸道阻塞
    D. 神经损伤

175. 患者,男性,35岁。骑自行车途中突发左腰部刀割样痛,向下腹部和外阴部放射,伴恶心、呕吐。查体:肾区有叩击痛,尿常规检查可见镜下血尿,疑有上尿路结石。该患者首选的检查是( )。
    A. B超
    B. 尿路平片
    C. 排泄性尿路造影
    D. 逆行肾盂造影

176. 膀胱损伤的患者出现休克的常见原因是( )。
    A. 合并骨盆骨折
    B. 合并心力衰竭
    C. 痛性休克
    D. 神经源性休克

177. 泌尿系统结石非手术治疗的患者,护士应指导其每天饮水至少( )。
    A. 1 000 ml
    B. 1 500 ml
    C. 1 800 ml
    D. 2 500 ml

178. 患者,男性,45岁。腹部手术后1周,大便时突然腹疼,伤口敷料被红色渗液浸湿。该患者应考虑是( )。
    A. 切口感染
    B. 切口血肿
    C. 切口裂开
    D. 肠破裂

179. 泌尿系统结石容易引起的病理、生理变化是( )。
    A. 局部损伤、梗阻和感染
    B. 急性肾衰竭
    C. 代谢性酸中毒
    D. 肾小球肾炎

180. 肾损伤常见的症状是( )。
    A. 穿孔
    B. 休克
    C. 血尿
    D. 发热

181. 护士告诉肾损伤非手术治疗的患者,其至少需要绝对卧床休息( )。
    A. 3周
    B. 2周
    C. 6周
    D. 7周

182. 下列不属于胆道T管引流和腹腔引流管的护理措施共同点的是( )。
    A. 保持引流管通畅
    B. 定期更换引流瓶
    C. 观察引流液的量和性状
    D. 拔管前夹管观察1~2天

183. 腹股沟斜疝与腹股沟直疝最主要的鉴别之处是( )。
    A. 发病年龄
    B. 疝块形状
    C. 嵌顿程度
    D. 与腹壁下动脉的关系

184. 绞窄性疝的处理原则是(　　)。

    A. 紧急手术　　　　　　　　　　B. 手法复位

    C. 对症治疗　　　　　　　　　　D. 抗感染

185. 患者,男性,18 岁。因颈部蜂窝织炎入院,患者颈部肿胀明显。护士在护理过程中应特别注意观察的是(　　)。

    A. 体温　　　　　　　　　　　　B. 呼吸

    C. 神志　　　　　　　　　　　　D. 血压

186. 腹外疝内容物最常见的是(　　)。

    A. 小肠　　　　　　　　　　　　B. 盲肠

    C. 大网膜　　　　　　　　　　　D. 阑尾

187. 6 个月婴儿,腹股沟部有一个肿块,哭闹时变大,安静睡觉时消失,诊断为腹股沟斜疝。其处理方法是(　　)。

    A. 暂不手术　　　　　　　　　　B. 立即手术

    C. 择期手术　　　　　　　　　　D. 手法复位

188. 胆固醇结石形成的最主要原因是(　　)。

    A. 胆汁成分改变

    B. 胆道感染

    C. 胆道梗阻

    D. 葡萄糖醛酸酶增加

189. 墨菲征阳性最常见于(　　)。

    A. 急性腹膜炎　　　　　　　　　B. 急性胃穿孔

    C. 急性胆囊炎　　　　　　　　　D. 急性胰腺炎

190. 下列关于急性胰腺炎患者尿淀粉酶与血清淀粉酶的叙述,正确的是(　　)。

    A. 两者同时下降　　　　　　　　B. 尿淀粉酶先增高

    C. 血清淀粉酶先增高　　　　　　D. 尿淀粉酶先下降

191. Charcot 三联征指(　　)。

    A. 黄疸、寒战高热、胸背部胀痛

    B. 腹痛、寒战高热、黄疸

    C. 寒战高热、黄疸、皮肤瘙痒

    D. 黄疸、腹痛、中毒症状

192. 下列不属于急性胆囊炎的临床特征的是(　　)。

    A. 右上腹痛　　　　　　　　　　B. 疼痛向右肩部放射

    C. 墨菲征阳性　　　　　　　　　D. 黄疸明显

193. 急性阑尾炎的典型症状是(　　)。

    A. 发热　　　　　　　　　　　　B. 恶心、呕吐

    C. 便秘或腹泻　　　　　　　　　D. 转移性右下腹疼痛

194. 胆总管下端有阻塞时,T 管引流出的胆汁(　　)。
    A. 量过多　　　　　　　　　　B. 量过少,色深
    C. 浑浊　　　　　　　　　　　D. 量少而色淡

195. 治疗破伤风的药物中,能够中和游离毒素的是(　　)。
    A. 破伤风类毒素　　　　　　　B. 青霉素
    C. 地西泮　　　　　　　　　　D. 破伤风抗毒素

196. 患者,女性,46 岁。因结石梗阻导致急性胆囊炎。在患者右上腹阵发性绞痛时,慎
    用(　　)。
    A. 阿托品　　　　　　　　　　B. 硫酸镁
    C. 吗啡　　　　　　　　　　　D. 654-2

197. 患者,女性,27 岁,患有胆道蛔虫病。该患者出现上腹部剧痛的原因是(　　)。
    A. 肠道梗阻　　　　　　　　　B. Oddi 括约肌痉挛
    C. 蛔虫损伤胆道　　　　　　　D. 继发胆道感染

198. 阵发性绞痛常见于(　　)。
    A. 急性阑尾炎　　　　　　　　B. 溃疡病穿孔
    C. 机械性肠梗阻　　　　　　　D. 脾破裂

199. 胆道蛔虫病患者的特征性临床表现是(　　)。
    A. 高热、寒战
    B. 黄疸
    C. 肝区疼痛
    D. 腹部剧烈绞痛但腹部体征轻微

200. 绞窄性肠梗阻和单纯性肠梗阻的主要区别在于(　　)。
    A. 发病急骤程度
    B. 肠内容物通过受阻程度
    C. 肠管有无血运障碍
    D. 肠管梗阻部位

201. 在我国,胰腺炎最常见的病因是(　　)。
    A. 酗酒　　　　　　　　　　　B. 暴饮暴食
    C. 胆道疾病　　　　　　　　　D. 创伤

202. 下列甲状腺疾病不适合进行手术治疗的是(　　)。
    A. 轻度甲状腺功能亢进
    B. 高功能腺瘤
    C. 腺体较大有压迫症状者
    D. 继发性甲状腺功能亢进

203. 甲状腺功能亢进患者的大便次数多,是因为(　　)。
    A. 肠蠕动过快　　　　　　　　B. 甲状腺素过少
    C. 基础代谢率高　　　　　　　D. 肠痉挛

204. 重度甲状腺功能亢进患者的基础代谢率是(　　)。

    A. +10%以下　　　　　　　　　B. +10%~+15%

    C. +25%~+35%　　　　　　　　D. +60%以上

205. 下列基础代谢率(BMR)公式正确的是(　　)。

    A. BMR=(脉率+收缩压)−105

    B. BMR=(脉率+舒张压)−111

    C. BMR=脉率+脉压

    D. BMR=(脉率+脉压)−111

206. 甲状腺功能亢进术后并发甲状腺危象的主要原因是(　　)。

    A. 术后出血　　　　　　　　　B. 感染

    C. 精神紧张　　　　　　　　　D. 术前准备不充分

207. 甲状腺危象时使用碘剂的主要目的是(　　)。

    A. 增强抗甲状腺药物的作用

    B. 抑制 TH 的合成

    C. 降低基础代谢率

    D. 抑制甲状腺素的释放

208. 甲状腺切除术前指导患者练习的体位是(　　)。

    A. 侧卧位　　　　　　　　　　B. 半坐卧位

    C. 仰卧位　　　　　　　　　　D. 颈过伸位

209. 甲状腺功能亢进的临床表现不包括(　　)。

    A. 甲状腺肿大　　　　　　　　B. 心悸

    C. 突眼　　　　　　　　　　　D. 嗜睡

210. 甲状腺肿大所致的压迫症状不包括(　　)。

    A. 咯血

    B. 声音嘶哑、吞咽困难

    C. 气促、呼吸困难

    D. 突眼

211. 甲状腺功能亢进患者术前准备有效的指标包括(　　)。

    A. 情绪稳定,体重减轻,脉率<110 次/分

    B. 情绪稳定,体重增加,脉率<90 次/分

    C. 情绪稳定,体重减轻,BMR<+25%

    D. 情绪稳定,体重减轻,BMR<+30%

212. 破伤风的潜伏期通常为(　　)。

    A. 1~2 天　　　　　　　　　　B. 3~5 天

    C. 7~8 天　　　　　　　　　　D. 7~14 天

213. 甲状腺切除术后,喉上神经内支损伤时会发生(　　)。

    A. 吞咽困难　　　　　　　　　B. 声调降低

C. 饮水时呛咳　　　　　　　　　D. 声音嘶哑

214. 患者,女性,34 岁。患甲状腺功能亢进 2 年,择期手术入院。查体:血压 150/90 mmHg(20.0/12.0 kPa),脉率 100 次/分。其基础代谢率是(　　　)。

A. +9%　　　　　　　　　　　　B. +29%

C. +49%　　　　　　　　　　　　D. +69%

215. 患者,女性,29 岁。因甲状腺功能亢进行甲状腺大部切除术,术后 2 h 突然窒息,面部青紫,颈部切口下肿胀。其原因是(　　　)。

A. 血肿压迫气管　　　　　　　　B. 舌后坠

C. 甲状腺危象　　　　　　　　　D. 气管塌陷

216. 患者,女性,37 岁。因甲状腺功能亢进行甲状腺次全切除术后,出现手足抽搐。此时最便捷而有效的治疗是(　　　)。

A. 静脉注射 10%葡萄糖酸钙或氯化钙

B. 口服葡萄糖酸钙或乳酸钙

C. 口服维生素

D. 口服双氢速固醇油剂

217. 患者,男性,25 岁。足底外伤 1 天后出现发热、惊厥、牙关紧闭的症状,呈苦笑面容入院,诊断为破伤风。被患者污染的敷料正确的处理方法是(　　　)。

A. 先清洗后消毒　　　　　　　　B. 先灭菌后清洗

C. 先清洗后曝晒　　　　　　　　D. 焚烧

218. 感染性休克的常见病原体是(　　　)。

A. 革兰阴性菌

B. 革兰阳性菌

C. 病毒

D. 支原体

219. 患者,女性,30 岁。高热 2 天,大量出汗,自述口渴、尿少色黄。查体:有脱水症。实验室检查:尿比重 1.028,血清钠浓度 160 mmol/L。该患者静脉补液应给予(　　　)。

A. 平衡盐溶液　　　　　　　　　B. 5%葡萄糖溶液

C. 右旋糖酐　　　　　　　　　　D. 3%~5%氯化钠溶液

220. 患者,男性,36 岁。因烧伤急诊入院,患者双足、双上肢烧伤,烧伤部位红肿明显,疼痛剧烈,有大小不一的水疱形成。患者烧伤的面积和深度是(　　　)。

A. 约 25%,浅Ⅱ度　　　　　　　B. 约 30%,深Ⅱ度

C. 约 45%,浅Ⅱ度　　　　　　　D. 约 50%,浅Ⅱ度

221. 患者,女性,47 岁。大面积烧伤后 7 h,给予静脉补液 3 000 ml。判断液体复苏有效的指标是(　　　)。

A. 脉压在 30 mmHg 以上

B. 收缩压维持在 120 mmHg 以上

C. 心率在 110 次/分以下

D. 每小时尿量为 30~50 ml

222. 对于狂犬病患者应实施的隔离方式是(　　)。

    A. 接触隔离　　　　　　　　　　　B. 消化道隔离

    C. 血液、体液隔离　　　　　　　　D. 呼吸道隔离

223. 手术治疗是目前早期或较早期实体肿瘤首选的治疗方法,手术治疗的类型中
    (　　)用于治疗癌前病变,防止其发生恶变或发展为进展期癌。

    A. 预防性手术　　　　　　　　　　B. 根治性手术

    C. 诊断性手术　　　　　　　　　　D. 姑息性手术

224. 手术前患者最突出的心态是(　　)。

    A. 焦虑和恐惧　　　　　　　　　　B. 羞怯和哭闹

    C. 自责和压抑　　　　　　　　　　D. 悲观和不安

225. 下列关于颅骨骨折的叙述,错误的是(　　)。

    A. 颅盖骨折分为线性骨折和凹陷骨折

    B. 颅骨损伤患者应避免局部碰撞,以免损伤脑组织

    C. 颅盖凹陷骨折患者应在伤后 1 年左右做颅骨成形术

    D. 颅底骨折护理重点是预防颅内感染

226. 急性乳腺炎好发于(　　)。

    A. 经产妇　　　　　　　　　　　　B. 初产妇

    C. 哺乳期的经产妇　　　　　　　　D. 哺乳期的初产妇

227. 患者,女性,26 岁。产后 4 周出现体温升高,右侧乳房疼痛、局部肿胀,经穿刺抽出脓
    液。对该患者最主要的处理措施是(　　)。

    A. 托起患侧乳房　　　　　　　　　B. 33%硫酸镁湿敷

    C. 局部物理疗法　　　　　　　　　D. 及时切开引流

228. 关于乳腺癌根治术后预防皮瓣下积血、积液的护理,下列叙述错误的是(　　)。

    A. 及早活动患侧肩部

    B. 伤口加压包扎

    C. 局部用沙袋压迫

    D. 引流管持续负压吸引

229. 胸腔闭式引流的作用不包括(　　)。

    A. 防止过多出血

    B. 去除胸膜腔的积气

    C. 促进肺复张

    D. 重建胸膜腔内负压

230. 患者,男性。与人打架时被刺一刀,急诊入院。入院时右胸部流血不止,且不时有气
    体逸出,血压 70/50 mmHg,脉搏 138 次/分。该患者最可能的诊断是(　　)。

    A. 气胸　　　　　　　　　　　　　B. 血胸

    C. 张力性气胸和血胸　　　　　　　D. 开放性气胸和血胸

231. 患者,男性,50岁。外伤导致多根多处肋骨骨折,出现小范围胸壁软化。首要的急救措施是( )。

    A. 镇痛   B. 给氧

    C. 胸带固定胸廓   D. 胸腔闭式引流

232. 腹腔穿刺抽到不凝固血液,可见于( )。

    A. 胃十二指肠溃疡急性穿孔

    B. 胆总管结石

    C. 急性阑尾炎

    D. 外伤性脾破裂

233. 患者,男性,56岁。胃大部分切除术后2周,进食10~20 min后出现上腹部饱胀感、恶心、呕吐、头晕、心悸、出汗、腹泻等表现。该患者首先应考虑的是( )。

    A. 吻合口瘘

    B. 吻合口梗阻

    C. 早期倾倒综合征

    D. 晚期倾倒综合征

234. 患者站立,于腹股沟下方扎止血带,待静脉充盈后,嘱患者快速下蹲运动15次。若曲张静脉充盈度明显减轻,说明( )。

    A. 深浅静脉交通支瓣膜功能不全

    B. 大隐静脉入股静脉处瓣膜功能不全

    C. 深静脉阻塞

    D. 深静脉通畅良好

235. 破伤风治疗中的重要环节是( )。

    A. 彻底清创,引流伤口,消除毒素来源

    B. 使用破伤风抗毒素,中和游离毒素

    C. 控制和解除肌痉挛,预防窒息

    D. 给予大量青霉素,抑制破伤风梭菌

236. 高钾血症患者发生心律失常时,应采取的措施是( )。

    A. 腹膜透析

    B. 静脉滴注林格液

    C. 静脉注射10%葡萄糖酸钙

    D. 静脉滴注5%碳酸氢钠

237. 下列选项中,与大肠癌发病有关的因素是( )。

    A. 低脂饮食   B. 低蛋白饮食

    C. 血吸虫性肉芽肿   D. 阿米巴结肠炎

238. 排便时及排便后肛门剧烈疼痛,粪便表面有少量鲜血,应考虑为( )。

    A. 一期内痔   B. 二期内痔

    C. 肛裂   D. 直肠息肉

239. 患者,男性,52岁。右上腹刀割样绞痛、发热、黄疸,间歇性反复发作。该患者最可能的诊断是(   )。

    A. 胰腺癌
        B. 肝外胆管结石

    C. 急性胆囊炎
        D. 肝癌

240. 患者,男性,22岁。溜冰时不慎跌倒,主诉当时右手掌撑地,右腕部剧痛。查体:右腕部肿胀,活动障碍,局部呈"银叉样"畸形。该患者可能发生了(   )。

    A. Smith 骨折
        B. 腕关节扭伤

    C. 掌骨骨折
        D. Colles 骨折

多项选择题

1. 患者术后 24 h 内体温过高的常见原因包括(   )。

    A. 低血压
        B. 肺不张

    C. 术后疼痛
        D. 输血反应

    E. 感染

2. 下列术后体位安置不恰当的有(   )。

    A. 颈部手术——高半坐卧位

    B. 腹部手术——平卧位

    C. 脊柱手术——半坐卧位

    D. 全麻未醒者——平卧位,头偏向一侧

    E. 颅脑手术——头低足高斜坡卧位

3. 膀胱刺激症状包括(   )。

    A. 尿频
        B. 尿急

    C. 尿痛
        D. 尿失禁

    E. 尿不尽

4. 颅内压增高导致的机体库欣(Cushing)反应包括(   )。

    A. 心搏出量减少
        B. 动脉压升高

    C. 呼吸深慢
        D. 心率减慢

    E. 心动过速

5. 食管癌患者术后实施胃肠减压,下列护理措施正确的有(   )。

    A. 术后 3~4 天持续性胃肠减压

    B. 严密观察引流液的量、性状及颜色,并准确记录

    C. 经常挤压胃管以避免堵塞

    D. 胃管不慎脱出,需即刻再行插入

    E. 肛门排气、胃肠减压引流量减少后,可拔管

6. 颅底骨折导致脑脊液鼻漏时,下列护理正确的有(　　　)。

    A. 消毒棉球堵塞鼻腔

    B. 清洁、消毒鼻前庭

    C. 禁忌腰椎穿刺

    D. 禁忌从鼻腔吸痰

    E. 避免挖耳、抠鼻

7. 关于淹溺者的现场救护,下列叙述正确的有(　　　)。

    A. 将淹溺者救出水后,对牙关紧闭者应捏住两侧颊肌用力将口启开

    B. 清理呼吸道后尽快实施心肺复苏

    C. 松解患者领口和腰带

    D. 应先排尽体内水分,再进行其他救护

    E. 有义齿者取出,并将舌拉出

8. 下列符合急性胰腺炎腹痛特点的为(　　　)。

    A. 刀割痛

    B. 向腰背部放射

    C. 进食后疼痛可缓解

    D. 呕吐后腹痛缓解

    E. 腹痛位于上腹正中偏右

9. 有机磷农药中毒患者的烟碱样症状包括(　　　)。

    A. 肌束颤动

    B. 牙关紧闭

    C. 全身肌肉强直性痉挛

    D. 流涎

    E. 瞳孔缩小

10. 关于 T 管引流的护理,下列叙述正确的有(　　　)。

    A. 术后 T 管应妥善固定,防止其扭曲、折叠

    B. 术后一周即可拔管

    C. 术后 24 h 引流量约为 300～500 ml

    D. 引流管的远端于平卧时低于腋中线,站立时低于引流管口平面

    E. 定时挤捏引流管,有阻塞时不可进行冲洗,以防感染

11. 腰椎麻醉的禁忌证为(　　　)。

    A. 颅内高压患者

    B. 穿刺部位有感染的患者

    C. 精神疾病患者

    D. 脊髓病变患者

    E. 凝血功能障碍者

12. 膀胱癌典型血尿的特点包括(   )。

    A. 胆红素尿   B. 无痛性

    C. 血红蛋白尿   D. 间歇性

    E. 持续性

13. 鼓励泌尿系统结石患者多饮水的目的为(   )。

    A. 有利于炎症扩散   B. 促进排石

    C. 补充血容量   D. 稀释尿液

    E. 预防感染

14. 关于脑震荡患者的护理,下列叙述正确的有(   )。

    A. 讲解疾病知识,缓解其紧张情绪

    B. 疼痛明显者遵医嘱适当给予镇静、镇痛药物

    C. 密切观察患者意识状态、生命体征及神经系统体征

    D. 嘱患者进行高强度的体能锻炼,增强体质

    E. 增加营养,补充健脑食品,尽量多用脑以尽快恢复脑功能

15. 术后切口裂开的原因包括(   )。

    A. 营养不良   B. 缝合不当

    C. 切口感染   D. 术中止血不完善

    E. 腹内压突然增高

16. 高渗性缺水常见的病因有(   )。

    A. 大创面的慢性渗液

    B. 水分摄入不足

    C. 消化液持续丢失

    D. 水分丧失过多

    E. 慢性肠瘘

17. 下列关于创伤修复的叙述,正确的为(   )。

    A. 基本方式是由伤后增生的细胞和细胞间质再生增殖、充填、连接或代替缺损组织

    B. 炎症反应阶段常持续5~8天

    C. 大多数组织伤后不能由原来性质的细胞修复

    D. 理想的修复是完全由原来性质的组织细胞修复缺损组织

    E. 组织修复多为成纤维细胞增生

18. 腹部闭合性损伤,腹腔内实质性脏器损伤的表现有(   )。

    A. 腹部肿块

    B. 腹膜刺激征

    C. 出现移动性浊音

    D. 面色苍白、脉率加快

    E. 弥漫性腹膜炎

19. 急性乳腺炎的病因包括(　　　　)。
    A. 细菌入侵　　　　　　　　　B. 乳汁过多
    C. 乳管不通　　　　　　　　　D. 乳房淋巴管阻塞
    E. 产后抵抗力下降

20. 外科患者应激状态下机体代谢变化的特征包括(　　　　)。
    A. 蛋白质分解加速
    B. 维生素代谢紊乱
    C. 水、电解质及酸碱平衡失调
    D. 处理葡萄糖能力增强
    E. 脂肪分解减少

21. 硬膜外麻醉患者的术中并发症包括(　　　　)。
    A. 全脊椎麻醉　　　　　　　　B. 血压下降
    C. 局麻药毒性反应　　　　　　D. 头痛
    E. 硬膜外血肿

22. 关于烧伤的护理,下列叙述错误的为(　　　　)。
    A. 严重烧伤患者早期最关键的护理措施是控制休克
    B. 轻度烧伤创面是主要感染源
    C. 呼吸道烧伤最重要措施为保持呼吸道通畅
    D. 眼部烧伤致眼睑闭合不全者,用无菌油纱布覆盖以保护眼球
    E. 会阴部烧伤多采取暴露疗法

23. 下列对各种气胸的急救方法,正确的有(　　　　)。
    A. 闭合性气胸肺萎陷 20% 时应穿刺抽气
    B. 张力性气胸致呼吸困难者须穿刺抽气
    C. 张力性气胸必要时开胸探查
    D. 开放性气胸首先应封闭伤口
    E. 闭合性气胸大量气胸者可行胸腔闭式引流术

24. 下列关于动脉硬化性闭塞症的叙述,正确的有(　　　　)。
    A. 主要累及大、中动脉
    B. 部分病例可伴有腹主动脉瘤
    C. 间歇性跛行是特征性表现
    D. 静息痛在肢体抬高时减轻,肢体下垂时加重
    E. 疼痛呈间断性,活动时更甚

25. 行胆囊切除术时,开腹探查胆总管的指征为(　　　　)。
    A. 胆总管扩张直径超过 1 cm
    B. 胆总管有梗阻
    C. 证实胆总管内有结石、蛔虫
    D. 术中胆管穿刺抽出脓性或血性胆汁

    E. 胆囊结石小,有可能通过胆囊管进入胆总管

26. 赵女士,35 岁。行甲状腺大部切除术,术后潜在的并发症有(　　)。

    A. 呼吸困难和窒息

    B. 喉上神经损伤

    C. 喉返神经损伤

    D. 甲状旁腺功能减退

    E. 甲状腺危象

27. 乳腺癌的转移途径包括(　　)。

    A. 局部浸润　　　　　　　　　B. 淋巴转移

    C. 血行转移　　　　　　　　　D. 种植转移

    E. 直接侵犯

28. 下列关于绞窄性肠梗阻的临床表现,正确的有(　　)。

    A. 腹腔叩诊有移动性浊音

    B. 肠内容物通过受阻

    C. 肠壁有血运障碍

    D. 肠管梗阻部位高

    E. 触诊有固定压痛,但无腹膜刺激征

29. 患者,男性,37 岁。饱餐、饮酒后出现上腹部持续性剧痛并向左肩、腰背部放射,伴恶心、呕吐 10 h。拟诊为急性胰腺炎。下列处理措施正确的有(　　)。

    A. 禁食、胃肠减压　　　　　　B. 胃肠外静脉营养

    C. 立即开腹探查　　　　　　　D. 血淀粉酶检测

    E. 按摩背部,增加舒适感

30. 下列选项中,可引起特异性感染的有(　　)。

    A. 破伤风梭菌　　　　　　　　B. 结核分枝杆菌

    C. 溶血性链球菌　　　　　　　D. 白念珠菌

    E. 葡萄球菌

31. 为中重度烧伤患者补液时应注意的原则有(　　)。

    A. 先盐后糖　　　　　　　　　B. 先晶后胶

    C. 先慢后快　　　　　　　　　D. 首选 0.9%氯化钠溶液

    E. 先快后慢

32. 脑挫裂伤常见的表现包括(　　)。

    A. 意识障碍　　　　　　　　　B. 去皮质强直

    C. 头痛　　　　　　　　　　　D. 血压升高

    E. 呼吸浅快

33. 下列关于女性乳房自我检查,叙述正确的有(　　)。

    A. 观察双侧乳房大小及外形是否对称

    B. 观察乳头有无溢液

C. 检查顺序依次为外上、外下、内下、内上象限

D. 20 岁以上女性应每 3 个月检查乳房一次

E. 最好在月经周期的第 7~10 天进行自检

34. 高位肠梗阻的临床表现有（　　）。

A. 腹痛　　　　　　　　　　　B. 腹胀

C. 腹部血块　　　　　　　　　D. 停止排便、排气

E. 呕吐出现较晚,可呈粪样

35. 关于下肢深静脉血栓形成的护理,下列措施正确的有（　　）。

A. 卧床休息　　　　　　　　　B. 抬高患肢并制动

C. 按摩患肢,减轻肿胀　　　　D. 给予低脂肪、高纤维饮食

E. 下床活动时穿医用弹力袜

判断题

1. 手术切口甲级愈合指愈合良好,无不良反应。　　　　　　　　（　　）
2. 处理胸部损伤,以抢救生命为首要原则,其次是修复损伤的组织器官和恢复生理功能。
　　　　　　　　　　　　　　　　　　　　　　　　　　　　（　　）
3. 痔切除术后第 1 天应绝对卧床休息。　　　　　　　　　　　　（　　）
4. 慢性阑尾炎多由急性阑尾炎发作时病灶未能彻底除去、残留感染,病情迁延不愈而导致。　　　　　　　　　　　　　　　　　　　　　　　　　　　（　　）
5. 手术室用的缝线的粗细以号码标明,常用的有 1~10 号线,号码越小表示线越粗。（　　）
6. 严重烧伤,特别是大面积烧伤患者,防治休克至关重要。　　　（　　）
7. 骨肉瘤多见于老年男性。　　　　　　　　　　　　　　　　　（　　）
8. 前列腺增生症患者发生急性尿潴留,首选的处理方法是留置导尿。（　　）
9. 动脉硬化性闭塞症患者的活动有"行动—疼痛—休息—缓解"的规律。（　　）
10. 肺癌最常见的早期症状是刺激性干咳。　　　　　　　　　　　（　　）
11. 乳腺癌术后当天应指导患者进行肩关节活动。　　　　　　　（　　）
12. 腹股沟直疝经腹股沟管突出,可进入阴囊。　　　　　　　　（　　）
13. 髋关节脱位后,可出现下肢缩短或外旋畸形。　　　　　　　（　　）
14. 代谢性酸中毒时,细胞内的 K^+ 向细胞外转移。　　　　　（　　）
15. 为烧伤患者补液,伤后第 1 个 24 h 补液总量的一半应在伤后 8 h 内输入。（　　）
16. 化学治疗最常见的给药途径为皮下给药。　　　　　　　　　（　　）
17. 急性颅内压增高早期患者的生命体征常有"二慢一高"现象,即呼吸、脉搏减慢,体温升高。　　　　　　　　　　　　　　　　　　　　　　　　　　（　　）
18. 痰细胞学检查是肺癌普查和诊断的一种简便有效的方法。　　（　　）

19. 手术操作不当是导致切口疝的重要原因。   （   ）

20. 肝损伤居腹部器官损伤的第一位。   （   ）

21. 部分乳腺囊性增生病患者,其乳房胀痛和月经周期有密切关系。   （   ）

22. 开放性气胸的急救处理,首先要使开放性气胸变成闭合性气胸,正确的做法是用无菌
    纱布及敷料在深呼气末封盖吸吮伤口,加压包扎固定,并迅速转送至医院。 （   ）

23. 发现患者的胸腔闭式引流管脱出,护士首先应给予插管。   （   ）

24. 急性阑尾炎最常见、最重要的体征为结肠充气试验阳性。   （   ）

25. 直肠指诊是确诊直肠癌最有效的方法。   （   ）

简答题

1. 简述腹部损伤患者病情观察的内容。

2. 简述血栓闭塞性脉管炎的主要临床表现。

3. 简述急性胰腺炎的治疗原则。

4. 简述内痔的分度及其临床表现。

5. 简述肌力的临床分级。

6. 简述腹部损伤时剖腹探查的指征。

7. 简述闭合性肾损伤的病理分型。

8. 简述肾结核的主要临床表现。

9. 简述腰椎间盘突出症的症状和体征。

10. 简述手外伤的现场急救措施。

11. 简述外科手术患者术后疼痛的原因。

12. 简述手术治疗甲状腺功能亢进的适应证。

13. 简述 T 管引流的护理。

14. 简述良性前列腺增生的临床表现。

15. 简述腹股沟斜疝的临床表现。

16. 简述颅底骨折时脑脊液漏的护理措施。

17. 简述乳腺癌患者术后患肢功能锻炼的方法。

18. 简述深静脉血栓非手术治疗患者的护理措施。

19. 简述防治破伤风并发症的措施。

20. 简述烧伤患者现场急救的措施。

论述题

1. 试述前列腺增生症患者术后的护理措施。

2. 试述胆囊结石患者术后的护理措施。

案例分析题

1. 患者,男性,75 岁。半年前出现吞咽粗硬食物时胸骨后不适,有哽咽感,偶有针刺样疼痛,一般饮水后缓解,近 3 个月出现进行性吞咽困难,干硬食物难以下咽,只能进食软质、半流质食物。入院后进行内镜检查,发现食管中胸段有 5.5 cm 管腔狭窄,黏膜溃烂。诊断:中胸段食管癌"溃疡浸润型"。拟行食管-胃吻合术。护士评估患者时,了解其有吸烟史 50 年,现每天仍吸烟 15~20 支,偶有饮酒,既往无糖尿病、冠心病、高血压病史。

(1)请列出针对该患者手术前的护理措施。

(2)请列出针对该患者手术后的护理措施。

2. 患者,男性,23 岁。骑自行车途中突发左腰部刀割样痛,向下腹部和外阴部放射,伴恶心、呕吐。查体:肾区有叩击痛,尿常规检查可见镜下血尿,疑有肾结石。

(1)本病重要的筛查手段是什么?

(2)预防本病的方法是什么?

3. 患儿,男性,8 岁。右手外伤后感染,右腋窝出现肿块,疼痛,伴发热、头痛 2 天。查体:体温 39 ℃,右侧腋窝有一个直径为 4 cm 大小的肿块,质韧,压痛,无波动感,皮肤红、肿、热。实验室检查:白细胞计数 $15×10^9$/L,中性粒细胞比例 89%。

(1)该患儿最可能的诊断是什么?

(2)针对该患儿的护理措施有哪些?

4. 张先生,45 岁。2 h 前因车祸送至医院。神志清醒,主诉胸痛、胸闷、呼吸困难。查体:右侧头面部擦伤,脉搏 100 次/分,血压 92/60 mmHg,呼吸 28 次/分,右胸腋中线第 6 肋处有一长约 4 cm 的伤口,有大量血性泡沫溢出,右胸触痛,出现反常呼吸运动。胸部 X 线检查显示:右侧第 4、5、6 肋骨多发骨折,右胸腔积气,右肺被压扁 40%,纵隔略左移。

(1)张先生的外伤诊断有哪些?

(2)应采取哪些急救措施?

(3)结合该病例,列举胸腔闭式引流的主要护理措施。(至少列出 4 条)

5. 患者,男性,45岁。因"右足底被铁钉刺伤7天,全身肌肉抽搐1 h"急诊入院。患者7天前在工地劳动时右足底被生锈的铁钉刺伤,用布条包扎做简单处理,继续工作。1天前患者出现头晕、乏力、多汗、张口不便,自以为是伤口发炎造成的,在家自服消炎药治疗。1 h前自感呼吸困难、出现牙关紧闭伴全身肌肉抽搐,家人呼叫救护车送入急诊。查体:血压150/80 mmHg,神志清楚,苦笑面容,大汗淋漓,呼吸急促,磨牙,面色发绀,头后仰,颈项强直,角弓反张,四肢肌肉阵发性抽搐。

(1)该患者最可能的诊断是什么? 有何依据?

(2)此时应采取的紧急措施有哪些?

6. 患者,男性,31岁。上腹部、脐周疼痛6 h入院,急性病容。查体:体温38.9 ℃,脉搏108次/分,血压112/88 mmHg,右下腹压痛、肌紧张、反跳痛。实验室检查:白细胞计数12×10^9/L,中性粒细胞比例0.82%。B超检查示:阑尾肿大。诊断为急性阑尾炎,行阑尾切除术。

(1)该患者术前的护理措施有什么?

(2)该患者阑尾切除术后可能出现的主要并发症有哪些?

7. 患者,男性,42 岁。患胃溃疡 8 年余,近几个月来自觉症状加重。6 h 前患者进食后突感上腹部刀割样剧痛,很快延及全腹,伴恶心、呕吐。查体:体温 37.1 ℃,脉搏 106 次/分,呼吸 24 次/分,血压 110/80 mmHg。腹式呼吸消失,板状腹,全腹压痛和反跳痛,肠鸣音明显减弱,肝浊音界消失,移动性浊音阳性。

(1)该患者最可能并发了什么问题?

(2)该患者目前的主要护理诊断/问题及缓解疼痛的护理措施是什么?

8. 患者,女性,48 岁。主诉心慌不适、怕热,易饥饿和多汗。查体:甲状腺肿大,双手震颤,突眼,心率 120 次/分,基础代谢率(BMR)+45%。临床诊断:甲状腺功能亢进。拟行手术治疗。

(1)甲状腺切除术后最危急的并发症是什么? 主要的临床表现是什么?

(2)发生上述并发症的主要原因是什么? 该如何护理?

9. 患者,男性,45 岁。体重 60 kg,肠梗阻术后第 2 天,禁食、持续胃肠减压。自诉头晕、四肢无力、尿量减少。查体:T 37.2 ℃,P 110 次/分,R 22 次/分,BP 80/50 mmHg。辅助检查:血清 Na^+130 mmol/L,血清 K^+3.0 mmol/L。

(1)该患者出现了何种类型的水、电解质紊乱?

(2)目前针对该患者应采取的护理措施有哪些?

10. 患者,女性,51 岁。4 个月前无意中发现左侧乳房内有无痛性肿块,肿块初起时较小,近 1 个月来生长较快。查体:两侧乳房大小对称,外形无改变,无乳头溢液,左侧乳房外上象限可扪及一个 5 cm×3 cm 的质硬肿块,边界不清,表面不光滑,活动度尚可,同侧腋窝可扪及多个散在可推动的淋巴结。考虑为乳腺癌,拟行手术治疗收入院。

(1)若对该患者行乳腺癌改良根治术,术后主要的护理措施有哪些?

(2)如何对该患者进行健康教育?

第四部分

妇产科护理学

单项选择题

1. 卵子在输卵管受精的部位是（　　）。
   A. 子宫颈部
   B. 峡部
   C. 壶腹部
   D. 伞部

2. 下列关于早期妊娠的叙述，正确的是（　　）。
   A. 妊娠 12 周后，子宫增大超出盆腔，引起尿频
   B. 已婚生育年龄妇女，平素月经规律，一旦月经过期 10 天及以上应疑为妊娠
   C. 停经 6 周左右的妇女都具有早孕反应
   D. 子宫增大稍软是确定早孕最可靠的依据

3. 我国规定的围生期是（　　）。
   A. 从胚胎形成至产后 7 天
   B. 从妊娠满 28 周至产后 7 天
   C. 从妊娠满 20 周至产后 28 天
   D. 从妊娠满 28 周至产后 28 天

4. 异位妊娠最常见的着床部位是（　　）。
   A. 卵巢
   B. 输卵管峡部
   C. 子宫角
   D. 输卵管壶腹部

5. 头先露时，胎头以下列哪条径线通过产道最小径线？（　　）
   A. 枕下前囟径　　B. 双顶径　　C. 枕额径　　D. 枕颏径

6. 头先露中最常见的是（　　）。
   A. 前囟先露　　B. 额先露　　C. 面先露　　D. 枕先露

7. 对异位妊娠患者，下列哪一项检查最有助于诊断？（　　）
   A. 附件区可触及有触痛的包块
   B. 腹膜刺激征明显
   C. 血 hCG 阳性，阴道后穹隆穿刺抽出不凝血
   D. 血红蛋白降低

8. 正常妊娠孕妇在整个妊娠期平均体重增加（　　）。
   A. 5.0 kg
   B. 10.0 kg
   C. 12.5 kg
   D. 15.0 kg

9. 流产的定义是(　　)。

    A. 妊娠不足 37 周,胎儿体重不足 2 500 g 而终止者

    B. 妊娠不足 28 周,胎儿体重不足 1 000 g 而终止者

    C. 妊娠不足 24 周,胎儿体重不足 1 000 g 而终止者

    D. 妊娠不足 20 周,胎儿体重不足 1 000 g 而终止者

10. 影响分娩的因素不包括(　　)。

    A. 产力　 B. 产道

    C. 胎儿　 D. 血压

11. 诊断前置胎盘最可靠且安全的方法是(　　)。

    A. 阴道双合诊　 B. 肛查

    C. 双下腹可闻及胎盘杂音　 D. B 超检查

12. 产妇胎膜早破时,垫高臀部的目的是防止(　　)。

    A. 脐带脱垂　 B. 局部缺血

    C. 羊水流出　 D. 感染

13. 患者,女性,26 岁。停经 48 天,出现阴道流血 2 天。护理评估时主要围绕下列疾病问诊,但不包括(　　)。

    A. 异位妊娠　 B. 先兆流产

    C. 月经不调　 D. 卵巢肿瘤蒂扭转

14. 妊娠期高血压疾病的基本病理生理变化是(　　)。

    A. 肾小球滤过率降低　 B. 全身小动脉痉挛

    C. 水钠潴留　 D. 弥散性血管内凝血

15. 妊娠期心排血量的高峰期是(　　)。

    A. 妊娠 24~27 周　 B. 妊娠 28~31 周

    C. 妊娠 32~34 周　 D. 妊娠 35~38 周

16. 孕妇,妊娠 35 周。子宫收缩(宫缩)规律,间隔 5~6 min,持续约 40 s,查宫颈管消退 80%,宫口扩张 3 cm,应诊断是(　　)。

    A. 先兆临产　 B. 早产临产

    C. 假临产　 D. 足月临产

17. 孕妇,30 岁。孕 3 产 0,现妊娠 37 周。自诉阴道无痛、无诱因出血 3 天。在检查项目中能协助确诊的检查是(　　)。

    A. 肛查　 B. 妇科内诊

    C. B 超检查　 D. 腹腔镜

18. 患者,女性,32 岁,已婚。停经 56 天,阴道少量出血,4 h 前突感下腹撕裂样剧痛伴明显肛门胀感,血压 64/42 mmHg。妇科检查:子宫颈抬举痛明显,子宫稍大而软,右附件有明显触痛。考虑该患者发生了(　　)。

    A. 先兆流产　 B. 异常子宫出血

    C. 异位妊娠　 D. 卵巢囊肿扭转

19. 下列关于不协调性宫缩乏力处理方法的叙述,正确的是(　　)。

A. 第一产程中可肌内注射哌替啶

B. 静脉滴注缩宫素

C. 即刻剖宫产

D. 行人工破膜术

20. 患者,女性,24 岁。停经 56 天,突发腹部剧痛,面色苍白,脉搏细数,急诊诊断为输卵管妊娠破裂,内出血休克。首要的急救措施是(　　)。

A. 扩容,静脉滴注右旋糖酐　　　　B. 立即剖腹探查

C. 边抗休克边进行手术抢救　　　　D. 口服止血药

21. 维持宫颈正常位置的韧带是(　　)。

A. 阔韧带　　　　　　　　　　　　B. 主韧带

C. 圆韧带　　　　　　　　　　　　D. 宫骶韧带

22. 前置胎盘的主要临床症状是(　　)。

A. 妊娠期出现腹痛、阴道流血

B. 妊娠晚期或临产时,发生无诱因、无痛性阴道流血

C. 妊娠期发生无诱因、无痛性阴道流血

D. 妊娠晚期或临产时,发生无诱因阴道流血,伴腹痛

23. 妊娠合并糖尿病产妇娩出的新生儿,娩出后应(　　)。

A. 早吸吮　　　　　　　　　　　　B. 母乳喂养

C. 滴服葡萄糖液　　　　　　　　　D. 不需喂哺

24. 下列关于评估子宫复旧情况的叙述,正确的是(　　)。

A. 产后 10 天缩小至约妊娠 12 周大小

B. 产后 10 天子宫降至骨盆腔内

C. 产后 7 周子宫恢复至正常未孕大小

D. 产后 2 周子宫重量约为 500 g

25. 下列属于女性内生殖器的是(　　)。

A. 阴蒂　　　　　　　　　　　　　B. 处女膜

C. 输卵管　　　　　　　　　　　　D. 前庭大腺

26. 可形成子宫下段的是(　　)。

A. 子宫角　　　　　　　　　　　　B. 子宫颈

C. 子宫峡部　　　　　　　　　　　D. 宫颈阴道部

27. 输卵管结扎术的结扎部位通常在输卵管的(　　)。

A. 间质部　　　　　　　　　　　　B. 峡部

C. 壶腹部　　　　　　　　　　　　D. 伞部

28. 胚胎已在宫内死亡,但未自然排出的情况在临床上被称为(　　)。

A. 感染性流产　　　　　　　　　　B. 难免流产

C. 早产　　　　　　　　　　　　　D. 稽留流产

29. 调节子宫内膜增殖期变化的是( )。

    A. 孕激素   B. 雌激素

    C. 雄激素   D. 黄体生成素

30. 引起输卵管妊娠的主要原因是( )。

    A. 子宫内膜异位症   B. 输卵管发育异常

    C. 输卵管炎症   D. 输卵管结扎手术后

31. 子宫病理性缩复环可见于( )。

    A. 前置胎盘   B. 多胎妊娠

    C. 先兆子宫破裂   D. 胎盘早剥

32. 下列关于硫酸镁的应用,错误的是( )。

    A. 能较好地预防控制子痫的发作

    B. 24 h 用量不得超过 10 g

    C. 每小时尿量少于 25 ml,每分钟呼吸不足 16 次时停止使用

    D. 发生毒性反应时用 10% 的葡萄糖酸钙缓慢推注

33. 子痫前期的治疗原则是( )。

    A. 降压、镇静,纠正缺氧,适时终止妊娠

    B. 镇静、解痉、降压、纠正酸中毒,适时终止妊娠

    C. 合理扩容及解痉,降压、镇痛,适时终止妊娠

    D. 解痉、降压、镇静,合理扩容及利尿,适时终止妊娠

34. 产妇送入产房准备接生的指征是( )。

    A. 初产妇宫口开至 10 cm,经产妇宫口开大 4 cm 且宫缩好

    B. 初产妇宫口开至 3~4 cm,经产妇宫口开大 10 cm 且宫缩好

    C. 初产妇宫口开至 3~4 cm,经产妇宫口开大 4 cm 且宫缩好

    D. 初产妇宫口开至 10 cm,经产妇宫口开大 10 cm 且宫缩好

35. 某 26 岁初产妇,双胎妊娠 35 周,因下腹疼痛 2 h 入院。查体:宫口开大 6 cm。其最可能发生的情况是( )。

    A. 早产   B. 前置胎盘

    C. 胎盘早剥   D. 妊娠期高血压疾病

36. 下列哪项不是胎盘的功能?( )

    A. 气体交换   B. 供应营养

    C. 有利于胎儿体液平衡   D. 防御功能

37. 下列不属于正常宫缩特点的是( )。

    A. 对称性   B. 节律性

    C. 随意性   D. 极性

38. 下列不属于胎儿附属物的是( )。

    A. 胎盘   B. 子宫肌壁

    C. 羊水   D. 脐带

39. 下列哪项不是临产的标志? (　　)
    A. 有规律且逐渐增强的宫缩 　　　　B. 进行性宫颈管消失
    C. 宫缩间歇时间约为 20 min 　　　　D. 宫颈口扩张

40. 初产妇上产床待产应在宫口开大(　　)。
    A. 10 cm 　　　　B. 4 cm
    C. 6 cm 　　　　D. 8 cm

41. 胚胎开始称为胎儿的妊娠周数是(　　)。
    A. 第 10 周 　　　　B. 第 11 周
    C. 第 8 周 　　　　D. 第 12 周

42. 第一产程潜伏期延长指潜伏期超过(　　)。
    A. 16 h 　　　　B. 8 h
    C. 10 h 　　　　D. 12 h

43. 孕妇自我监测胎儿安危的简单有效的方法是(　　)。
    A. 胎动计数 　　　　B. 计算孕龄
    C. 测量体重 　　　　D. 睡眠情况

44. B 超可见胎心搏动的时间是(　　)。
    A. 妊娠 8 周末起 　　　　B. 妊娠 12 周末起
    C. 妊娠 16 周末起 　　　　D. 妊娠 18 周末起

45. 某初孕妇,32 岁。妊娠 38 周,腹部触诊,宫底部可触及圆而硬的胎儿部分,腹部右侧凹凸不平,左侧相对平坦,胎心音在脐上听得最清楚。该孕妇的胎儿胎位最可能是(　　)。
    A. 枕左前位 　　　　B. 枕右前位
    C. 骶左前位 　　　　D. 骶右前位

46. 能够反映胎儿肺成熟度的检查是(　　)。
    A. AFP 检查 　　　　B. 卵磷脂与鞘磷脂比值
    C. 胎心检测 　　　　D. 缩宫素激惹试验

47. 产后出血指(　　)。
    A. 胎儿娩出后 24 h 内阴道分娩者出血量超过 500 ml
    B. 胎盘娩出后 12 h 内阴道分娩者出血量超过 500 ml
    C. 胎儿娩出后 12 h 后阴道分娩者出血量达到 500 ml
    D. 胎盘娩出后 24 h 后阴道分娩者出血量达到 800 ml

48. 某产妇,妊娠 29 周。因出现无诱因、无痛性阴道流血来院检查,此时一般不主张进行的检查是(　　)。
    A. 阴道检查 　　　　B. 胎心监护
    C. 超声检查 　　　　D. 腹部检查

49. 女性青春期的重要标志是(　　)。
    A. 出现阴毛及腋毛 　　　　B. 乳房丰满
    C. 月经初潮 　　　　D. 音调变高

50. 第二产程延长指行硬脊膜外阻滞的初产妇第二产程超过(　　)。
   A. 1 h
   B. 2 h
   C. 3 h
   D. 4 h

51. 妊娠末期,孕妇若较长时间取仰卧姿势,易发生(　　)。
   A. 妊娠期高血压疾病
   B. 前置胎盘
   C. 胎膜早破
   D. 仰卧位低血压综合征

52. 妊娠期高血压疾病患者,在病房突发抽搐时,护士应首要采取的护理措施是(　　)。
   A. 使患者取头低侧卧位
   B. 加床档,防止受伤
   C. 测量生命体征
   D. 用舌钳固定舌头,防止舌咬伤及舌后坠,保持呼吸道通畅

53. 产妇在产房内待产,护士讲解正常的脐带结构是(　　)。
   A. 1 条脐动脉,2 条脐静脉
   B. 2 条脐动脉,2 条脐静脉
   C. 2 条脐动脉,1 条脐静脉
   D. 静脉较粗,血管壁厚

54. 硫酸镁治疗妊娠期高血压疾病发生毒性作用时,护士最先观察到的症状是(　　)。
   A. 血压过低
   B. 呼吸减慢
   C. 膝反射减退或消失
   D. 心率减慢

55. 孕妇发生早产时容易变得焦虑,主要因为担心(　　)。
   A. 难产
   B. 胎儿畸形
   C. 产程延长
   D. 早产儿预后

56. 患者,女性,28 岁。高处骑跨式摔落,外阴受伤,自诉疼痛难忍,体检发现外阴血肿。
   患者最可能的损伤部位是(　　)。
   A. 小阴唇
   B. 大阴唇
   C. 处女膜
   D. 阴蒂部

57. 枕先露的指示点是(　　)。
   A. 枕骨
   B. 颏骨
   C. 骶骨
   D. 臀部

58. 初产妇,26 岁。足月临产,宫缩具有正常的节律性、对称性和极性,但宫缩间隔 0.5 ~
   10 min,持续 5 s,产程进展缓慢,胎心音 135 次/分。应首先考虑是(　　)。
   A. 产道异常
   B. 协调性宫缩乏力
   C. 协调性宫缩过强
   D. 不协调性宫缩乏力

59. 患者,女性。心功能Ⅲ级,既往有心力衰竭病史,现妊娠 16 周,应采取的治疗原则
   是(　　)。
   A. 足月后生产
   B. 剖宫产
   C. 终止妊娠
   D. 随时观察,严密监护

60. 初产妇,顺产后 2 天,乳房胀痛,下列护理措施不妥当的是(　　)。
   A. 尽早哺乳
   B. 穿戴乳罩

C. 哺乳前用毛巾冷敷双乳房   D. 按摩乳房

61. 产妇顺产后 2 天会阴侧切伤口水肿,局部湿热敷宜选择的溶液是(　　　)。

     A. 75% 乙醇   B. 1% 乳酸

     C. 1% 溴己新   D. 50% 硫酸镁

62. 某产妇,足月产后 3 天,出现下腹痛,体温升高,恶露多,有臭味,子宫底位于脐上 1 指,子宫体软。下列护理措施中,错误的是(　　　)。

     A. 做好会阴护理   B. 取半卧位或抬高床头

     C. 监测体温变化   D. 采用盆浴治疗感染

63. 孕妇,25 岁,平素月经规律,末次月经为 2021 年 12 月 7 日,估计其预产期是(　　　)。

     A. 2022 年 9 月 14 日   B. 2022 年 8 月 13 日

     C. 2022 年 7 月 16 日   D. 2022 年 8 月 25 日

64. 基础体温测定,停经后体温升高(　　　)不见下降,早孕的可能性大。

     A. 7 天   B. 10 天

     C. 14 天   D. 18 天

65. 下列关于产后出血的应急护理,错误的是(　　　)。

     A. 应迅速而又有条不紊地实施抢救

     B. 医生到达后,方可采取止血措施

     C. 宫缩乏力引起的出血应立即按摩子宫

     D. 应用宫缩剂无效者可用纱条填塞

66. 孕妇,30 岁。妊娠 35^{+2} 周,患有重度妊娠期高血压疾病,首选的药物应是(　　　)。

     A. 强镇静药   B. 扩容药

     C. 利尿药   D. 解痉药

67. 初产妇,孕 38 周。因重度妊娠期高血压疾病住院治疗 3 天,症状不见改善,血压 185/120 mmHg,尿蛋白(+++)。突然阴道流水,羊水Ⅲ度粪染,胎心 115 次/分。应采取的措施是(　　　)。

     A. 立即行剖宫产术   B. 继续解痉、降压治疗

     C. 缩宫素静脉滴注引产   D. 人工破膜加缩宫素静脉滴注引产

68. 初产妇,34 岁。妊娠 34^{+4} 周,血压 150/100 mmHg,尿蛋白(+),水肿(++),无头晕等自觉症状。对该患者首要的处理原则是(　　　)。

     A. 住院治疗   B. 扩充血容量

     C. 加强产前检查   D. 立即终止妊娠

69. 患者,女性,30 岁。月经周期规律,为 35 天,其排卵日大约为月经周期的(　　　)。

     A. 第 14 天   B. 第 16 天   C. 第 21 天   D. 第 19 天

70. 初孕妇,26 岁。停经 38 周,在家拖地时突然感觉阴道流水,急诊入院。确定阴道流水是否为羊水的最准确的方法是(　　　)。

     A. B 超   B. 阴道液 pH 试纸测试

     C. 苏丹Ⅲ染色   D. 阴道检查

71. 子宫最狭窄的部分是(　　)。
    A. 组织学内口　　　　　　　　B. 解剖学内口
    C. 子宫峡部　　　　　　　　　D. 子宫颈管

72. 下列关于子宫解剖结构的叙述,正确的是(　　)。
    A. 成年女性的子宫长 7~8 cm,宽 4~5 cm,厚 2~3 cm
    B. 成人子宫体与子宫颈的比例为 1∶2
    C. 子宫颈主要由平滑肌构成
    D. 成年未生育女性的子宫颈管长 4~5 cm

73. 妇女站立时骨盆入口平面与地平面所形成的角度,正常是(　　)。
    A. 50°　　　　　　　　　　　B. 55°
    C. 60°　　　　　　　　　　　D. 65°

74. 下列关于产程时间的叙述,错误的是(　　)。
    A. 初产妇第一产程需 11~12 h
    B. 初产妇第二产程需 1~2 h
    C. 第三产程不超过 15 min
    D. 经产妇第二产程一般于数分钟内完成

75. 骨盆出口横径指(　　)。
    A. 坐骨结节中段外侧缘之间的距离
    B. 两侧坐骨结节内侧缘之间的距离
    C. 坐骨结节后端外侧缘之间的距离
    D. 坐骨结节后端内侧缘之间的距离

76. 关于第三产程的胎盘剥离征象,下列叙述正确的是(　　)。
    A. 子宫底升至脐上,变硬呈球形
    B. 阴道有大量出血
    C. 子宫轮廓不清,质软
    D. 阴道口外露的脐带长度缩短

77. 胎盘附着部位的子宫内膜修复需至产后(　　)。
    A. 1 周　　　　　　　　　　　B. 2 周
    C. 6 周　　　　　　　　　　　D. 7 周

78. 下列关于宫缩乏力的病因,错误的是(　　)。
    A. 头盆不称　　　　　　　　　B. 羊水过少
    C. 精神过度紧张　　　　　　　D. 内分泌失调

79. 第一产程宫口扩张主要依靠(　　)。
    A. 羊膜囊扩张　　　　　　　　B. 胎先露压迫
    C. 规律宫缩　　　　　　　　　D. 腹压

80. 第一产程发生羊水栓塞时的处理原则是(　　)。
    A. 应用催产素加速宫缩结束分娩

B. 立即行剖宫产

C. 立即切除子宫,阻断羊水继续进入母体循环

D. 改善母体呼吸循环功能,改善低氧血症,待病情平稳后再处理分娩

81. 产妇陈某,经阴道分娩一女婴,过程顺利。为预防尿潴留的发生,应指导她产后第1次排尿是在(　　)。

A. 4 h 内　　　　　　　　　　　　B. 5 h 内

C. 6 h 内　　　　　　　　　　　　D. 7 h 内

82. 产妇生产后,宫颈管复原的时间是(　　)。

A. 产后 1 周　　　　　　　　　　B. 产后 3 天

C. 产后 2 周　　　　　　　　　　D. 产后 3 周

83. 临产后的主要产力是(　　)。

A. 宫缩力　　　　　　　　　　　　B. 腹肌收缩力

C. 膈肌收缩力　　　　　　　　　　D. 肛提肌收缩力

84. 妊娠期进行糖尿病筛查的时间是(　　)。

A. 妊娠 12 周以前　　　　　　　　B. 妊娠 13~23 周

C. 妊娠 24~28 周　　　　　　　　D. 妊娠 29~36 周

85. 正常妊娠 24 周末,子宫底高度在(　　)。

A. 脐下 1 横指　　　　　　　　　　B. 平脐

C. 脐上 2 横指　　　　　　　　　　D. 脐上 1 横指

86. 患者,女性,45 岁。足月产一次,现存子女零人,流产两次,无早产。其生育史应描述为(　　)。

A. 1-0-2-0　　　　　　　　　　　B. 0-2-2-1

C. 2-1-0-2　　　　　　　　　　　D. 0-2-1-2

87. 未进行母乳喂养或未做到及时有效的母乳喂养的产妇,通常可于产后 3~4 天因乳房血管、淋巴管极度充盈导致发热,称为(　　)。

A. 产褥热　　　　　　　　　　　　B. 产后热

C. 泌乳热　　　　　　　　　　　　D. 乳腺炎

88. 有维持子宫前倾位置作用的韧带是(　　)。

A. 阔韧带　　　　　　　　　　　　B. 圆韧带

C. 主韧带　　　　　　　　　　　　D. 宫骶韧带

89. 输卵管由内向外依次分为(　　)。

A. 峡部、间质部、壶腹部、伞部

B. 伞部、壶腹部、峡部、间质部

C. 间质部、壶腹部、伞部、峡部

D. 间质部、峡部、壶腹部、伞部

90. 某妇女,卵巢功能逐渐减退,月经不规律,生殖器开始萎缩,其正处于人生的(　　)。

A. 老年期　　　　　　　　　　　　B. 围绝经期

C. 性成熟期   D. 青春期

91. 卵子排出后未受精,黄体开始萎缩是在排卵后的( )。

     A. 5~6 天   B. 7~8 天

     C. 9~10 天   D. 11~12 天

92. 某孕妇,27 岁,妊娠 8 周。其不应出现的表现是( )。

     A. 尿妊娠试验阳性   B. 尿频现象

     C. 耻骨联合上 2 横指触及子宫底   D. 乳房增大,乳头、乳晕着色

93. 胎先露指( )。

     A. 最先进入骨盆入口的胎儿部分

     B. 胎儿先露部的指示点与母体骨盆的关系

     C. 胎儿纵轴与母体纵轴的关系

     D. 胎儿身体各部分的相互关系

94. 初孕妇,妊娠 40 周。LOA,规律宫缩 17 h,宫口开大 3 cm,胎心 140 次/分,宫缩高峰时,子宫不硬,无头盆不称。该产妇除有宫缩乏力外,还可诊断为( )。

     A. 第二产程延长   B. 活跃期延长

     C. 活跃期缩短   D. 潜伏期延长

95. 分娩期产妇一旦发现先兆子宫破裂,首选的措施是( )。

     A. 抗休克,静脉输液、输血   B. 停止一切操作,立即抑制宫缩

     C. 行阴道助产,尽快结束分娩   D. 大量应用抗生素预防感染

96. 受精后( )的人胚,称为胚胎。

     A. 8 周   B. 9 周

     C. 10 周   D. 11 周

97. 关于各种流产相对应的临床特点,下列叙述正确的是( )。

     A. 完全流产:腹痛,阴道流血,宫口已开

     B. 先兆流产:宫口未开,阴道流血量少于月经量

     C. 难免流产:阴道出血少,未破膜

     D. 不全流产:宫口未开,阴道流血减少

98. 下列关于母乳喂养的叙述,正确的是( )。

     A. 时间原则是按需哺乳

     B. 乳母患乙型肝炎时不能哺乳

     C. 哺乳期以 10 个月至 2 年为宜

     D. 每次哺乳时间为 30 min

99. 下列哪种临床表现更符合输卵管妊娠的诊断?( )

     A. 突然感到撕裂样剧痛,自下腹一侧开始向全腹扩散,阴道流血量少,色暗红

     B. 下腹中央呈阵发性坠痛,阴道流血量开始少,后增多,有小血块或绒毛排出

     C. 持续性疼痛,从上腹开始经脐周转至右下腹,无阴道流血

     D. 下腹一侧突发性疼痛,无或有如月经量的阴道流血

100. 初孕妇,妊娠 37⁺² 周。基础血压不高。近 5 天头痛、眼花,血压 160/100 mmHg,尿蛋白(++),尿雌激素/肌酐值为 11,胎心 148 次/分。此时如何处理最恰当?(　　)

　　A. 积极治疗至妊娠 39 周时,终止妊娠

　　B. 积极治疗 24~48 h 后若无明显好转,终止妊娠

　　C. 积极治疗,等待自然分娩

　　D. 静脉滴注缩宫素引产

101. 盆腔炎性疾病中最常见的是(　　)。

　　A. 子宫内膜炎　　　　　　　　　B. 输卵管炎及输卵管卵巢炎

　　C. 子宫颈炎　　　　　　　　　　D. 输卵管卵巢脓肿

102. 卵巢肿瘤发病的高危因素是(　　)。

　　A. 内分泌因素　　　　　　　　　B. 病毒感染

　　C. 物理因素　　　　　　　　　　D. 环境因素

103. 患者,女性,30 岁。被诊断为左侧卵巢囊性肿瘤 1 个月,10 min 前快速变动体位时,突发左侧下腹部剧烈疼痛,伴恶心、呕吐,肢体末端湿冷,血压下降。此时初步考虑是(　　)。

　　A. 肿瘤转移　　　　　　　　　　B. 肿瘤蒂扭转

　　C. 肿瘤恶变　　　　　　　　　　D. 肿瘤脱落

104. 目前诊断子宫内膜异位症的最佳方法是(　　)。

　　A. 阴道 B 超　　　　　　　　　　B. 腹部 B 超

　　C. 子宫镜检查　　　　　　　　　D. 腹腔镜检查

105. 成年女性子宫体与子宫颈的比例是(　　)。

　　A. 1:1　　　　　　　　　　　　B. 1:2

　　C. 2:1　　　　　　　　　　　　D. 2:3

106. 引起继发性闭经的原因中,最常见的是(　　)。

　　A. 中枢神经系统疾病　　　　　　B. 垂体肿瘤

　　C. 卵巢功能早衰　　　　　　　　D. 刮宫过度

107. 患者,女性,43 岁。诊断为子宫肌瘤,医嘱明天行子宫全切除。术前准备与普外手术不同的是(　　)。

　　A. 皮肤准备　　　　　　　　　　B. 膀胱准备

　　C. 阴道准备　　　　　　　　　　D. 床单位准备

108. 葡萄胎患者宜选用的避孕方法是(　　)。

　　A. 免疫避孕法　　　　　　　　　B. 安全期避孕

　　C. 宫内节育器避孕　　　　　　　D. 避孕套

109. 卵巢肿瘤蒂扭转的主要症状是(　　)。

　　A. 发热　　　　　　　　　　　　B. 急性腹痛

　　C. 呕吐　　　　　　　　　　　　D. 白细胞计数升高

110. 确诊早期子宫颈癌可依靠(　　)。

　　A. 白带多,性交后偶有出血　　　B. 超声检查

C. 宫颈锥切术   D. 宫颈细胞学检查

111. 功能失调性子宫出血是指(　　　)。

    A. 生育年龄的异常子宫出血

    B. 生殖内分泌轴功能紊乱所致的异常子宫出血

    C. 生殖器无明显器质性病变的异常子宫出血

    D. 伴有轻度子宫内膜非特异性炎症的子宫出血

112. 葡萄胎清宫后,随访时最重要的监测项目是(　　　)。

    A. B超检查   B. 宫颈细胞涂片检查

    C. 内镜检查   D. 血 hCG 检查

113. 妇科检查中用于确诊子宫颈癌的可靠方法是(　　　)。

    A. 碘试验

    B. 阴道镜检查

    C. 子宫颈活组织病理检查

    D. 子宫颈刮片 LCT 细胞学检查

114. 滴虫阴道炎的典型阴道分泌物是(　　　)。

    A. 凝乳样   B. 稀薄脓性,泡沫状

    C. 黄水状   D. 乳白色或透明状

115. 子宫颈癌早期患者随着病变的发展可出现的症状是(　　　)。

    A. 更年期有周期性短的阴道出血

    B. 绝经后出血

    C. 接触性出血

    D. 阴道分泌物为泡沫样

116. 外阴阴道假丝酵母菌病主要的病原体是(　　　)。

    A. 近平滑假丝酵母菌   B. 光滑假丝酵母菌

    C. 白假丝酵母菌   D. 热带假丝酵母菌

117. 下列关于子宫颈癌的叙述,正确的是(　　　)。

    A. 未婚及已婚未育女性发病率高

    B. HPV 感染是导致子宫颈癌最主要的因素

    C. 以腺癌为主

    D. 阴道镜检查是确诊子宫颈癌的方法

118. 下列恶性肿瘤中,目前在发展中国家对女性威胁最大的是(　　　)。

    A. 阴道癌   B. 输卵管癌

    C. 子宫颈癌   D. 子宫内膜癌

119. 子宫肌瘤最常见的症状是(　　　)。

    A. 白带增多   B. 经量增多

    C. 尿频   D. 不孕

120. 绒毛膜癌最常见的转移部位是(　　)。
    A. 脑
    B. 肝
    C. 子宫颈
    D. 肺

121. 子宫内膜异位症的主要临床特点是(　　)。
    A. 疼痛开始于月经第 1 天至第 2 天
    B. 继发性痛经进行性加重
    C. 多发生于 40~50 岁的妇女
    D. 病灶局限在生殖系统

122. 绒毛膜癌主要的死亡原因是(　　)。
    A. 肺转移
    B. 脑转移
    C. 阴道转移
    D. 淋巴转移

123. 下列关于葡萄胎患者处理方法,正确的是(　　)。
    A. 若阴道出血量不多,可暂不手术
    B. 行清宫术前滴注缩宫素以减少术中出血
    C. 卵巢黄素化囊肿均需手术切除
    D. 清宫患者需定期随访

124. 筛查子宫颈癌最好的方案是(　　)。
    A. 碘试验阴性区-宫颈活组织检查
    B. 宫颈刮片细胞学检查-宫颈活组织检查
    C. 阴道镜检查-宫颈活组织检查
    D. 宫颈细胞学检查-阴道镜检查-宫颈活组织检查

125. 下列不属于正常月经表现的是(　　)。
    A. 月经周期一般为 21~35 天
    B. 正常月经一般持续 2~8 天,平均 4~6 天
    C. 每次月经量一般为 50~80 ml
    D. 多数妇女月经期无特殊症状,少数妇女可有下腹及腰骶部下坠感,一般不影响工作和学习

126. 下列关于妇科检查的叙述,错误的是(　　)。
    A. 检查前应嘱患者排空膀胱
    B. 正常月经期应避免检查
    C. 男医务人员为患者做妇科检查时,无需女医护人员在场
    D. 使用窥阴器置入阴道时,应闭合两叶

127. 患者,女性,55 岁。因绝经 5 年后出现阴道不规则流血入院,经检查诊断为子宫内膜癌。患者咨询本病最常用的治疗方案,护士正确的回答是(　　)。
    A. 化疗
    B. 手术治疗
    C. 中药治疗
    D. 放疗

128. 卵巢肿瘤的主要治疗原则是( )。
    A. 激素疗法　　　　　　　　　　　B. 化疗
    C. 放疗　　　　　　　　　　　　　D. 手术治疗

129. 女性生殖器官良性肿瘤中最常见的是( )。
    A. 卵巢上皮性肿瘤　　　　　　　　B. 子宫肌瘤
    C. 浆液性囊腺瘤　　　　　　　　　D. 子宫颈腺病

130. 葡萄胎治愈后应避孕( )。
    A. 2 个月　　　　　　　　　　　　B. 3 个月
    C. 少于半年　　　　　　　　　　　D. 至少 1 年

131. 非孕妇女经腹输卵管绝育术的实施时间应选在( )。
    A. 月经干净前 5~6 天　　　　　　B. 月经干净后 3~7 天
    C. 排卵前 1~2 天　　　　　　　　D. 排卵后 1~2 天

132. 子宫内膜癌的主要转移途径是( )。
    A. 上行蔓延　　　　　　　　　　　B. 血行转移
    C. 下行蔓延　　　　　　　　　　　D. 淋巴转移

133. 患者,女性,63 岁,孕 5 产 3。自诉阴道脱出物 3 个月,伴小便困难。查体:外阴已产型,子宫萎缩,宫颈外口及部分子宫脱出阴道口外,阴道前壁膨出和轻度阴道后壁膨出。该患者最可能的诊断是( )。
    A. 子宫脱垂Ⅰ度重型
    B. 子宫脱垂Ⅰ度重型伴阴道前后壁膨出
    C. 子宫脱垂Ⅱ度重型伴阴道前后壁膨出
    D. 宫颈延长伴阴道前后壁膨出

134. 清除葡萄胎时最应注意的是( )。
    A. 减少出血,预防穿孔、感染　　　B. 预防人工流产综合征
    C. 讲解有关疾病的知识　　　　　　D. 讲解术后注意事项

135. 患者,女性,32 岁。因患子宫肌瘤入院。护士在采集病史时,应重点追溯的是( )。
    A. 是否长期使用雌激素　　　　　　B. 高血压家族史
    C. 月经史　　　　　　　　　　　　D. 排便情况

136. 子宫颈癌的好发部位是( )。
    A. 子宫颈管内
    B. 子宫颈鳞-柱上皮交界处
    C. 子宫颈阴道上部
    D. 子宫颈阴道部

137. 妇科门诊,某已婚妇女自诉:近半年来月经提前,经期延长,经量增多,还出现不定时的阴道出血,早晨自己可摸到腹部有一块状物。经妇科检查,一般考虑是( )。
    A. 子宫颈癌　　　　　　　　　　　B. 子宫肌瘤
    C. 卵巢肿瘤　　　　　　　　　　　D. 子宫内膜癌

138. 林女士因怀疑患有"子宫颈癌"要求检查,下列对她有意义的项目是(   )。
    A. 阴道镜   B. 腹腔镜
    C. 宫颈刮片细胞学检查   D. 宫颈活组织检查

139. 子宫脱垂的主要原因是(   )。
    A. 营养不良   B. 产伤
    C. 从事久站体位劳动   D. 长期久蹲

140. 滴虫阴道炎患者服用甲硝唑后,不宜哺乳的时间是用药期间及用药后(   )内。
    A. 8~12 h   B. 12~24 h
    C. 24~48 h   D. 48~72 h

141. 萎缩性阴道炎的基本病因是(   )。
    A. 假丝酵母菌   B. 雌激素水平降低
    C. 子宫颈裂伤   D. 人乳头状病毒

142. 患者,女性,52 岁。诊断为子宫肌瘤,2 天前行子宫切除术。护士指导该患者出院后避免提举重物的时间是(   )。
    A. 1 个月内   B. 2 个月内
    C. 3 个月内   D. 4 个月内

143. 青春期无排卵性异常子宫出血的处理原则是(   )。
    A. 止血、减少月经量   B. 减少月经量、调整周期
    C. 调整垂体和性腺功能   D. 止血、调整周期

144. 患者,女性,35 岁。患有外阴炎,医生嘱其用 1∶5 000 的高锰酸钾溶液坐浴,该患者向护士询问每天坐浴几次,每次多长时间。下列回答正确的是(   )。
    A. 每天 1 次,每次 5~10 min
    B. 每天 1 次,每次 10~15 min
    C. 每天 1~2 次,每次 15~30 min
    D. 每天 1~2 次,每次 30~45 min

145. 患者,女性,36 岁。近 2 年来未避孕,欲生育,但一直未孕。月经不规则,经期延长,因月经淋漓不净、经量过多就诊。该患者最主要的诊断是(   )。
    A. 原发性不孕症   B. 继发性不孕症
    C. 功能失调性子宫出血   D. 陈旧性宫外孕

146. 张某,女性,32 岁。既往体健,妊娠 33 周,自觉头痛、眼花 3 天。体检:血压 165/112 mmHg,胎心、胎位正常,双下肢水肿(+),24 h 尿蛋白>0.5 g。此患者的诊断是子痫前期。针对该患者所采取的护理措施不正确的是(   )。
    A. 注意硫酸镁的毒性反应   B. 指导患者合理饮食
    C. 监测血压变化   D. 休息时以右侧卧位为宜

147. 可使阴道发挥自净作用的是(   )。
    A. 雌激素   B. 雄激素
    C. 乳酸杆菌   D. 大肠埃希菌

148. 子宫内膜癌最可靠的诊断方法是（　　）。
   A. 月经血结核菌培养　　　　　　B. 分段诊断性刮宫
   C. 宫腔镜检查　　　　　　　　　D. 子宫输卵管碘油造影

149. 患者,女性,32岁。因白带增多伴下腹坠痛3个月来院就诊,诊断为宫颈柱状上皮异位,2天前行宫颈椎切术。护士指导该患者出院后禁止性生活及盆浴的时间是（　　）。
   A. 1个月　　　　　　　　　　　B. 2个月
   C. 3个月　　　　　　　　　　　D. 4个月

150. 外阴阴道假丝酵母菌病患者行阴道灌洗时,碳酸氢钠的适宜浓度是（　　）。
   A. 4%　　　　　　　　　　　　B. 0.5%
   C. 6%　　　　　　　　　　　　D. 7.5%

151. 患者,女性,54岁。阴道分泌物增多,均匀稀薄,有鱼腥臭味,阴道黏膜无明显充血,阴道pH为5.0。该患者最可能的诊断是（　　）。
   A. 急性淋病
   B. 细菌性阴道病
   C. 滴虫阴道炎
   D. 外阴阴道假丝酵母菌病

152. 由淋病奈瑟菌引起的以泌尿生殖系统化脓性感染为主要表现的性传播疾病是（　　）。
   A. 梅毒　　　　　　　　　　　B. 盆腔结核
   C. 淋病　　　　　　　　　　　D. 滴虫阴道炎

153. 易发生蒂扭转的卵巢肿瘤是（　　）。
   A. 畸胎瘤　　　　　　　　　　B. 巧克力囊肿
   C. 黏液性囊腺瘤　　　　　　　D. 浆液性囊腺癌

154. 与子宫肌瘤的临床症状轻重关系密切的是（　　）。
   A. 肌瘤大小　　　　　　　　　B. 肌瘤数目
   C. 肌瘤生长部位　　　　　　　D. 肌瘤与肌壁关系

155. 过期产指妊娠达到或超过（　　）。
   A. 40周　　　　　　　　　　　B. 41周
   C. 42周　　　　　　　　　　　D. 43周

156. 子宫颈癌最常见的病理类型是（　　）。
   A. 腺鳞癌　　　　　　　　　　B. 腺癌
   C. 未分化癌　　　　　　　　　D. 鳞状细胞浸润癌

157. 葡萄胎术后4个月,镜下可见绒毛结构,应考虑是（　　）。
   A. 流产　　　　　　　　　　　B. 侵蚀性葡萄胎
   C. 异位妊娠　　　　　　　　　D. 绒毛膜癌

158. 软产道异常的临床表现不包括（　　）。
   A. 盆腔肿瘤　　　　　　　　　B. 子宫畸形
   C. 阴道异常　　　　　　　　　D. 外阴水肿

159. 下列关于子宫肌瘤的叙述,错误的是(　　　)。

A. 根据肌瘤的生长部位可分为子宫体部肌瘤和子宫颈部肌瘤

B. 子宫体部肌瘤较多见

C. 多见于绝经期妇女

D. 肌壁间肌瘤最多见

160. 患者,女性,35 岁。因子宫肌瘤入院,为评估患者情况,不需要收集的资料是(　　　)。

A. 患者的心理应对情况

B. 患者的家族过敏史

C. 患者的婚育史

D. 患者家庭成员的活动方式和自理程度

161. 患者,女性,25 岁。停经 3 个月,阴道淋漓流血 2 个月,子宫表面可见紫蓝色结节,子宫软,如孕四个半月大小,尿妊娠试验(+)。应考虑是(　　　)。

A. 葡萄胎　　　　　　　　　　　B. 侵蚀性葡萄胎

C. 双胎妊娠　　　　　　　　　　D. 妊娠合并子宫肌瘤

162. 为闭经的不孕患者进行内分泌检查时,下列哪项是不必要的检查?(　　　)

A. FSH　　　　　　　　　　　　B. LH

C. AFP　　　　　　　　　　　　D. E_2

163. 下列疾病中,与痛经无关的是(　　　)。

A. 无排卵性异常子宫出血　　　　B. 黏膜下子宫肌瘤

C. 宫腔粘连症　　　　　　　　　D. 子宫内膜异位症

164. 患者,女性,46 岁。月经周期延长,经量增多及经期延长。此次月经量多且持续 12 天,妇科检查子宫增大、稍软。下列有效的止血措施是(　　　)。

A. 静脉注射巴曲酶

B. 口服大剂量雌激素

C. 口服大量安宫黄体酮(甲羟孕酮)

D. 行刮宫术

165. 子宫内膜异位症的治疗一般不包括(　　　)。

A. 性激素治疗　　　　　　　　　B. 化疗

C. 手术加性激素治疗　　　　　　D. 保留生育功能的手术

166. 患者,经产妇,40 岁。近 2 年痛经并逐渐加重,伴经量增多及经期延长,需服强镇痛药。妇科检查:子宫均匀增大如孕 8 周,质硬,有压痛,经期压痛明显。痛经逐渐加重最可能的原因是(　　　)。

A. 功能性痛经　　　　　　　　　B. 子宫腺肌病

C. 子宫内膜结核　　　　　　　　D. 子宫内膜癌

167. 子宫腺肌病确诊后的处置应选择(　　　)。

A. 镇痛药物治疗　　　　　　　　B. 性激素治疗

C. 化学药物治疗　　　　　　　　D. 手术治疗

168. 子宫脱垂指子宫颈外口达(　　)。
    A. 坐骨结节水平以上 　　　　B. 坐骨结节水平以下
    C. 坐骨棘水平以上 　　　　　D. 坐骨棘水平以下

169. 宫内节育器取出术的时间是(　　)。
    A. 以月经干净3~7天为宜
    B. 以月经干净7~10天为宜
    C. 以月经干净10~14天为宜
    D. 以月经干净14~20天为宜

170. 子宫脱垂患者,子宫颈及部分宫体脱出阴道口,应属(　　)子宫脱垂。
    A. Ⅰ度轻型 　　　　　　　　B. Ⅰ度重型
    C. Ⅱ度轻型 　　　　　　　　D. Ⅱ度重型

171. 患者,女性,39岁。Ⅱ度子宫脱垂伴阴道前后壁轻度膨出,张力性尿失禁。妇科检查见部分宫体与子宫颈外露于阴道口,子宫颈较长,子宫后位。下列恰当的手术治疗方法是(　　)。
    A. 阴道前后壁修补术
    B. Manchester手术
    C. 阴道纵隔形成术
    D. 经阴道子宫全切除术

172. 下列关于尖锐湿疣的叙述,错误的是(　　)。
    A. 主要通过间接接触感染
    B. 平均潜伏期为3个月
    C. 病变多发生在外阴性交时易受损的部位
    D. 是由HPV感染所致

173. 下列可作为诊断原发不孕依据的是(　　)。
    A. 结婚2年,未避孕1年,未孕
    B. 结婚2年,安全期避孕,未孕
    C. 结婚3年,未避孕,自然流产后未孕
    D. 结婚4年,避孕套避孕,近2年未避孕未孕

174. 医生为某子宫内膜不规则脱落的妇女行诊断性刮宫,最好在其月经(　　)。
    A. 第7~9天 　　　　　　　　B. 第11~12天
    C. 第13~15天 　　　　　　　D. 第5~6天

175. 不孕患者检测排卵功能,与诊断关系不大的辅助检查方法是(　　)。
    A. B超监测卵泡发育
    B. 子宫内膜活组织检查
    C. 肾上腺功能检查
    D. 基础体温测定

176. 不哺乳产妇恢复排卵的时间为产后(　　)。

    A. 6 周   B. 10 周   C. 18 周   D. 24 周

177. 下列关于哺乳期避孕的叙述,正确的是(　　)。

    A. 不需避孕

    B. 应采用药物避孕

    C. 最好使用工具避孕

    D. 使用埋植避孕器

178. 放置宫内节育器应注意的事项不包括(　　)。

    A. 术后休息 3 天

    B. 2 周内忌性交及盆浴

    C. 术后 3 个月内月经来潮时注意有无宫内节育器脱落

    D. 带铜节育器可放置 5 年

179. 下列关于复方短效口服避孕药不良反应的叙述,正确的是(　　)。

    A. 能引起经血量增多,不适用于经量偏多的妇女

    B. 孕激素引起宫颈黏液量增多致白带增多

    C. 体重减轻是因为食欲不佳、进食少

    D. 雌激素刺激胃黏膜致类早孕反应

180. 患者,女性,38 岁。G_1P_1,同房后出血已 6 次,伴血性白带增多,呈水样。检查宫颈轻度糜烂,有接触性出血。宫颈刮片细胞学检查为 CIN Ⅱ 级,宫颈活检证实为子宫颈癌 Ⅰ A 期。患者情绪消沉、失眠、哭泣。根据首优原则,针对该患者最主要的护理诊断或合作性问题是(　　)。

    A. 营养失调,低于机体需要量

    B. 恐惧

    C. 疼痛

    D. 有感染的危险

181. 初产妇,25 岁。妊娠 38 周,规律宫缩 8 h,未破膜,宫口开大 3 cm,胎心 140 次/分。对该产妇正确的处置是(　　)。

    A. 严密观察产程进展

    B. 人工破膜

    C. 静脉滴注 25% 葡萄糖液和维生素 C

    D. 静脉滴注缩宫素,加速产程进展

182. 患者,女性,28 岁。行人工流产术时,出血量多。此时首要的处理措施是(　　)。

    A. 输液、输血   B. 按摩子宫

    C. 注射缩宫素   D. 静脉注射止血剂

183. 子宫内膜异位发生最多见的部位是(　　)。

    A. 子宫颈   B. 腹腔

    C. 卵巢   D. 肺壁

184. 应停用口服避孕药的情况是(　　)。

    A. 闭经 　　　　　　　　　　B. 体重增加

    C. 出血 　　　　　　　　　　D. 呕吐

185. 青春期无排卵性异常子宫出血的治疗原则不包括(　　)。

    A. 止血 　　　　　　　　　　B. 减少月经量

    C. 调整周期 　　　　　　　　D. 促排卵

186. 患者,女性,30 岁。足月分娩,胎盘胎膜完整娩出后,阴道间歇性出血,量多,血凝。检查:子宫体软,轮廓不清。此时首选的处理措施是(　　)。

    A. 子宫切除 　　　　　　　　B. 输血小板

    C. 结扎子宫动脉 　　　　　　D. 静脉滴注缩宫素

187. 关于引起妊娠期高血压疾病的有关因素,下列叙述错误的是(　　)。

    A. 33 岁高龄产妇

    B. 精神过度紧张

    C. 寒冷季节或气温变化过大

    D. 孕妇有糖尿病史

188. 宫内节育器放置术后,应嘱患者避免重体力劳动(　　)。

    A. 1 天 　　　　　　　　　　B. 5 天

    C. 7 天 　　　　　　　　　　D. 12 天

189. 患者,女性,46 岁。G_6P_1,因月经量增多,周期缩短,经期延长,诊断为子宫肌瘤。妇科检查:子宫为妊娠 11 周大小。此时最佳的治疗方法是(　　)。

    A. 定期随诊 　　　　　　　　B. 采用药物治疗

    C. 行子宫切除术 　　　　　　D. 行子宫肌瘤切除术

190. 婚前医学检查的服务内容是(　　)。

    A. 进行性卫生知识、生育知识的教育

    B. 对严重遗传疾病、指定传染病和有关精神病的检查

    C. 提供心理咨询

    D. 对有关孕期保健问题提供医学意见

191. 下列不属于激素避孕作用机制的是(　　)。

    A. 抑制排卵

    B. 增加宫颈黏液黏稠度,不利于精子穿透

    C. 抑制子宫内膜增生,不适于孕卵植入

    D. 减低精子的活动度

192. 为某产妇进行产后腹部检查时,在耻骨联合上方摸不到子宫底,但子宫未恢复至未孕大小。此产妇大约在产后的(　　)。

    A. 第 2~3 天 　　　　　　　　B. 第 7~8 天

    C. 第 10~14 天 　　　　　　　D. 第 40~42 天

193. 初产妇,26 岁,足月分娩。第二产程胎儿娩出后,立即出现大量阴道流血,颜色鲜红,血液可凝固,诊断为产后出血。该患者出现产后出血的原因是(　　)。
    A. 胎盘嵌顿
    B. 宫缩乏力
    C. 软产道裂伤
    D. 凝血功能障碍

194. 下列关于阴道炎症典型分泌物的特点,不正确的是(　　)。
    A. 滴虫阴道炎,分泌物呈黄绿色,泡沫状
    B. 外阴阴道假丝酵母菌病,分泌物呈白色稠厚凝乳状或豆渣样
    C. 细菌性阴道病,分泌物呈褐色脓性,鱼腥臭味
    D. 萎缩性阴道炎,分泌物稀薄,呈淡黄色

195. 胎盘的组成包括(　　)。
    A. 滑泽绒毛膜、包蜕膜、羊膜
    B. 滑泽绒毛膜、包蜕膜
    C. 叶状绒毛膜、底蜕膜、包膜
    D. 叶状绒毛膜、底蜕膜、羊膜

多项选择题

1. 下列关于早期妊娠症状与体征的叙述,正确的有(　　)。
    A. 停经 6 周左右可出现早孕反应
    B. 阴道黏膜和子宫颈呈紫蓝色
    C. 子宫增大、变软
    D. 子宫峡部极软,子宫颈和子宫体似不相连
    E. 妊娠 4 周起,乳房逐渐增大

2. 下列关于正常妊娠的叙述,正确的有(　　)。
    A. 早孕反应多在停经 6 周左右出现
    B. 多普勒胎心听诊仪在妊娠 10 周即可听到胎心
    C. 孕妇多在妊娠 18~20 周开始自觉胎动
    D. 胎心一般在妊娠 16 周可用听诊器听到
    E. 子宫随妊娠逐渐增大

3. 下列关于输卵管妊娠时子宫变化的叙述,正确的有(　　)。
    A. 子宫增大
    B. 子宫增大程度与停经月份相符
    C. 子宫变软

D. 子宫内膜出现蜕膜反应

E. 腹腔内出血多时,子宫呈漂浮感

4. 在听诊胎心音的同时还能听到哪些声音?(　　)

A. 母亲心音 　　　　　　　　　B. 脐带杂音

C. 腹主动脉音 　　　　　　　　D. 子宫杂音

E. 卵巢杂音

5. 下列关于骨盆出口平面的叙述,正确的有(　　)。

A. 出口后矢状径是骶尾关节到坐骨结节间径的距离

B. 出口横径是两坐骨结节内侧缘之间的距离

C. 前三角平面顶端为耻骨联合下缘,两侧为耻骨降支

D. 后三角平面顶端为骶尾关节,两侧为骶棘韧带

E. 出口前后径是耻骨联合下缘至骶尾关节间的距离

6. 下列属于高危妊娠因素的有(　　)。

A. 以往有异常妊娠史或异常分娩史

B. 孕妇年龄为 18~30 岁

C. 有严重合并症,如心脏病、糖尿病

D. 有妊娠并发症,如前置胎盘、胎盘早剥

E. 有可能造成难产的因素,如胎位异常

7. 软产道包括(　　)。

A. 子宫下段 　　　　　　　　　B. 子宫颈

C. 阴道 　　　　　　　　　　　D. 骨盆

E. 子宫韧带

8. 临产时的临床表现包括(　　)。

A. 规律且逐渐增强的宫缩

B. 进行性宫颈管消失

C. 宫颈口扩张

D. 胎先露下降

E. 见红

9. 下列关于女性生殖系统炎症的叙述,错误的有(　　)。

A. 滴虫阴道炎患者妊娠期应停止治疗

B. 萎缩性阴道炎主要由体内雌激素水平降低所引起

C. 外阴阴道假丝酵母菌病主要为外源性传染

D. 带有鱼腥臭味的稀薄阴道分泌物考虑为细菌性阴道病

E. 滴虫阴道炎患者的性伴侣应同时治疗

10. 下列关于产褥期母体血液系统变化的叙述,正确的有(　　)。

A. 产褥早期血液仍处于高凝状态

B. 血红蛋白于产后 1 周左右回升

C. 凝血酶、凝血酶原于产后 2~4 周内降至正常

D. 中性粒细胞及血小板减少

E. 红细胞沉降率于产后 5~8 周降至正常

11. 子宫颈癌淋巴转移一级组包括(　　)。

A. 宫旁淋巴结　　　　　　　　　　B. 闭孔淋巴结

C. 髂总淋巴结　　　　　　　　　　D. 髂内淋巴结

E. 腹主动脉旁淋巴结

12. 下列属于产后 2 h 在产房内需要重点观察的内容有(　　)。

A. 宫缩状况　　　　　　　　　　　B. 阴道流血量

C. 膀胱充盈情况　　　　　　　　　D. 会阴、阴道有无血肿

E. 血压、脉搏

13. 宫缩乏力对产妇的影响包括(　　)。

A. 产后出血　　　　　　　　　　　B. 产程延长

C. 产后感染　　　　　　　　　　　D. 疲劳

E. 胎膜早破

14. 胎盘因素引起产后出血的原因包括(　　)。

A. 胎盘剥离不全　　　　　　　　　B. 胎盘粘连

C. 胎盘植入　　　　　　　　　　　D. 胎盘部分残留

E. 胎盘嵌顿

15. 下列关于胎膜早破的叙述,正确的有(　　)。

A. 发生于临产前

B. 破膜后 12 h 尚未分娩者,给予抗生素预防感染

C. 胎膜破裂后,阴道液 pH 降低

D. 孕妇易发生羊膜腔感染

E. 孕妇自感腹部剧烈疼痛

16. 下列关于妊娠期母体生理特征改变的叙述,正确的有(　　)。

A. 蛋白质代谢呈负氮平衡状态

B. 血液中胰岛素增加

C. 血脂增高

D. 体重平均增加约 12.5 kg

E. 孕妇易患肾盂肾炎,左侧多见

17. 患者,女性,26 岁,已婚。因停经 55 天,少量阴道流血 10 天,突发下腹部剧痛,伴恶心、呕吐 2 h,拟诊为"异位妊娠破裂出血"入院。为进一步明确诊断,此时可选用的辅助检查有(　　)。

A. 妊娠试验　　　　　　　　　　　B. 腹部超声检查

C. 阴道后穹隆穿刺　　　　　　　　D. 阴道液酸碱度测定

E. 腹腔镜检查

18. 产褥感染包括(　　)。

    A. 脓毒血症及败血症

    B. 子宫切口感染

    C. 血栓性静脉炎

    D. 腹膜炎

    E. 子宫内膜炎

19. 目前常用的评估产后出血量的方法包括(　　)。

    A. 称重法　　　　　　　　　　B. 容积法

    C. 面积法　　　　　　　　　　D. 休克指数法

    E. 目测法

20. 下列可提示发生胎儿窘迫的征象有(　　)。

    A. 胎心减慢至100次/分

    B. 羊水流出

    C. 头先露时羊水中混有胎粪

    D. 宫缩乏力

    E. 胎动消失

21. 宫颈鳞癌发病的高危因素不包括(　　)。

    A. 滴虫阴道炎

    B. 初次性生活过早

    C. 未产或少产

    D. 高危型人乳头瘤病毒感染

    E. 多个性伴侣

22. 绝经综合征患者,使用激素补充治疗的禁忌证包括(　　)。

    A. 绝经后期骨质疏松症

    B. 已知或怀疑患有乳腺癌

    C. 原因不明的阴道流血

    D. 严重肝肾功能障碍

    E. 子宫内膜异位症

23. 关于痛经的护理,下列措施正确的有(　　)。

    A. 注意经期清洁卫生,加强经期保健

    B. 重视精神、心理护理

    C. 腹部局部冷敷

    D. 保持乐观情绪,使身体放松

    E. 遵医嘱服用镇痛剂

24. 易发生子宫脱垂的情况包括(　　)。

    A. 长期便秘

    B. 产伤

C. 产后过早参加体力劳动

D. 长期慢性咳嗽

E. 多次分娩

25. 下列关于前庭大腺炎的叙述,正确的有(　　　)。

A. 多见于育龄妇女

B. 前庭大腺位于两侧大阴唇前 1/3 深处

C. 主要病原体为葡萄球菌、链球菌、肠球菌等

D. 炎症多发生于一侧

E. 脓肿破溃后可自行引流,无需切开

26. 萎缩性阴道炎可见于(　　　)。

A. 自然绝经后妇女　　　　　　　B. 产后闭经妇女

C. 人工绝经后妇女　　　　　　　D. 青春期女性

E. 妊娠期妇女

27. 盆腔炎性疾病包括(　　　)。

A. 子宫内膜炎

B. 输卵管炎

C. 子宫颈炎

D. 输卵管卵巢脓肿

E. 阴道炎

28. 子宫颈癌的临床表现包括(　　　)。

A. 不规则阴道出血

B. 阴道排液

C. 接触性阴道出血

D. 米泔样白带

E. 阴道分泌物增多,呈脓性

29. 盆腔炎性疾病的高危因素包括(　　　)。

A. 性生活与年龄

B. 邻近器官炎症直接蔓延

C. 宫腔内操作

D. 下生殖道感染

E. 不注意性卫生保健

30. 子宫内膜癌的临床表现包括(　　　)。

A. 异常子宫出血　　　　　　　　B. 阴道异常排液

C. 肥胖　　　　　　　　　　　　D. 下腹疼痛

E. 尿频

判断题

1. 脐带是母体与胎儿进行气体交换、营养物质供应和代谢产物排出的通道,内有两条脐静脉和一条脐动脉。　　　　　　　　　　　　　　　　　　　　　　　　　(　　)

2. 妊娠期间羊水量超过 2 000 ml 称为羊水过多,多见于胎儿神经系统和消化道畸形;妊娠晚期羊水量少于 300 ml 称为羊水过少,多见于胎儿泌尿系统畸形。　　　(　　)

3. 月经周期正常的育龄期妇女,有性生活史,一旦月经过期 10 天及以上,可考虑妊娠。
　　　　　　　　　　　　　　　　　　　　　　　　　　　　　　　　　　(　　)

4. 胎头下降程度是判断产程进展的重要标志。　　　　　　　　　　　　　　(　　)

5. 子宫复旧的时间一般为产后 6 周。　　　　　　　　　　　　　　　　　　(　　)

6. 妊娠试验是诊断早期妊娠快速准确的方法。　　　　　　　　　　　　　　(　　)

7. 产科四步触诊法,进行前三步手法时检查者面向孕妇脸部,进行第四步手法时检查者面向孕妇足端。　　　　　　　　　　　　　　　　　　　　　　　　　(　　)

8. 胎心率是产程中极为重要的观察指标。　　　　　　　　　　　　　　　　(　　)

9. 初产妇多是宫颈管消失与宫口扩张同时进行的。　　　　　　　　　　　　(　　)

10. 前置胎盘的临床特征是妊娠晚期或临产时,突发无诱因、无痛性阴道流血。　(　　)

11. 母体免疫球蛋白 IgA 能通过胎盘转移给胎儿。　　　　　　　　　　　　　(　　)

12. 前庭球是重要的内生殖器。　　　　　　　　　　　　　　　　　　　　　(　　)

13. 孕妇尿液中雌二醇值的高低可以反映胎盘的功能。　　　　　　　　　　　(　　)

14. 部分产妇分娩 24 h 后,在产褥期也会发生子宫大量出血。　　　　　　　　(　　)

15. 正常胎心率为 140~160 次/分。　　　　　　　　　　　　　　　　　　　(　　)

16. 适时终止妊娠是彻底治疗妊娠期高血压疾病的重要手段。　　　　　　　　(　　)

17. 枕先露的分娩机制:衔接、下降、俯屈、内旋转、仰伸、复位及外旋转、胎肩及胎儿娩出。
　　　　　　　　　　　　　　　　　　　　　　　　　　　　　　　　　　(　　)

18. 产力包括宫缩力、腹壁肌及膈肌收缩力和肛提肌收缩力。　　　　　　　　(　　)

19. 胎头俯屈后以枕下前囟径通过产道。　　　　　　　　　　　　　　　　　(　　)

20. 复发性流产指同一性伴侣连续发生 2 次及 2 次以上的自然流产。　　　　　(　　)

21. 子宫黏膜下肌瘤的患者,主诉头晕、全身乏力、心慌气急,导致这一症状最可能的原因是对手术的恐惧。　　　　　　　　　　　　　　　　　　　　　　　　(　　)

22. 根据世界卫生组织推荐,20~55 岁的妇女应进行子宫颈癌及其癌前病变的筛查。(　　)

23. 卵巢肿瘤一经确诊,首选药物治疗。　　　　　　　　　　　　　　　　　(　　)

24. 滴虫阴道炎可经公共场所(如浴室、浴盆)等间接传染。　　　　　　　　　(　　)

25. 无性生活患者禁做三合诊检查,可进行双合诊检查。　　　　　　　　　　(　　)

26. 绝经过渡期异常子宫出血的主要处理原则是止血、调整周期、促排卵。　　(　　)

27. 子宫腺肌病多发生于育龄妇女,主要表现为子宫变小、痛经及月经量少。　　（　　）

28. 急性宫颈炎的主要临床表现为接触性出血。　　（　　）

29. 产道包括骨产道及软产道,是胎儿娩出的通道。　　（　　）

30. 外阴阴道假丝酵母菌病应用酸性溶液冲洗阴道。　　（　　）

31. 子宫肌瘤分为肌壁间肌瘤、浆膜下肌瘤和黏膜下肌瘤三种。　　（　　）

32. 围生期保健包括孕前期、孕期、分娩期、产褥期、哺乳期保健。　　（　　）

33. 豆渣样白带见于滴虫阴道炎。　　（　　）

34. 大部分子宫颈癌是可以预防的。　　（　　）

35. 阴道镜检查有助于发现宫颈微小病变,也可取腹腔液行细菌培养。　　（　　）

36. 慢性子宫颈炎多无症状,少数患者可表现为阴道分泌物减少,呈淡黄色或脓性。（　　）

37. 前庭大腺囊肿多由小逐渐增大,囊肿多为单侧,也可为双侧。　　（　　）

38. 治疗早期卵巢肿瘤的首选方法是放疗。　　（　　）

39. hCG 水平是妊娠滋养细胞肿瘤的主要诊断依据。　　（　　）

40. 葡萄胎患者术后应选用宫内节育器避孕。　　（　　）

简答题

1. 简述诊断早产临产的指征。

2. 简述子痫前期患者终止妊娠的指征。

3. 简述胎儿窘迫的临床表现。

4. 简述前置胎盘的分类。

5. 简述胎盘剥离的征象及胎盘排出方式。

6. 简述总产程及产程的分期。

7. 简述产后抑郁症的临床表现。

8. 简述不同原因导致产后出血的临床表现。

9. 简述子痫患者的护理措施。

10. 简述子宫脱垂的分度。

11. 简述急性子宫颈炎的护理措施。

12. 简述子宫颈癌的临床表现及早期病例诊断方法。

13. 简述外阴阴道假丝酵母菌病的传播方式。

14. 简述葡萄胎患者清宫后需随访指导的内容。

15. 简述会阴湿热敷的目的。

16. 简述妇产科患者坐浴的适应证。

17. 简述子宫肌瘤的种类及临床表现。

论述题

试述痛经的护理问题和护理措施。

案例分析题

患者,女性,50岁。月经紊乱近半年,经量时多时少,周期无规律,此次出血近半个月,遂来院就诊。查体:子宫正常大小,质软。诊断为无排卵性异常子宫出血。

(1)对该患者的处理原则及首选的止血方法是什么?

(2)对该患者的护理诊断和护理措施有哪些?

第五部分

儿科护理学

单项选择题

1. 新生儿通过胎盘从母体获得的免疫球蛋白是(　　)。
   A. IgD
   B. IgG
   C. IgM
   D. 抗核抗体

2. 新生儿黄疸最主要的护理问题是(　　)。
   A. 营养失调
   B. 潜在并发症:胆红素脑病
   C. 持续性高热
   D. 有感染的危险

3. 新生儿黄疸患儿,为降低血清未结合胆红素含量,可采取的最为有效的方法是(　　)。
   A. 静脉输液
   B. 及时纠正酸中毒
   C. 光照疗法
   D. 输血浆

4. 足月儿出生后几天出现生理性黄疸?(　　)
   A. 1~2 天
   B. 2~3 天
   C. 2~4 天
   D. 4~8 天

5. 新生儿光照疗法时,体温应维持在(　　)。
   A. 36.7~39.1 ℃
   B. 36.5~37.2 ℃
   C. 35.5~36.9 ℃
   D. 36.5~38.2 ℃

6. 新生儿硬肿症最早出现硬肿的部位是(　　)。
   A. 腹部
   B. 面颊
   C. 臀部
   D. 小腿

7. 下列不属于易引发新生儿寒冷损伤综合征的因素是(　　)。
   A. 早产低体重
   B. 新生儿败血症
   C. 母乳性黄疸
   D. 新生儿体温过低

8. 新生儿低血糖指足月儿出生 3 天内全血血糖低于(　　)。
   A. 10 mg/dl
   B. 20 mg/dl
   C. 30 mg/dl
   D. 40 mg/dl

9. 2 周岁时,小儿的体重约是(　　)。
   A. 7 kg
   B. 6 kg

C. 8 kg
D. 12 kg

10. 新生儿生理性体重下降常发生在出生后(   )。
    A. 数天内
    B. 2周内
    C. 7周内
    D. 9周内

11. 护士正确处理新生儿生理性乳腺肿大的措施是(   )。
    A. 手术切除
    B. 用手挤出液体
    C. 应用药物
    D. 不需处理

12. 新生儿假月经多发生于出生后(   )。
    A. 3天内
    B. 8~10天
    C. 11~14天
    D. 5~7天

13. 女婴出生最初几天,出现假月经的原因是(   )。
    A. 周围环境影响
    B. 免疫功能低下
    C. 婴儿神经系统发育不全
    D. 受母体雌激素的影响

14. 新生儿,胎龄36周,出生体重2 200 g,该新生儿属于(   )。
    A. 过期产儿
    B. 足月小样儿
    C. 正常体重儿
    D. 低出生体重儿

15. 某新生儿出生时无呼吸,心率<90次/分,全身苍白,四肢瘫软。此时清理呼吸道后的
    下一步抢救措施是(   )。
    A. 药物治疗
    B. 胸外按压
    C. 保暖
    D. 建立呼吸,增加通气

16. 新生儿出生后开始排出胎粪的正常时间是(   )。
    A. 10~12 h
    B. 12~16 h
    C. 20~24 h
    D. 24~32 h

17. 关于正常新生儿的心理护理,下列叙述错误的是(   )。
    A. 母婴同室
    B. 父亲应参与照顾新生儿
    C. 保持安静,不与新生儿说话
    D. 经常与新生儿进行目光交流

18. 下列母子血型关系中,最可能发生新生儿溶血病的是(   )。
    A. 母A子O
    B. 母B子O
    C. 母AB子O
    D. 母O子B

19. 下列符合早产儿外观特点的是(   )。
    A. 足底纹少
    B. 四肢呈屈曲状态
    C. 胎毛少
    D. 乳晕明显,乳房可摸到结节

20. 患儿,男性,日龄10天,因口腔黏膜有异常来院就诊。查体可见口腔黏膜有白色凝乳
    块样小点,汇集成小片,家长称不易拭去。目前该患儿饮食正常,无全身症状。为该
    患儿进行口腔黏膜局部治疗,应选用的是(   )。
    A. 2%利多卡因
    B. 3%过氧化氢溶液

C. 10 万 U/ml 制霉菌素鱼肝混悬溶液

D. 1%碳酸氢钠溶液

21. 患儿,女性,足月儿。出生后 1 min 评估患儿情况:躯干皮肤色红,四肢发紫,心率 120 次/分,哭声响亮,肌张力好,弹足底反应正常。该患儿最终的 Apgar 评分是( )。

A. 6 分　　　　　　　　　　　　B. 7 分

C. 8 分　　　　　　　　　　　　D. 9 分

22. 肠套叠患儿排便是( )。

A. 脓血便

B. 鲜血便

C. 果酱样便

D. 柏油样便

23. 急性特发性血小板减少性紫癜的表现不包括( )。

A. 多见于儿童

B. 多有发热

C. 有皮肤、黏膜出血

D. 淋巴结肿大

24. 新生儿出生体重 2 800 g,身长 50 cm,面色红润,哭声响亮,一般情况好,现母乳喂养。该新生儿开乳时间是( )。

A. 出生后 30 min 内即可喂母乳　　　B. 出生后 1 h 喂母乳

C. 出生后 10 h 喂母乳　　　　　　　D. 出生后 6 h 喂母乳

25. 下列关于高热惊厥的急救护理,错误的是( )。

A. 控制惊厥

B. 控制高热

C. 畅通气道,防止窒息

D. 惊厥时用力按压患儿肢体,以防坠床

26. 患儿,女性,足月儿。因脐带绕颈,出生后 1 min Apgar 评分为 1 分,5 min Apgar 评分为 2 分,经窒息复苏后,目前患儿仍嗜睡、反应差、呕吐。此时对患儿不恰当的护理是( )。

A. 头罩吸氧　　　　　　　　　　B. 监测生命体征

C. 立即开奶　　　　　　　　　　D. 配合亚低温治疗

27. 引起夏季小儿腹泻的病原体主要是( )。

A. 产毒性大肠埃希菌

B. 志贺杆菌

C. 轮状病毒

D. 变形杆菌

28. 早产儿,胎龄 35 周,目前体重 2 100 g。此时护士应将室温保持在( )。

A. 18~20 ℃　　　　　　　　　　B. 21~23 ℃

C. 24~26 ℃　　　　　　　　　　D. 27~28 ℃

29. 早产儿,出生后 4 天。吮乳差,哭声低,体温<35 ℃,呼吸浅表,下肢、臀部皮肤发硬。此表现符合(　　)。

 A. 新生儿败血症

 B. 新生儿寒冷损伤综合征

 C. 新生儿缺血缺氧性脑病

 D. 新生儿呼吸窘迫综合征

30. 胎龄 39 周出生的男婴,出生时体重 3 500 g,身长 50 cm,皮肤红润,胎毛少,足底纹理遍及整个足底。该新生儿属于(　　)。

 A. 足月小样儿　　　　　　　　　B. 正常足月儿

 C. 早产儿　　　　　　　　　　　D. 巨大儿

31. 早产儿,男性,胎龄 33 周,出生体重 1 600 g。下列护理措施不合理的是(　　)。

 A. 尽早置婴儿于暖箱保暖

 B. 密切观察患儿病情

 C. 呕吐患儿应尽早开奶

 D. 患儿仰卧时可在肩下放置小的软枕

32. 一个胎龄 35 周的早产儿,因有围生期窒息、反复的呼吸暂停,表现为嗜睡、反应迟钝、肌张力降低、原始反射减弱、瞳孔缩小。该患儿最可能的诊断是(　　)。

 A. 新生儿缺氧缺血性脑病　　　　B. 新生儿肺透明膜病

 C. 新生儿化脓性脑膜炎　　　　　D. 新生儿破伤风

33. 婴儿发生溢乳的原因是(　　)。

 A. 胃排空快

 B. 胃容量小

 C. 胃较垂直

 D. 幽门括约肌发育好,贲门肌发育差

34. 患儿,3 日龄。上腭中线和牙龈部出现"马牙",护士应给予的护理方法是(　　)。

 A. 切开　　　　　　　　　　　　B. 用软布擦净

 C. 生理盐水清洗　　　　　　　　D. 不需要处理,可自行消失

35. 患儿,女性。出生后 7 天,皮肤发黄明显,来医院就诊。查体:T 36.8 ℃,P 132 次/分,R 42 次/分,食欲及大小便均正常。诊断为生理性黄疸。下列指导正确的是(　　)。

 A. 给予白蛋白注射液　　　　　　B. 给予光照疗法

 C. 给予酶诱导剂　　　　　　　　D. 继续观察,无须处理

36. 患儿,女性,出生后 5 天。近日来巩膜、皮肤黄染明显。查体:T 36.8 ℃,P 132 次/分,R 42 次/分,精神好,会吸奶,大小便正常,查血清胆红素为 185 μmol/L。家长咨询其黄疸的原因,下列解释合理的是(　　)。

 A. 胆道闭锁　　　　　　　　　　B. 新生儿脐炎

 C. 新生儿肝炎　　　　　　　　　D. 生理性黄疸

37. 患儿,女性,足月儿,出生后 5 天。母乳喂养。出生第 3 天食奶量明显减少,第 4 天皮肤出现黄染而就诊。体检:体温 37.8 ℃。脐部周围皮肤红肿,诊断为新生儿脐炎。我国发生此疾病最常见的病原菌是(　　)。
    A. 大肠埃希菌   B. 铜绿假单胞菌
    C. 溶血性链球菌   D. 金黄色葡萄球菌

38. 维生素 D 缺乏性佝偻病患儿激期主要表现是(　　)。
    A. 烦躁   B. 易激惹
    C. 夜间惊啼   D. 骨骼改变

39. 佝偻病主要见于(　　)以下婴幼儿。
    A. 5 个月   B. 1 岁
    C. 3 岁   D. 2 岁

40. 足月儿生理性黄疸一般出现和消失的规律是(　　)。
    A. 出生后 1~2 天出现,3~4 天达到高峰,1 周内消退
    B. 出生后 2~3 天出现,4~5 天达到高峰,2 周内消退
    C. 出生后 3~4 天出现,7~8 天达到高峰,3 周内消退
    D. 出生后 5~6 天出现,8~9 天达到高峰,4 周内消退

41. 慢性胎儿窘迫多发生在(　　)。
    A. 妊娠早期   B. 妊娠末期
    C. 第一产程   D. 第二产程

42. 患儿,男性,2 个月。近 2 天口腔黏膜表面出现白色乳凝块样小点,不易被拭去。不影响吃奶,没有发热及其他异常表现。该患儿的诊断及其致病菌最可能是(　　)。
    A. 疱疹性口炎,单纯疱疹病毒感染
    B. 溃疡性口炎,链球菌感染
    C. 雪口病,金黄色葡萄球菌感染
    D. 鹅口疮,白念珠菌感染

43. 早产儿适宜的病室温度和相对湿度是(　　)。
    A. 22~24 ℃,50%~60%
    B. 22~24 ℃,55%~65%
    C. 24~26 ℃,50%~60%
    D. 24~26 ℃,55%~65%

44. 小儿呼吸、心搏骤停最常见的原因是(　　)。
    A. 窒息   B. 严重外伤
    C. 心肌炎   D. 电解质紊乱

45. 引起新生儿病理性黄疸的疾病不包括(　　)。
    A. 新生儿溶血病   B. 胆道闭锁
    C. 周围血管扩张   D. 新生儿败血症

46. 儿童糖尿病多数是(　　　)。
    A. 1 型糖尿病　　　　　　　　　　B. 2 型糖尿病
    C. 药物或化学品所致糖尿病　　　　D. 脂肪萎缩性糖尿病

47. 麻疹具有早期诊断价值的体征是(　　　)。
    A. 麦麸样脱屑
    B. 耳后充血性斑丘疹
    C. 麻疹黏膜斑
    D. 皮疹发痒,疹间皮肤正常

48. 关于维生素 D 缺乏性佝偻病的病因,下列叙述错误的是(　　　)。
    A. 食物中维生素 D 含量不足
    B. 日光照射不足
    C. 婴儿生长发育快,需要量多
    D. 食物中钙、磷含量少

49. 佝偻病初期的主要临床表现是(　　　)。
    A. 方颅　　　　　　　　　　　　　B. 手镯、足镯
    C. 夜惊、多汗　　　　　　　　　　D. 鸡胸

50. 儿童和青少年维生素 D 的主要来源是(　　　)。
    A. 母乳中的维生素 D
    B. 蘑菇中的维生素 D
    C. 动物肝中的维生素 D
    D. 皮肤中的 7-脱氢胆固醇

51. 下列关于中、重度营养不良患儿的护理,错误的是(　　　)。
    A. 能量供给应由低到高逐渐增加
    B. 体重接近正常后,恢复至正常能量供应
    C. 立即添加高蛋白质的食物
    D. 注意补充维生素及微量元素

52. 10 个月患儿,诊断为重症佝偻病,用维生素 D 突击疗法,已满 1 个月,其维持量每天最少应给予维生素 D(　　　)。
    A. 200 IU　　　　　　　　　　　　B. 300 IU
    C. 400 IU　　　　　　　　　　　　D. 500 IU

53. 婴幼儿病毒性肠炎腹泻时不应早期(　　　)。
    A. 保护肠黏膜　　　　　　　　　　B. 使用抗生素
    C. 调节肠道菌群　　　　　　　　　D. 纠正水、电解质紊乱

54. 麻疹的传播途径是(　　　)。
    A. 消化道传播　　　　　　　　　　B. 血液传播
    C. 呼吸道传播　　　　　　　　　　D. 皮肤接触传播

55. 小儿恶性肿瘤临床发病率最高的是(　　)。
　　A. 非霍奇金病　　　　　　　　　　B. 霍奇金病
　　C. 畸胎瘤　　　　　　　　　　　　D. 白血病

56. 下列疫苗中,8 月龄儿童不需接种的是(　　)。
　　A. 乙脑减毒活疫苗　　　　　　　　B. 脊髓灰质炎疫苗
　　C. 乙脑灭活疫苗　　　　　　　　　D. 麻风疫苗

57. 某正常婴儿体重为 6 kg,头可转向声源,能微笑,直立状态时能竖直头部,但不稳。该婴儿最可能的月龄是(　　)。
　　A. 3 个月　　　　　　　　　　　　B. 2 个月
　　C. 4 个月　　　　　　　　　　　　D. 5 个月

58. 营养不良患儿最早出现的症状是(　　)。
　　A. 体重不增　　　　　　　　　　　B. 表情呆滞
　　C. 肌张力低下　　　　　　　　　　D. 身高低于正常值

59. 患儿,男性,10 个月。其妈妈跟李护士说,不知道为什么孩子满 6 个月以后反复出现感冒、肺炎,6 个月以前从未生过病。李护士应给出正确回答是(　　)。
　　A. 6 个月后孩子从母体获得的抗体逐渐消失,容易发生感冒、肺炎
　　B. 6 个月后孩子开始添加辅食,消化能力差,容易发生感冒、肺炎
　　C. 6 个月后孩子户外活动增加,接触感冒人群,容易发生感冒、肺炎
　　D. 6 个月后孩子自身免疫抗体逐渐减少,抵抗力减低,容易发生感冒、肺炎

60. 营养不良患儿皮下脂肪消耗的顺序是(　　)。
　　A. 面颊→躯干→腹部→臀部→四肢
　　B. 躯干→腹部→臀部→四肢→面颊
　　C. 臀部→四肢→面颊→躯干→腹部
　　D. 腹部→躯干→臀部→四肢→面颊

61. 患儿,男性,4 个月。近 1 个月来烦躁,夜间啼哭,睡眠不安,易惊醒,汗多,吃奶少,大便稀,每天排便 2~3 次,生后一直牛奶喂养,无外出活动。引起患儿睡眠不安最可能的原因是(　　)。
　　A. 生活环境不良
　　B. 缺少母乳喂养
　　C. 父母日常护理不当
　　D. 缺乏维生素 D

62. 患儿,男性,5 岁。近来饮水量增多,食量增加,但体重下降,同时倦怠乏力,晚上多次排尿,甚至尿床。该患儿最可能的诊断是(　　)。
　　A. 遗尿症　　　　　　　　　　　　B. 尿崩症
　　C. 糖尿病　　　　　　　　　　　　D. 肾小球肾炎

63. 足月儿生理性黄疸消退的时间是(　　)。
　　A. 出生后 7~10 天

B. 出生后 2~3 周

C. 出生后 5~7 天

D. 出生后 5 天至 5 周

64. 1 岁婴儿的头围正常约是(　　)。

A. 38 cm
B. 43 cm

C. 46 cm
D. 52 cm

65. 新生儿出生 3 周后出现黄疸,伴有厌食、呕吐。则其最有可能发生了(　　)。

A. 新生儿溶血症
B. 母乳性黄疸

C. 新生儿败血症
D. 新生儿肝炎

66. 关于预防佝偻病的护理,下列叙述错误的是(　　)。

A. 婴儿期多服用钙剂

B. 多到户外晒太阳

C. 多食含维生素 D 的食物

D. 每天口服维生素 D 400~800 IU

67. 小儿破伤风的潜伏期大多是(　　)。

A. 0~1 天
B. 1~3 天

C. 4~8 天
D. 10~30 天

68. 患儿,4 个月。夜间经常哭闹,难以入睡。医生诊断为佝偻病,给予维生素 D 330 万 IU 肌内注射后,全身出现抽搐两次,每次持续约 30 s,抽搐停止后精神如常。护理体检:体重 6.1 kg,T 37.8 ℃,有枕秃及颅骨软化。实验室检查:血清钙 1.68 mmol/L。患儿发生抽搐最可能的原因是(　　)。

A. 缺乏维生素 D
B. 热性惊厥

C. 血清钙降低
D. 癫痫发作

69. 先天性心脏病法洛四联症的患儿,活动后常见的症状是(　　)。

A. 发绀
B. 蹲踞

C. 呼吸困难
D. 体力差

70. 患儿,4 个月。由白念珠菌感染导致鹅口疮,进行口腔擦拭时应选用的药液是(　　)。

A. 0.5%高锰酸钾溶液

B. 3%过氧化氢溶液

C. 0.1%醋酸溶液

D. 2%碳酸氢钠溶液

71. 营养性缺铁性贫血的患儿,服用铁剂治疗有效时,周围血象的变化是(　　)。

A. 网织红细胞计数 1~2 周后开始升高

B. 血红蛋白含量 3 周后逐渐升高

C. 网织红细胞计数 2~3 天后开始升高

D. 血红蛋白含量 1~3 个月后逐渐升高

72. 某小儿出现味觉敏感性降低、生长发育迟缓、毛发干枯易脱落等临床表现。则其最可能是因为机体缺乏(　　)。

    A. 硒　　　　　　　　B. 锌　　　　　　　　C. 碘　　　　　　　　D. 镁

73. 小儿头围、胸围生长曲线的交叉时间点在出生后(　　)。

    A. 8 个月　　　　　　　　　　　　　B. 12 个月

    C. 18 个月　　　　　　　　　　　　D. 24 个月

74. 婴幼儿发生病原体感染性肺炎,除呼吸道症状外,皮肤还可见猩红热样或荨麻疹样皮疹,则最可能的诊断是(　　)。

    A. 呼吸道合胞病毒肺炎　　　　　　B. 腺病毒肺炎

    C. 金黄色葡萄球菌肺炎　　　　　　D. 衣原体肺炎

75. 患儿,5 岁。X 线透视可见肺门动脉总干及分支随心脏搏动出现"肺门舞蹈"征。提示该患儿最可能的诊断是(　　)。

    A. 房间隔缺损　　　　　　　　　　B. 室间隔缺损

    C. 肺动脉高压　　　　　　　　　　D. 主动脉高压

76. X 线检查示长骨钙化带消失,骨骺软骨盘增宽的疾病是(　　)。

    A. 佝偻病后遗症期　　　　　　　　B. 佝偻病初期

    C. 佝偻病激期　　　　　　　　　　D. 佝偻病恢复期

77. 缺乏(　　)会导致少儿佝偻病和成年人的软骨病。

    A. 维生素 A　　　　　　　　　　　B. 维生素 B

    C. 维生素 C　　　　　　　　　　　D. 维生素 D

78. 下列关于麻疹的护理,错误的是(　　)。

    A. 给予容易消化、富有营养的食物

    B. 保持皮肤清洁

    C. 鼓励多饮水

    D. 高热时采取冷敷或乙醇擦浴的方式

79. 中度营养不良的患儿腹部褶皱厚度是(　　)。

    A. 0.2~0.4 cm　　　　　　　　　　B. 0.4~0.6 cm

    C. <0.4 cm　　　　　　　　　　　D. <0.6 cm

80. 足月新生儿,第 1 胎,男性,生后第 3 天,母乳喂养,生后 24 h 出现黄疸,皮肤黄染逐渐加重。实验室检查:Hd 110 g/L,母血型 O,子血型 B。诊断为新生儿 ABO 血型不合溶血症。该患儿的护理不包括(　　)。

    A. 给予光照疗法　　　　　　　　　B. 输白蛋白

    C. 保暖　　　　　　　　　　　　　D. 减少奶量摄入

81. 患儿,女性,32 周早产。小于胎龄儿,出生后出现哭声异常,阵发性青紫,肢体抖动。查血糖 1.7 mmol/L。该患儿最可能的诊断是(　　)。

    A. 先天性心脏病　　　　　　　　　B. 新生儿低血糖

    C. 新生儿呼吸窘迫综合征　　　　　D. 低钙血症

82. 足月新生儿,男性。医院分娩,臀位产,生后 24 h 突发惊厥,烦躁不安。查体:体温 36.5 ℃,心率 140 次/分,前囟饱满,双眼凝视,肌张力高,肺部体征阴性。血常规及生化检查正常。该患儿可能发生了(   )。

   A. 新生儿肺炎

   B. 新生儿败血症

   C. 新生儿破伤风

   D. 新生儿颅内出血

83. 关于营养不良患儿的治疗,下列叙述错误的是(   )。

   A. 治疗原发病

   B. 正确喂养,调整饮食

   C. 促进消化功能

   D. 重度营养不良应早期供给较高的热量

84. 新生儿期指从出生断脐到生后(   )。

   A. 7 天   B. 18 天

   C. 28 天   D. 30 天

85. 新生儿的死亡率最高的时期是(   )。

   A. 生后 1 h 内   B. 生后 1 天内

   C. 生后 3 天内   D. 生后 1 周内

86. 围生期包括胎儿期一部分和婴儿期一部分,国内普遍采用的定义是(   )。

   A. 胎龄 27 周到出生时

   B. 胎龄 28 周到生后 7 天

   C. 胎龄 30 周到生后 2 周

   D. 胎龄 3 周到生后 4 周

87. 小儿出生后生长发育的第一个高峰期是(   )。

   A. 新生儿期   B. 婴儿期

   C. 幼儿期   D. 学龄前期

88. 小儿体格发育的两个高峰期是(   )。

   A. 青春期、学龄期

   B. 学龄期、学龄前期

   C. 青春期、幼儿期

   D. 青春期、婴儿期

89. 幼儿期年龄的划分应是(   )。

   A. 出生~1 岁   B. 出生~2 岁

   C. 1 岁~3 岁   D. 1 岁~4 岁

90. 下列选项中,不符合小儿生长发育的一般规律的是(   )。

   A. 由上到下   B. 由远到近

   C. 由粗到细   D. 由低级到高级

91. 区分婴幼儿轻型腹泻与重型腹泻,根据该儿童有无(　　)。

    A. 脱水、电解质紊乱

    B. 酸性水样便

    C. 排便前腹痛,哭闹

    D. 镜检白细胞增多

92. 判断小儿体格发育常用的指标是(　　)。

    A. 动作发育能力

    B. 语言发育程度

    C. 智能发育水平

    D. 体重、身高、头围

93. 下列最能反映儿童近期营养状况的灵敏指标是(　　)。

    A. 身高　　　　　　　　　　　B. 体重

    C. 头围　　　　　　　　　　　D. 胸围

94. 新生儿生理性体重下降恢复到出生时体重在出生后(　　)。

    A. 第 5 天　　　　　　　　　　B. 第 10 天

    C. 第 15 天　　　　　　　　　D. 第 20 天

95. 新生儿出生后生理性体重下降不超过出生体重的(　　)。

    A. 2%　　　　　　　　　　　　B. 8%

    C. 10%　　　　　　　　　　　D. 11%

96. 新生儿生后第 1 年身长增长约(　　)。

    A. 35 cm　　　　　　　　　　B. 32 cm

    C. 30 cm　　　　　　　　　　D. 25 cm

97. 1~2 岁幼儿 1 年间身长增长约(　　)。

    A. 5 cm　　　　　　　　　　　B. 7 cm

    C. 11 cm　　　　　　　　　　D. 15 cm

98. 2~12 岁小儿平均身长(高)(cm)计算公式是(　　)。

    A. 年龄×7+75　　　　　　　B. 年龄×5+70

    C. 年龄×6+77　　　　　　　D. 年龄×7+80

99. 新生儿出生时的头围约是(　　)。

    A. 46 cm　　　　　　　　　　B. 34 cm

    C. 38 cm　　　　　　　　　　D. 40 cm

100. 小儿无尿的标准是(　　)。

    A. 每天尿量为 200~300 ml

    B. 每天尿量为 100~150 ml

    C. 每天尿量为 30~50 ml

    D. 每天尿量少于 50 ml

101. 新生儿出生后哭声微弱,全身青紫,呼吸浅表,肌张力低下。Apgar 评分为 4 分,诊断为新生儿窒息,即刻进行复苏抢救,经清理气道和增加通气均无效,准备胸外按压心脏。护士双拇指放置的正确按压部位是(　　　)。
    A. 胸骨体上 1/2
    B. 胸骨体上 1/3
    C. 胸骨体下 1/3
    D. 胸骨体下 1/4

102. 下列不属于足月儿病理性黄疸特点的是(　　　)。
    A. 黄疸于出生 24 h 后出现
    B. 黄疸持续超过 2 周
    C. 黄疸消退后又再出现
    D. 血清结合胆红素>34 μmol/L

103. 儿童手足口病是以手、足和口腔疱疹为特点的急性传染病,危重者可引发脑干脑炎等疾病而危及生命。本病最常见的病原体是(　　　)。
    A. 肠道病毒 62 型
    B. 腺病毒
    C. 柯萨奇病毒 A 组 16 型
    D. 朊病毒

104. 儿童重症肺炎可发生心血管系统严重功能障碍。下列不符合肺炎合并心力衰竭特点的是(　　　)。
    A. 安静状态下呼吸突然加快(>60 次/分),不能用发热或原发病解释
    B. 安静状态下心率突然加快(>180 次/分),不能用发热或原发病解释
    C. 心音低钝、奔马律
    D. 肝脏右肋下 0.5 cm,双下肢硬性水肿

105. 患儿,男性,10 个月。发热、咳嗽 4 天,加重伴恶心、呕吐 1 天,伴意识不清 4 h,抽搐反复发作 2 h,转来急诊。体温38.6 ℃,前囟膨隆。呼吸 42 次/分,双肺闻及细、湿啰音,以右侧为重,心率 142 次/分,肝肋下 2 cm,白细胞计数 22×10⁹/L,中性粒细胞占比 75%。下列处置最恰当的是(　　　)。
    A. 首先肌内注射地西泮,同时给予腰椎穿刺,以进一步明确诊断
    B. 首先缓慢静脉注射地西泮,快速静脉滴注 20%甘露醇
    C. 首先缓慢静脉注射地西泮及毛花苷 C
    D. 首先缓慢静脉注射地西泮及肌内注射阿尼利定(布桂嗪)

106. 患儿,1 岁,体重 8 kg。腹泻 3 天,每天 10 余次。稀水便,尿量明显减少,精神萎靡。查体:皮肤弹性差,眼窝略凹陷,眼泪少,心音正常,双肺呼吸音清,腹软。实验室检查:血清钠 138 mmol/L。该患儿最可能是(　　　)。
    A. 轻度等渗性脱水　　　　　　　B. 中度等渗性脱水
    C. 重度等渗性脱水　　　　　　　D. 中度低渗性脱水

107. 新生儿坏死性小肠炎腹部 X 线平片的特征性改变是(　　)。

    A. 肠壁囊样积气　　　　　　　　B. 肠腔内液平

    C. 肠梗阻　　　　　　　　　　　D. 肠道充气

108. 诊断儿童肾病综合征的必备条件是(　　)。

    A. 大量蛋白尿和低蛋白血症

    B. 大量蛋白尿和高脂血症

    C. 水肿和低蛋白血症

    D. 水肿和大量蛋白尿

109. 维生素 C 缺乏症多发生于(　　)的小儿。

    A. 新生儿期　　　　　　　　　　B. 3 个月以内

    C. 3~6 个月　　　　　　　　　　D. 6 个月~2 岁

110. 9 个月女婴,生后母乳喂养(母亲以素食为主),面色苍白、不喜动 2 个月。体格检查:精神呆滞,面色苍黄,头发稀疏淡黄,浅表淋巴结不大,心肺(−),腹平软,肝肋下 0.5 cm,脾肋下未及。实验室检查:RBC 2.5×10^{12}/L,Hb 60 g/L,MVC 96 fl,网织红细胞 0.010。外周涂片成熟红细胞以大细胞为主。给予该患儿叶酸治疗 3 周后无效,精神更差,考虑其原因是(　　)。

    A. 诊断错误

    B. 药物剂量不够

    C. 维生素 B_{12} 缺乏

    D. 叶酸缺乏

111. 6 个月小儿出现低钙性手足抽搐,下列处理措施正确的是(　　)。

    A. 保持呼吸道通畅,控制惊厥是首要的治疗措施

    B. 补钙使血钙升至正常水平是首要的治疗措施

    C. 补充维生素 D,促进患儿自身对钙吸收是首要的治疗措施

    D. 治疗的正确程序:维生素 D→补钙→止抽

112. 小儿免疫系统发育不成熟,防御能力差,自行合成 IgG 的能力达到成人水平一般要到(　　)。

    A. 3~5 岁　　　　　　　　　　　B. 5~6 岁

    C. 6~7 岁　　　　　　　　　　　D. 6~10 岁

113. 新生儿硬肿症患儿治疗的关键措施是(　　)。

    A. 复温

    B. 应用抗生素

    C. 加强喂食供给营养

    D. 补液、纠正酸中毒

114. 小儿生理性贫血常发生于生后(　　)。

    A. 2~3 周　　　　　　　　　　　B. 3~4 周

    C. 2~3 个月　　　　　　　　　　D. 3~4 个月

115. 关于补充维生素 D 预防佝偻病的护理,下列叙述错误的是(　　)。

    A. 提倡母乳喂养

    B. 尽早开始晒太阳

    C. 正常足月儿于生后 1 个月开始口服维生素 D 500~1 000 IU

    D. 不能口服者可肌内注射维生素 D 15 万~30 万 IU

116. 关于病理性黄疸的诊断依据,下列叙述正确的是(　　)。

    A. 黄疸出现早,生后 48 h 内出现

    B. 黄疸较重,血清胆红素>26 μmol/L

    C. 足月儿黄疸持续 3 周不消退

    D. 黄疸消退后不再出现

117. 水痘患儿应隔离至(　　)。

    A. 疱疹全部结痂   B. 发病后一周

    C. 出疹后 3 天   D. 疱疹开始结痂

118. 婴幼儿腹泻重度脱水伴低血容量性休克扩容,下列叙述错误的是(　　)。

    A. 首选 1/3 张含钠液

    B. 用量为 20 ml/kg

    C. 总量不超过 300 ml

    D. 于 30~60 min 内静脉推注或快速静脉滴注

119. 下列关于小儿出生后血液循环改变的叙述,正确的是(　　)。

    A. 肺循环阻力增高

    B. 左心房压力增高,体循环压力增高

    C. 脐静脉大部分闭锁成为脐外侧韧带

    D. 动脉导管关闭

120. 一健康儿童,体重 10 kg,身长 75 cm,头围 46 cm,会叫"爸爸""妈妈"。其月龄约是(　　)。

    A. 10 个月   B. 12 个月

    C. 18 个月   D. 24 个月

121. 患儿,10 月龄。因肺炎入院,其主要的心理反应是分离性(　　)。

    A. 焦虑   B. 孤独

    C. 恐惧   D. 抑郁

122. 小儿前囟闭合的时间大多在(　　)前。

    A. 8~12 个月   B. 12~18 个月

    C. 18~20 个月   D. 2 岁

123. 下列关于婴儿添加辅食的原则,不正确的是(　　)。

    A. 每种辅食都应从少量开始

    B. 由稠到稀

    C. 从细到粗

D. 从一种到多种

124. 下列反射中,出生时已存在,以后逐渐消失的是(　　)。

    A. 吸吮反射　　　　　　　　　　B. 瞳孔对光反射

    C. 吞咽反射　　　　　　　　　　D. 角膜反射

125. 早产儿肺发育不成熟,表面活性物质缺乏,易发生(　　)。

    A. 大叶性肺炎　　　　　　　　　B. 病毒性脑炎

    C. 早产窒息　　　　　　　　　　D. 肺透明膜病

126. 1 岁以后儿童最常见的青紫型先天性心脏病是(　　)。

    A. 室间隔缺损　　　　　　　　　B. 房间隔缺损

    C. 动脉导管未闭　　　　　　　　D. 法洛四联症

127. 下列关于胎儿发育的叙述,不正确的是(　　)。

    A. 受精后 8 周的人胚称为胚胎

    B. 12 周末胚胎初具人形

    C. 28 周末胎儿可有呼吸运动,但肺泡表面活性物质含量低

    D. 40 周末胎儿已成熟,出生后能很好存活

128. 婴儿为了补充铁剂,最早需要添加的辅助食品是(　　)。

    A. 新鲜水果　　　　　　　　　　B. 蔬菜

    C. 粥　　　　　　　　　　　　　D. 铁强化米粉

129. 儿童预防接种乙肝疫苗第二次是在出生后(　　)。

    A. 1 个月　　　　　　　　　　　B. 2 个月

    C. 3 个月　　　　　　　　　　　D. 6 个月

130. 下列关于小儿肺炎的叙述,不正确的是(　　)。

    A. 病原体多由呼吸道入侵

    B. 病原体可经血行入肺

    C. 不同病原体所致肺炎病变不一

    D. 不同病原体所致肺炎预后相同

131. 下列关于尿布皮炎的护理,不正确的是(　　)。

    A. 勤换尿布

    B. 用橡皮布或者塑料布包裹臀部

    C. 便后用温水冲洗臀部

    D. 局部皮肤有溃疡时应暴露于空气中

132. 鹅口疮正确的局部用药是(　　)。

    A. 涂 1%甲紫(龙胆紫)

    B. 用 3%过氧化氢溶液清洗后,涂 1%甲紫

    C. 涂 5%金霉素甘油

    D. 用 2%碳酸氢钠溶液清洗后,涂制霉菌素

133. 足月新生儿在生后 4 个月内很少患营养性缺铁性贫血,其原因是(　　)。
    A. 生长发育速度相对较慢
    B. 从母体获得足够的储备铁
    C. 铁的排泄量较少
    D. 红细胞破坏较少

134. 下列关于儿童呼吸系统解剖生理特点的叙述,不正确的是(　　)。
    A. 小儿鼻腔较短小,无鼻毛,后鼻道狭窄,血管丰富,易感染
    B. 儿童右侧支气管粗短
    C. 喉部较宽,呈漏斗形,血管丰富,易发生支气管炎
    D. 肺组织发育不完善,弹力纤维发育差,间质发育旺盛,肺泡数量少,使肺含血量较多

135. 小儿易患革兰阴性菌感染的原因是缺乏(　　)。
    A. IgA   B. IgM
    C. IgG   D. IgE

多项选择题

1. 患儿,男性,10 个月。腹泻 3 天来院就诊。3 天前无诱因出现腹泻,每天 8~9 次,每次大便量不多,色黄,稀薄,有奶瓣,偶有呕吐,吃奶较少,尿量减少。下列护理措施正确的有(　　)。
    A. 遵医嘱补液,以纠正脱水
    B. 为满足其生长需要,增加母乳喂养次数
    C. 观察和记录大便的次数、性状和量
    D. 大便后用温水清洁肛门并涂氧化锌油
    E. 用过的尿布、便盆分类清洗即可

2. 患儿,男性,8 岁。1 周前有上呼吸道感染史,2 天前出现血尿伴水肿。经检查,诊断为急性肾小球肾炎。该患儿可能出现的并发症有(　　)。
    A. 急性肾衰竭   B. 严重循环充血
    C. 高血压脑病   D. 静脉血栓形成
    E. 排尿障碍

3. 维生素 D 缺乏性手足搐搦症患儿发作时的临床表现为(　　)。
    A. 惊厥   B. 手足搐搦
    C. 喉痉挛   D. 大汗
    E. 发热

4. 儿童体格检查的内容包括(   )。

    A. 体温   B. 胸廓

    C. 体重   D. 皮肤颜色

    E. 前囟

5. 我国导致小儿手足口病的病毒主要有(   )。

    A. ECHO6 病毒   B. EV71 病毒

    C. RSV 病毒   D. CoxA16 病毒

    E. EVB 病毒

6. 关于婴幼儿头皮静脉输液的操作,下列叙述正确的有(   )。

    A. 选用额上静脉、颞浅静脉

    B. 针头与皮肤呈 15°~30°角

    C. 注意区分头皮动、静脉

    D. 头皮针和输液管固定要牢固

    E. 根据需要剃去穿刺部位的毛发

7. 反映儿童体格生长的常用指标包括(   )。

    A. 上臂围   B. 身高

    C. 小腿围   D. 体重

    E. 皮下脂肪厚度

8. 关于新生儿黄疸的健康指导,下列叙述正确的有(   )。

    A. 告知家属患儿的状况,治疗方法及效果,以便家属能够积极配合治疗和护理

    B. 使家属了解新生儿黄疸的相关知识

    C. 若为母乳性黄疸,一般可继续母乳喂养

    D. 对可能有后遗症的患儿,应指导早期进行功能训练

    E. 红细胞 G6PD 缺陷者,忌食蚕豆及其制品

9. 下列物品中,属于儿科抢救室必须配备的有(   )。

    A. 供氧设备   B. 心电监护仪

    C. 必备抢救药物   D. 玩具柜

    E. 不同规格的气管插管

10. 关于小儿惊厥的一般处理措施,下列叙述正确的有(   )。

    A. 使患儿平卧,呕吐者可侧卧

    B. 清除口、鼻、咽喉分泌物和呕吐物,以防吸入窒息

    C. 勿移动患儿或强力按压约束肢体

    D. 惊厥超过 5 min 遵医嘱给予止惊药

    E. 将物品塞入患儿口中以防咬伤舌头

11. 小儿,男性,胎龄 34 周,日龄 3 天。出生体重 2 300 g,心率 120 次/分,呼吸佳,四肢活动自如。由此可以推出该小儿(   )。

    A. 为极低出生体重儿

B. 足底纹少

C. 睾丸未降或未全降

D. 胎毛少

E. 指(趾)甲达指(趾)端

12. 下列关于小儿过敏性紫癜的叙述,正确的有(　　　)。

A. 起病前1~3周常有上呼吸道感染史

B. 常见低热、乏力、精神萎靡

C. 常以皮肤紫癜为首发症状

D. 可出现紫癜性肾炎

E. 常见脐周或下腹部腹痛

13. 下列关于小儿营养性缺铁性贫血的叙述,正确的有(　　　)。

A. 4个月到1岁的患儿发病率最高

B. 食物铁供应不足是缺铁性贫血的主要原因

C. 呈小细胞低色素性贫血

D. 治疗的关键是去除病因和应用铁剂治疗

E. 无肝、脾肿大表现

14. 下列关于小儿消化系统生理特点的叙述,正确的有(　　　)。

A. 新生儿幽门括约肌发育较差

B. 婴儿肝细胞再生能力强

C. 小儿肠管相对比成人短且固定差,易发生肠套叠和肠扭转

D. 婴儿期消化酶的分泌易受外界因素的影响

E. 婴儿易发生胃食管反流

15. 下列关于新生儿冷伤特点的叙述,正确的有(　　　)。

A. 常发生在寒冷季节

B. 以出生3天内或早产新生儿多见

C. 特征为体温升高、皮下脂肪变硬,伴有水肿

D. 硬肿先见于面颊,以后延至整个上肢、臀部、下肢及全身

E. 严重者可继发多器官功能损害

16. 下列关于新生儿缺氧缺血性脑病的叙述,正确的有(　　　)。

A. 多由于产后护理不当

B. 主要病因是围生期窒息

C. 可出现意识障碍

D. 中度患儿可出现惊厥

E. 控制惊厥首选地西泮

17. 某患儿常诉头痛,每次哭闹时可出现阵发性呼吸困难,喜蹲踞。辅助检查可能出现的结果为(　　　)。

A. X线检查可见靴形心影

B. 周围血红细胞计数下降

C. 血红蛋白和血细胞比容增高

D. 心电图示电轴右偏,右心室肥大

E. 心脏大小正常或稍增大

18. 下列关于小儿年龄分期的叙述,错误的有(　　)。

A. 胎儿期,从受精卵形成到胎儿娩出为止

B. 新生儿期,从胎儿娩出脐带结扎开始到出生后 30 天

C. 婴儿期,从出生到 1 周岁之前

D. 青春期,年龄范围一般为 10~16 岁,女孩青春期的开始年龄和结束年龄都比男孩早 2 年左右

E. 幼儿期,自满 1 周岁到满 3 周岁前

19. 小儿在 1 岁内应完成的基础免疫有(　　)。

A. 卡介苗　　　　　　　　　B. 乙肝疫苗

C. 甲肝疫苗　　　　　　　　D. 麻疹疫苗

E. 百白破疫苗

20. 下列属于病理性黄疸发生特点的为(　　)。

A. 黄疸出现早,出生后 24 h 内即出现

B. 黄疸程度重,血清胆红素浓度>12~15 mg/dl

C. 黄疸加重快,每天血清胆红素浓度上升>5 mg/dl

D. 黄疸持续时间长或退而复现

E. 足月儿黄疸持续时间一般为 10 天

判断题

1. 肺炎支原体所致的儿童肺炎临床首选药物是阿奇霉素。　　　　　　　　　(　　)

2. 房间隔缺损是小儿最常见的先天性心脏病。　　　　　　　　　　　　　　(　　)

3. 青春期出现第二个生长高峰。　　　　　　　　　　　　　　　　　　　　(　　)

4. 小儿病毒性心肌炎的主要辅助检查为心肌活检。　　　　　　　　　　　　(　　)

5. 急性肾炎患儿活动无耐力与其出现水肿、血压升高有关。　　　　　　　　(　　)

6. 糖尿病患儿尿糖被控制后不限运动,但不应空腹进行。　　　　　　　　　(　　)

7. 小儿惊厥发作时应就地抢救。　　　　　　　　　　　　　　　　　　　　(　　)

8. 儿童计划免疫程序中,婴儿 6 个月以前应先后接受卡介苗、乙型肝炎、白喉、百日咳、破伤风、脊髓灰质炎等疫苗的免疫接种。　　　　　　　　　　　　　　　(　　)

9. 母体免疫球蛋白 IgA 能通过胎盘转移给胎儿。　　　　　　　　　　　　(　　)

10. 婴幼儿易患呼吸道感染的原因是鼻腔短小、狭窄、黏膜血管丰富等。　　(　　)

简答题

1. 简述小儿生长发育规律。

2. 简述儿科光照疗法的注意事项。

3. 简述儿童退热药的应用及护理。

4. 简述维生素 D 缺乏性佝偻病激期的骨骼改变的临床表现。

5. 简述小儿惊厥的临床护理。

6. 简述母乳喂养的优点。

7. 简述小儿支气管哮喘的分期。

8. 简述小儿头皮静脉输液法的注意事项。

9. 简述新生儿破伤风的治疗要点。

10. 简述中枢性尿崩症的病因。

论述题

1. 试述新生儿高血糖的病因及其发病机制。

2. 试述化脓性脑膜炎的并发症。

3. 试述过敏性紫癜的临床表现。

案例分析题

1. 患儿,女性,8个月。因多汗、烦躁、睡眠不安来院就诊,患儿为人工喂养,至今未添加辅食。查体:可见方颅、手镯、足镯。
   (1)该患儿最可能的诊断是什么?
   (2)本病的病因是什么?

2. 患儿，男性，5 岁。以"眼睑水肿 7 天，下肢水肿 3 天"收入院。查体：体温 36.4 ℃，脉搏 100 次/分，呼吸 30 次/分，血压 90/60 mmHg，患儿神志清楚，眼睑、颜面水肿，腹稍胀，下肢呈凹陷性水肿，阴囊为中度水肿。辅助检查：尿蛋白（++++），血浆总蛋白及白蛋白减少明显。诊断为肾病综合征。

(1)本病最关键的病理生理改变是什么？

(2)本病最常见的并发症是什么？

(3)治疗本病的首选药物是什么？

(4)预防本病最常见并发症的护理措施是什么？

题库

下 篇

参考答案及解析

第一部分

基础护理学

单项选择题

1.【答案】D

【解析】医院环境的特点包括:服务专业性、安全舒适性(治疗性安全、生物环境安全、关系和谐性)、管理统一性、文化特殊性。

2.【答案】A

【解析】普通病室适宜的温度是 18~22 ℃,新生儿室、老年病房、产房、手术室适宜的温度是 22~24 ℃。

3.【答案】B

【解析】根据压疮各期创面的特点和伤口情况,应采取针对性的治疗和护理措施。淤血红润期的护理重点是去除病因,保护局部皮肤,促进局部血液循环,防止压疮继续发展;炎性浸润期的护理重点是保护皮肤,加强对创面水疱内渗液的保护和处理,预防感染;溃疡期的护理重点是清洁伤口,将坏死组织清除,合理处理伤口渗出液,促进肉芽组织的生长,预防和控制感染。

4.【答案】A

【解析】每分钟脉搏搏动的次数(频率)称为脉率。正常成人在安静状态下的脉率为 60~100 次/分。

5.【答案】C

【解析】世界卫生组织推荐的每人每天食盐量是 6 g。

6.【答案】A

【解析】低蛋白饮食适用于限制蛋白摄入的患者,如急性肾炎、尿毒症、肝性脑病等患者。

7.【答案】A

【解析】去枕仰卧位适用于全身麻醉(全麻)后尚未清醒或昏迷的患者,可防止呕吐物流入气管而引起窒息等并发症;也可用于椎管内麻醉或脊髓腔穿刺后的患者,可防止患者因颅内压减低而引起头痛。颅脑手术后清醒的患者应取头高足低位,以利于脑静脉回流,减轻脑水肿。

8.【答案】B

【解析】止咳糖浆对呼吸道黏膜有安抚作用,服用后不宜立即饮水,因此同时服用多种药物时,应最后服用糖浆。对牙齿有腐蚀作用或可使牙齿染色的药物,如酸剂、铁剂,可用吸水管吸服药物,服药后漱口。

9.【答案】B

【解析】吸氧浓度(%)＝21+4×氧流量(L/min)。根据题干,当氧流量为 5 L/min 时,吸入时的氧浓度是21+4×5＝41%。

10.【答案】D

【解析】1860 年,南丁格尔在英伦敦创办了世界上第一所正式的护士学校。

11.【答案】D

【解析】冷疗法的目的:减轻局部充血或出血,适用于局部软组织损伤初期、扁桃体摘除术后、鼻出血等患者;减轻疼痛,适用于急性损伤初期、牙痛、烫伤等患者;控制炎症扩散,适用于炎症早期的患者;降低体温,适用于高热、中暑等患者。

12.【答案】B

【解析】果酱样便提示肠套叠、阿米巴痢疾,柏油样便提示上消化道出血,白陶土色便提示胆道梗阻,粪便表面有鲜红色血液提示痔疮或肛裂。

13.【答案】A

【解析】尿常规检查在采集标本后应尽快送检,最好不要超过 2 h。若不能及时送检和进行分析,则必须采取保存措施,如冷藏、防腐等。

14.【答案】B

【解析】护士在移动重物时,应注意平衡、有节律,并计划好重物移动的位置和方向。护士应沿直线方向移动重物,尽量遵循推或拉代替提取的原则。

15.【答案】D

【解析】空气栓塞时应采取头低足高位左侧卧位,以避免空气阻塞肺动脉入口。

16.【答案】D

【解析】在病理情况下,瞳孔的大小可出现以下变化:①缩小,瞳孔直径小于 2 mm。当瞳孔直径小于 1 mm,称为针尖样瞳孔。单侧瞳孔缩小,常提示同侧小脑幕裂孔疝早期;双侧瞳孔缩小,常见于有机磷农药、氯丙嗪、吗啡等中毒。②散大,瞳孔直径大于 5 mm。一侧瞳孔散大、固定,常提示同侧颅内病变所致的小脑幕裂孔疝的发生,常见的同侧颅内病变有颅内血肿、脑肿瘤等;双侧瞳孔散大,常见于颅内压增高、颅脑损伤、颠茄类药物中毒和濒死状态。

17.【答案】C

【解析】2%～3%硼酸溶液,为酸性防腐蚀溶液,有抑制细菌的作用。1%～3%过氧化氢溶液,有防腐、防臭的作用,适用于口腔感染有溃烂、坏死组织者。0.1%醋酸溶液,适用于铜绿假单胞菌感染。0.9%生理盐水,能清洁口腔、预防感染。

18.【答案】B

【解析】平车护送患者上下坡时,患者头部应位于高处,以减轻不适。

19.【答案】A

【解析】间歇热:体温骤然升高至39 ℃以上,持续数小时或更长时间,然后下降至正常或正常以下,经过一个间歇,体温又升高,反复发作,常见于疟疾等患者。稽留热:体温维持在 39~40 ℃,达数天或数周,24 h 波动范围不超过 1 ℃,常见于肺炎链球菌肺炎、伤寒等患者。弛张热:体温在 39 ℃ 以上,24 h 内温差在 1 ℃ 以上,体温最低时仍比正常水平要高,常见于败血症、风湿热、化脓性疾病等患者。不规则热:发热没有固定规律,持续时间也不定,常见于流行性感冒、癌性发热等患者。

20.【答案】C

【解析】护士给患者行大量不保留灌肠时,灌肠液为 0.1%~0.2% 的肥皂水或生理盐水。成人一次用量为 500~1 000 ml,小儿一次用量为 200~500 ml。灌肠液温度通常为 39~41 ℃,用于高热患者降温灌肠时,可调至 28~32 ℃,中暑时用 4 ℃ 生理盐水。

21.【答案】A

【解析】分级护理通常分为四个护理级别:特级护理,24 h 严密观察患者的病情变化;一级护理,每小时巡视病房一次;二级护理,每 2 h 巡视病房一次;三级护理,每 3 h 巡视病房一次。

22.【答案】D

【解析】在为患者补钾过程中,应遵循"四不宜"原则:①不宜过浓,浓度不宜超过 40 mmol/L;②不宜过快,补钾速度不宜超过 20~40 mmol/h;③不宜过多,要限制补钾总量;④不宜过早,见尿后补钾,通常尿量每小时超过 40 ml 或每天超过 500 ml 方可补钾。

23.【答案】D

【解析】肌内注射时,针头与皮肤呈 90° 刺入肌肉组织,进针深度为针梗的 1/2~2/3,抽吸无回血,缓慢推注药液。皮下注射时,针尖与皮肤呈 30°~40° 刺入皮下。皮内注射时,针头斜面向上,与皮肤呈 5° 刺入皮内。四肢浅静脉注射时,针头斜面向上,与皮肤呈 15°~30° 刺入静脉;小儿头皮静脉注射时,头皮针沿静脉向心方向平行刺入;股静脉注射时,针头与皮肤呈 90° 或 45°。

24.【答案】A

【解析】如隔离衣已被穿过,隔离衣的衣领和内面视为清洁面,外面视为污染面。穿脱隔离衣过程中,应避免污染衣领、面部、帽子和清洁面。

25.【答案】C

【解析】热疗的禁忌证:①未明确诊断的急性腹痛。热疗虽能使疼痛减轻,但易掩盖病情,贻误诊断和治疗,可能还会引发腹膜炎。②面部危险三角区的感染。该处血管丰富,面部静脉无静脉瓣,且与颅内海绵窦相通,热疗能使该处血管扩张,血流增多,导致细菌和毒素进入血液循环,使炎症扩散,易造成颅内感染和败血症。③各种脏器内出血、出血性疾病。热疗会使局部血管扩张,增加脏器的血流量和血管通透性而加重出血。④软组织损伤或扭伤的初期。热疗可促进血液循环,加重皮下出血、肿胀及疼痛。⑤其他。如心、肝、肾功能不全者,皮肤湿疹,急性炎症,孕妇,金属移植物部位、人工关节,恶性病变部位,睾丸。麻痹、感觉异常者,婴幼儿,老年人慎用热疗。

26.【答案】A

【解析】锐器伤的伤口处理步骤:立即用手在伤口旁轻轻挤压,尽可能挤出伤口的血液,但禁止在伤口局部进行挤压,以免产生虹吸现象,把污染的血液吸入血管;用肥皂水清洗伤口,并在流动水下反复冲洗,暴露的黏膜处应采用生理盐水反复冲洗干净;用75%乙醇或0.5%碘伏消毒伤口,并进行包扎。

27.【答案】B

【解析】呼吸过缓是指成人呼吸频率每分钟少于12次,见于颅内压增高、巴比妥类药物中毒等患者。

28.【答案】B

【解析】冷、热应用的时间会直接影响治疗的效果,在一定时间内其效应随着时间的增加而增强,以达到最佳的治疗效果;但如果使用的时间过长,会产生继发效应,从而抵消治疗效应,甚至还可引起不良反应,如疼痛、皮肤苍白、冻伤、烫伤等。

29.【答案】C

【解析】以口腔温度为标准,发热程度的划分如下:①低热,体温为37.3~38.0 ℃。②中等热,体温为38.1~39.0 ℃。③高热,体温为39.1~41.0 ℃。④超高热,体温在41.0 ℃以上。

30.【答案】D

【解析】为昏迷患者进行口腔护理时禁止漱口,以免引起误吸。

31.【答案】A

【解析】低盐饮食适用于急、慢性肾炎,心脏病,肝硬化腹腔积液,重度高血压但水肿较轻的患者。

32.【答案】B

【解析】暗红色便提示下消化道出血,粪便表面有鲜红色血液提示有痔疮或肛裂,柏油样便提示上消化道出血,白陶土色便提示胆道梗阻。

33.【答案】D

【解析】库斯莫呼吸又称为深度呼吸,指一种深而规则的大呼吸。

34.【答案】D

【解析】在为患者吸痰时,吸痰动作应轻柔,左右旋转,向上提拉,吸净痰液,每次吸痰时间应小于15 s,以免造成患者缺氧。

35.【答案】D

【解析】使用热水袋时,成人水温调节至60~70 ℃,对于婴幼儿、老年人、昏迷、末梢循环不良、感觉障碍等患者,热水袋的水温应调节至50 ℃以内;灌水至热水袋容积的1/2~2/3满即可,排尽袋内空气,确认无漏水;用大毛巾包裹热水袋,以避免直接接触患者的皮肤而引起烫伤。

36.【答案】A

【解析】冷疗的目的:①控制炎症扩散,适用于炎症早期的患者。②减轻疼痛,适用于急性损伤初期、牙痛、烫伤等患者。③减轻局部充血或出血,适用于局部组织损伤的初期、扁桃体摘除术后、鼻出血等患者。④降低体温,适用于高热、中暑等患者。

37.【答案】A

【解析】低盐饮食指每天摄入食盐量小于 2 g,不包括食物内自然存在的氯化钠,禁食腌制食品,如咸菜、皮蛋、火腿、香肠、咸肉、虾米等。

38.【答案】B

【解析】为患者鼻饲灌食后用少量温开水冲洗胃管,可以避免食物残留在胃管内发酵或变质,引起患者发生胃肠炎或堵塞管腔。

39.【答案】A

【解析】高热量饮食适用于热能消耗较高的患者,如甲状腺功能亢进患者、高热患者、大面积烧伤患者、产妇及需要增加体重的患者。

40.【答案】D

【解析】无菌注射器的空筒内面、活塞、乳头及针头的针梗、针尖,均应保持无菌。

41.【答案】B

【解析】青霉素过敏试验液一般以每毫升含青霉素 200～500 U 的皮内试验液为标准,注入剂量为 0.1 ml,含青霉素 20～50 U。

42.【答案】C

【解析】采集标本前应认真查对医嘱,核对检验申请单、标签或条形码、标本采集容器,患者的床号、姓名、住院号及腕带等,确认无误后方可进行。

43.【答案】B

【解析】临床上为急性肺水肿患者吸氧时,在湿化瓶中加入乙醇的目的是降低肺泡内泡沫的表面张力,使泡沫破裂消散,以改善气体交换,减轻缺氧症状。

44.【答案】A

【解析】毕奥呼吸又称间断呼吸,指患者有规律地呼吸几次后,突然停止呼吸,间隔一个短时间后又开始呼吸,如此反复交替进行。

45.【答案】D

【解析】尸冷:死亡后最先发生的尸体现象,死亡后因体内产热停止,散热继续,所以尸体温度逐渐下降,死后大约 24 h 尸体温度与环境温度相同。尸斑:死亡后血液循环停止,坠积性充血使尸体最低部位皮肤出现暗红色斑块或条纹,从死后 2～4 h 出现。尸僵:死后 1～3 h 出现在下颌部,4～6 h 扩散到全身,12～16 h 达到高峰,24 h 后缓解。尸体腐败:死后 24 h 先于右下腹出现,逐渐扩展到全腹,最后蔓延到全身。

46.【答案】C

【解析】护士在处理医嘱时应先急后缓,即先执行临时医嘱,再执行长期医嘱。

47.【答案】D

【解析】少尿指 24 h 尿量少于 400 ml 或每小时尿量少于 17 ml,常见于心脏疾病、肾疾病、发热、休克等患者。

48.【答案】C

【解析】手术过程中患者处于全麻状态,留置导尿管一方面可以让医生观察患者的尿量;另一方面可以让患者在麻醉状态下排尿,使膀胱持续保持空虚状态,避免术中误伤。

49.【答案】B

【解析】空气进入静脉,可随血流先进入右心房,再进入右心室。若空气量小,则其会随着心脏的收缩被右心室压入肺动脉,并分散到肺小动脉内,最后经毛细血管吸收,因而损害较小;若空气量大,则其会在右心室内阻塞肺动脉入口,使血液不能进入肺内进行气体交换,引起机体严重缺氧,甚至导致患者死亡。

50.【答案】B

【解析】新鲜血基本保留了血液中原有的所有成分,主要适用于血液病患者,可为其补充各种血细胞、凝血因子和血小板。

51.【答案】D

【解析】病情危重或呼吸微弱的患者,如不易观察其呼吸次数,可用少许棉絮置于患者鼻孔前,观察棉絮被吹动的次数,计时 1 min。

52.【答案】A

【解析】护士为昏迷患者插胃管,当胃管插至 10~15 cm 时,用左手将患者头部托起,使下颌尽量靠近胸骨柄,以增大咽喉部通道的弧度,便于胃管沿后壁滑行,顺利通过食管口。

53.【答案】C

【解析】应给予急性肺水肿患者高流量氧气吸入,以提高肺泡内压力,减少肺泡内毛细血管渗出液的产生。

54.【答案】D

【解析】在为患者留置导尿管后,若发现患者尿液浑浊、沉淀或出现结晶,应及时进行膀胱冲洗。

55.【答案】A

【解析】鼻饲灌注完毕后,需将胃管末端反折,以防止食物反流和胃管脱落。

56.【答案】C

【解析】胆囊 B 超检查前一晚应进食无脂肪、低蛋白、高碳水化合物的清淡饮食,以减少胆汁分泌。检查当天禁食早餐,第一次 B 超检查,如果胆囊显影良好,还需了解胆囊收缩功能时,应让患者进食高脂肪餐,临床上常食用油煎荷包蛋 2 个,待 30~45 min 后行第二次 B 超检查,观察胆囊的收缩情况。

57.【答案】B

【解析】使用热水袋时,成人水温为 60~70 ℃;昏迷、老人、婴幼儿、感觉迟钝、循环不良等患者使用热水袋时,水温应低于 50 ℃。

58.【答案】C

【解析】测量呼吸频率时,观察患者胸部或腹部起伏次数,一起一伏为一次,一般观察患者 30 s,将测得数值乘以 2,对于呼吸异常患者或婴儿,应观察 1 min。

59.【答案】D

【解析】大量不保留灌肠的目的:①刺激肠蠕动,解除便秘,排除肠胀气;②应用低温溶液为高热患者降温;③清洁肠道,为肠道手术、检查或分娩做准备;④稀释和清除肠道内的有害物质,减轻中毒。

60.【答案】B

【解析】一级预防又称病因预防,职业有害因素的防护病因明确而且是人为的,采取一级预防更有效果;二级预防又称临床前期预防,指在疾病的临床前期早发现、早诊断和早治疗,也称为"三早"预防,目的是预防疾病的发展和恶化;三级预防又称临床期预防,主要是对症治疗、防止伤残和积极康复。

61.【答案】D

【解析】皮下注射时,对于消瘦的患者,注射时护士可捏起局部组织,适当减小穿刺的角度,进针角度不宜超过45°,以免刺入肌层。

62.【答案】A

【解析】飞沫传播的隔离与预防是对经飞沫传播的疾病如百日咳、流行性感冒、病毒性腮腺炎及急性传染性非典型性肺炎(SARS)等特殊急性呼吸道传染性疾病采取的隔离与预防措施。肺结核需要采取空气隔离的预防措施。

63.【答案】A

【解析】肌酐试验饮食试验期为3天,试验期间应禁食肉类、禽类、鱼类,忌饮茶和咖啡,限制蛋白质的摄入,蔬菜、水果、植物油的摄入不限。尿浓缩试验饮食试验期为1天,试验期间应控制全天饮食中的水分,可进食如米饭、馒头、面包、炒鸡蛋、土豆、豆腐干等含水分少的食物,避免食用过甜、过咸的食物。甲状腺^{131}I试验饮食试验期为2周,试验期间应禁食含碘食物,如海带、紫菜、海参、鱼、虾、加碘食盐。胆囊造影饮食检查前3天最好禁食豆制品、牛奶、糖类等易产气的食物,检查前1天晚上应进食低蛋白、无脂肪、高碳水化合物的清淡饮食,检查当天在第一次B超检查后进食高脂肪餐。

64.【答案】A

【解析】接触传染病患者后不得再进入清洁区,若隔离衣挂在污染区,则污染面朝外;若隔离衣挂在半污染区(如走廊),则清洁面朝外。

65.【答案】B

【解析】采集尿培养标本时,留取中段尿5~10 ml,严格执行无菌操作,昏迷、危重、尿潴留患者用导尿法留取标本。

66.【答案】B

【解析】体温单底栏的内容包括血压、入量、尿量、大便次数、体重、身高及其他等。

67.【答案】B

【解析】护士在出入液量记录单上记录患者的出入液量时,应12 h或24 h就患者的出入液量做一次小结或总结。12 h做小结,用蓝(黑)钢笔在19时记录的下面一格上、下各划一横线,将12 h小结的液体出入液量记录在划好的格子中;24 h做总结,用红钢笔在次晨7时记录的下面一格上、下各划一横线,将24 h总结的液体出入液量记录在划好的格子中。

68.【答案】A

【解析】书写交班报告时,先写离开病区的患者,如出院、转出、死亡的患者;再写进入病区的患者,如入院、转入的患者;最后写本班重点护理的患者,如手术、分娩、危重及有异常情况的患者。

69.【答案】D

【解析】危重、抢救、大手术后、特殊治疗或需严密观察病情的患者,应用特别护理记录单记录,以便及时、全面地掌握患者情况,观察治疗或抢救后的效果。

70.【答案】A

【解析】护理记录单常采用的记录格式有两种:P(problem)、I(intervention)、O(outcome)格式和 S(subjective data)、O(objective data)、A(assessment)、P(plan)、E(evaluation)格式。

71.【答案】D

【解析】误输入异型血时,可使凝集的红细胞发生溶解,大量血红蛋白释放到血浆中,从而出现血红蛋白尿(尿呈酱油色)或黄疸,同时伴有高热、寒战、发绀、呼吸困难、血压下降等症状。

72.【答案】B

【解析】填写体温单时,用红钢笔在 40~42 ℃ 横线之间相应的时间格内纵向填写患者入院、转入、手术、分娩、出院、死亡等内容,除手术不写具体时间外,其余均采用 24 h 制,要精确到分钟。

73.【答案】B

【解析】门(急)诊病历档案的保存时间为自患者最后一次就诊之日起不少于 15 年。

74.【答案】C

【解析】出院后病历排列顺序:住院病历首页、出院或死亡记录、入院记录、病史及体格检查、病程记录、各种检验及检查报告单、护理记录单、医嘱单(按时间先后顺序排列)、长期医嘱执行单、体温单(按时间先后顺序排列)。

75.【答案】A

【解析】中凹卧位(休克卧位):用垫枕将患者的头胸部抬高 10°~20°,下肢抬高 20°~30°,适用于休克患者。抬高患者头胸部,有利于保持其气道通畅,改善通气功能;抬高患者下肢,有利于其静脉血回流,增加心排血量,从而缓解休克症状。

76.【答案】B

【解析】膀胱冲洗时常用的冲洗溶液有生理盐水、0.02%呋喃西林溶液等。冲洗液的温度为 38~40 ℃。

77.【答案】B

【解析】在为患者进行床上梳头时,遇患者头发打结不易梳理,应沿发梢至发根方向梳理,可将头发绕在手指上,并用 30%乙醇湿润打结处,再慢慢梳理开;不能过度牵拉,使患者感到疼痛。

78.【答案】C

【解析】鼻饲液温度应保持在 38~40 ℃,避免过冷或过热。

79.【答案】A

【解析】插导尿管前,再次消毒小阴唇时,将弯盘置于外阴处,一手分开并固定小阴唇,一手持镊子夹取消毒液棉球,分别消毒尿道口、两侧小阴唇、尿道口。顺序是内→外→内,自上而下。

80.【答案】C

【解析】行大量不保留灌肠的过程中,如液面下降过慢或停止,多是因肛管前端孔道被阻塞所致,可移动或挤压肛管,使堵塞管孔的粪便脱落。

81.【答案】D

【解析】检查蛲虫的方法:用塑料薄膜或软黏透明纸拭子在半夜 12 点或清晨排便前,于患者肛门周围皱襞处拭取标本,并立即送检验室。或嘱患者在睡觉前或清晨起床前,将透明胶带贴于肛门周围处,之后取下并将已粘有虫卵的透明胶带面贴在载玻片上或将透明胶带对合,立即送检验室做显微镜检查。

82.【答案】D

83.【答案】A

【解析】进行尸体护理时,使尸体仰卧,头下置一软枕,是为了防止面部淤血变色。

84.【答案】D

【解析】住院期间病历排列顺序:体温单、医嘱单、入院记录、病史及体格检查、病程记录(手术、分娩记录单等)、会诊记录、各种检验和检查报告、护理记录单、长期医嘱执行单、住院病历首页、门诊和(或)急诊病历。

85.【答案】A

【解析】大便符号:未解大便以"0"表示;大便失禁以"※"表示;人工肛门以"☆"表示;灌肠以"E"表示,灌肠后排便以 E 作分母,排便次数作分子。

86.【答案】C

【解析】休克患者的有效循环血量减少,流经肾脏的血流便会减少,患者容易出现肾功能衰竭的情况,此时留置导尿管可准确测量尿量及比重,了解肾血流的灌注情况,以密切观察患者的病情变化。

87.【答案】D

【解析】采用煮沸消毒法时,为增强杀菌作用、去污防锈,可将碳酸氢钠加入水中,配成 1%～2% 的浓度,沸点可达到 105 ℃。

88.【答案】A

【解析】患者面色潮红、呼吸增快、持续高热,应给予高热量、高蛋白、高维生素、易消化的流质或半流质饮食。

89.【答案】D

【解析】静脉注射时,嘱患者握拳,针头与皮肤呈 15°～30° 从静脉上方或侧方刺入皮下,再沿静脉走向滑行刺入静脉,见回血后再沿静脉走行进针少许。之后松开止血带,嘱患者松拳,固定针头后再缓慢推注药液。

90.【答案】B

【解析】发热是常见的输液反应,常因输入致热物质引起,多因用物清洁灭菌不彻底,输入的溶液或药物制品不纯,消毒保存不良,输液器消毒不严格或被污染,输液过程中未能严格遵守无菌操作原则所致。

91.【答案】A

92.【答案】C

【解析】肝性脑病患者禁忌用肥皂水灌肠的原因是可以减少氨的产生和吸收。

93.【答案】B

【解析】人体长时间处于 90 dB 以上的噪声环境中,能导致耳鸣、血压升高、血管收缩、肌肉紧张,还可出现焦躁、易怒、头痛、失眠等症状。

94.【答案】B

【解析】护士为男性患者导尿时,提起阴茎与腹壁呈 60° 的目的是使耻骨前弯消失,以利于插管。

95.【答案】C

【解析】患者出院前的护理:①通知患者及其家属;②进行健康教育;③注意观察患者的情绪变化;④征求意见。

96.【答案】B

【解析】根据题干,该患者发生了青霉素过敏性休克。青霉素过敏性休克的急救措施:立即停药,让患者平卧,立即皮下注射 0.1%盐酸肾上腺素 1 ml,小儿给药剂量酌减。

97.【答案】C

【解析】保护性隔离是以保护易感人群作为制订措施的主要依据而采取的隔离措施,适用于抵抗力低下或极易感染的患者,如严重烧伤、早产儿、白血病、脏器移植及免疫缺陷等患者。

98.【答案】B

【解析】头低足高位适用范围:肺部分泌物引流,有利于痰液咳出;十二指肠引流术,有利于胆汁引流;妊娠时胎膜早破,防止脐带脱垂;跟骨或胫骨结节牵引时,可利用人体重力作为反牵引力,防止下滑。

99.【答案】B

【解析】患者已处于尿潴留状态,不可再口服或静脉给予利尿剂。

100.【答案】A

【解析】吸气时脉搏明显减弱或消失称为奇脉,常见于心包积液和缩窄性心包炎,也是心脏压塞的重要体征之一。

101.【答案】C

【解析】腋杖的长度包括腋垫和杖底橡胶垫,合适长度的简易计算方法是使用者身高减去 40 cm。

102.【答案】B

【解析】蒸发指由液态变为气态,同时带走很多热量的一种散热方式。当外界温度等于或高于皮肤温度时,蒸发是人体唯一的散热方式。如患者高热时用乙醇拭浴,就是利用乙醇的蒸发带走热量,以起到降低体温的作用。

103.【答案】D

【解析】在临床上,常用碘化物造影剂做肾脏、胆囊等脏器造影,为预防出现过敏反应,首次用药者应在碘造影前1~2天做过敏试验,结果为阴性者可做碘造影检查。

104.【答案】D

105.【答案】B

【解析】"EC"手法是在辅助呼吸时,左手中指、无名指、小指这三个手指(呈E字形)托住患者下颌,大拇指和示指(呈C字形)按住面罩的两端。

106.【答案】D

【解析】患者在吸氧过程中需要调节氧流量时,应先将鼻导管与湿化瓶连接处分离,调节好流量再接上,避免大量氧气进入呼吸道而损伤肺部组织。

107.【答案】D

【解析】中毒物质不明时先用生理盐水或温开水洗胃,查明毒物性质后再选择合适的洗胃液。

108.【答案】D

【解析】易被热破坏的某些生物制品和药品,如蛋白制剂、疫苗、益生菌、干扰素等,应放置于2~10℃低温处保存。

109.【答案】A

【解析】压疮的临床分期:①淤血红润期。临床表现为皮肤完整,红、肿、热、痛或麻木,出现压之不褪色的红斑。此期皮肤完整性未被破坏,仅出现血液循环障碍(暂时性),为可逆性改变。②炎性浸润期。临床表现为受压部位呈紫红色,皮下产生硬结。皮肤因水肿而变薄,常有水疱形成,且容易破溃。水疱破溃后表皮脱落会显露潮湿、红润的创面,患者有疼痛感。③浅度溃疡期。临床表现为表皮水疱逐渐扩大、破溃,真皮层创面有黄色渗出液,感染后表面有脓液覆盖,导致浅层组织坏死,形成溃疡,疼痛感加重。④坏死溃疡期。临床表现为坏死组织侵入真皮下层和肌肉层,感染向周边及深部扩展,可深达骨面。坏死组织发黑,脓性分泌物增多,有臭味。严重者细菌入血可引起脓毒败血症,造成全身感染,甚至危及生命。

110.【答案】B

【解析】正常尿液的气味来自尿内的挥发性酸。尿液久置后,因尿素分解产生氨,故有氨臭味。当泌尿道有感染时,新鲜尿液也有氨臭味。

111.【答案】D

112.【答案】D

113.【答案】D

【解析】急救物品应做到"五定",即定数量品种、定点安置、定期消毒灭菌、定专人管理、定期检查维修。

114.【答案】D

【解析】晨间护理的内容:①用湿式扫床法扫床,被服被污染时及时更换;②协助患者取合理体位、排便、进食;③根据病情需要协助患者排痰,有必要时为患者吸痰,保持引流管通畅;④适当开窗通风,病室内空气应保持新鲜。

115.【答案】B

【解析】收集 24 h 尿液,测定尿蛋白定量、尿糖定量等检查时需加入甲苯,以防止细菌污染,保持尿液化学成分不变。

116.【答案】C

【解析】用轮椅、平车或担架护送患者入病区时,护送过程中要注意安全和保暖,必要的治疗如输液、吸氧等不能中断,对外伤患者要注意卧位。

117.【答案】B

【解析】为患者注入鼻饲液时,每次鼻饲量不超过 200 ml,间隔时间应大于 2 h;鼻饲液的温度以 38~40 ℃ 为宜;每次灌注食物前应抽吸胃液以确定胃管在胃内及胃管通畅;快速经胃管向胃内注入 10 ml 空气,听诊器听到气过水声可确认胃管在胃内。

118.【答案】C

【解析】2% 碘酊可用于注射部位、手术部位、新生儿脐带部位的皮肤消毒。碘酊为中效消毒剂,刺激性强,不能用于黏膜、眼及破损皮肤的消毒。碘酊对二价金属物品有腐蚀作用,不能用于浸泡金属器械。对碘和乙醇过敏者慎用碘酊。

119.【答案】A

【解析】痔疮手术后的患者热水坐浴的时间以 15~20 min 为宜。

120.【答案】A

【解析】小量不保留灌肠适用于腹部或盆腔手术后的患者、年老体弱患者、小儿及孕妇等。小量不保留灌肠的目的是软化粪便、解除便秘;排除肠道内的气体,减轻腹胀等。年老体弱患者常无法耐受大量灌肠液灌入时对身体的刺激,故选择小量不保留灌肠。

121.【答案】D

【解析】当患者对医嘱提出质疑时,护士应再次核对,在医师确认无误的情况下,给患者做好解释,才可执行。

122.【答案】D

【解析】浸泡法适用于大多数物品;紫外线消毒法主要适用于空气、物品表面和液体的消毒;喷雾法主要适用于地面、墙壁、空气、物品表面的消毒;熏蒸法主要适用于手术室、换药室、病室的空气消毒,以及精密贵重仪器、不能蒸煮或浸泡的物品的消毒。

123.【答案】A

【解析】客观资料是护士经过观察、体检、借助其他仪器检查或实验室检查等所获得的患者的健康资料。记录客观资料时应及时、客观、完整。

124.【答案】D

【解析】主观资料是患者自己的主诉,不是护士通过客观手段(如体检或器械检查)得到的,因此,头昏脑涨属于主观资料。

125.【答案】C

【解析】终末消毒指对出院、转科或死亡患者所住病室和污染物品进行的处理。传染病患者尸体均应按传染病患者终末消毒方法,先消毒,再火化。

126.【答案】C

127.【答案】D

【解析】晚间护理的内容包括为患者整理床单位,必要时予以更换;根据患者的病情,协助患者进行排便、洗漱等;帮助患者取舒适卧位,检查患者全身状况,看有无压疮迹象;观察患者导管是否通畅,保持管道通畅;保持病室安静,按时关闭电视,督促家属离院;夜间巡视病室时,护士要注意做到"四轻",即操作轻、走路轻、说话轻、关门轻;危重患者病室要保留廊灯,以便于观察患者夜间病情变化;在夜间保持病室空气流通,调节室温;夜间巡视病室,可掌握患者的睡眠情况,对有睡眠障碍的患者及时给予护理。患者手术后,既需要有安静的环境,保证休息,同时也需要家庭亲人的关爱,不能因为要保持病室的安静,而禁止家属探望。

128.【答案】A

【解析】2岁以下婴幼儿肌内注射时不宜选择臀大肌作为注射部位,因其臀大肌肌肉发育不完善,注射时有损伤坐骨神经的危险,应选用臀中肌、臀小肌和股外侧肌注射。

129.【答案】D

【解析】由于破伤风抗毒素的特异性,没有可替代的药物,故对试验结果为阳性的患者,在一定时间内,可用少量抗原多次消耗体内的抗体,最终使之全部消耗掉,将全部药液注射后,患者不会产生过敏反应。具体方法:分4次,小剂量开始并逐渐增加,每隔20 min肌内注射1次,每次注射后均应密切观察。

130.【答案】C

【解析】心房颤动的患者由于存在脉搏短绌,心率和脉率会不一致,心率大于脉率。所以应由2名护士同时测量,一人听心率,另一人测脉率,由听心率者发出"开始"和"停止"的口令,计时1 min。

131.【答案】A

【解析】为肢体有外伤患者脱衣服时,先脱健侧,后脱患侧;为肢体有外伤患者穿衣服时,先穿患侧,后穿健侧。

132.【答案】C

【解析】急诊患者的入院护理为通知医生、准备急救药物和急救设备、安置患者、进行入院护理评估、配合救治。

133.【答案】D

【解析】临床死亡期:表现为心跳、呼吸完全停止,各种反射均消失,瞳孔散大,但各种组织细胞仍有短暂且微弱的代谢活动。生物学死亡期:是死亡过程的最后阶段。此期整个中枢神经系统和机体各器官的新陈代谢相继终止,出现不可逆变化,整个机体已不可能复活。而且,随着此期的进展,会相继出现一些尸体现象,如尸冷、尸斑、尸僵、尸体腐败等。濒死期:又称临终期,是生命活动的最后阶段。此期由于疾病末期或意外事故而造成人体主要器官生理功能趋于衰竭,脑干以上部位的神经中枢功能处于抑制或丧失状态,死亡即将发生。

134.【答案】D

【解析】为偏瘫、一侧肢体外伤或手术的患者测血压时应选择健侧肢体。该患者左半身偏瘫,其患侧肢体肌张力减弱,循环不良,不能正确反映血压情况,因此应选择右侧肢体,即测量右侧肢体血压。为昏迷患者测量体温时,为避免体温计被咬碎,造成损伤等意外发生,禁忌口温测量,可采取腋温测量。

135.【答案】D

【解析】胃大部切除术属于腹部手术,对于腹部手术的患者,术后常规在床中部铺橡胶单或中单,以防止患者术后伤口渗液污染床单位。硬脊膜外麻醉属于椎管内麻醉,为非全麻手术,为非全麻手术的患者铺麻醉床时,只需在床中部铺橡胶单和中单。所以为该患者铺麻醉床时,橡胶单或中单铺于床中部即可。

136.【答案】D

【解析】活动性义齿的正确处理方法是洗净,浸没于贴有标签的冷水杯中,每天换水一次。注意勿将义齿浸于热水或乙醇中,以免变色、变形及老化。

137.【答案】D

【解析】需长期输液的患者要注意保护其血管,选择血管原则是由远心端到近心端,从小静脉开始。故应首先选择前臂的末梢静脉。

138.【答案】C

【解析】静脉输液时,患者发生静脉炎的主要原因为长时间输入高浓度、刺激性较强的药液,或因静脉内刺激性强的留置管或导管放置时间过长,引起局部静脉壁发生化学性炎症反应;也可因输液过程中未严格执行无菌操作,引起局部静脉感染所致。

139.【答案】C

【解析】生物性因素是护理职业安全中最常见的职业性有害因素。护理工作中主要的生物性因素为细菌和病毒。

140.【答案】D

【解析】直肠或肛门手术、腹泻患者禁忌测量肛温;心肌梗死患者最好不要测量肛温,避免刺激肛门引起迷走神经反射,导致心动过缓。过度消瘦患者因夹不紧体温计,故禁忌测量腋温。

141.【答案】B

【解析】戴手套进行操作过程中,如发现手套有破损或可疑被污染,应立即更换。

142.【答案】A

【解析】发热程度划分(以口腔温度为例):①低热为 37.3~38.0 ℃;②中等热为 38.1~39.0 ℃;③高热为 39.1~41.0 ℃;④超高热为 41.0 ℃以上。心动过速(也称速脉):成人脉率超过 100 次/分。正常人安静状态下呼吸频率为每分钟 16~20 次。呼吸过速(也称气促):呼吸频率超过 24 次/分。

143.【答案】B

【解析】采集血液标本时,扎止血带不宜过紧,压迫静脉时间不宜过长,以不超过 40 s 为宜;血液生化检验一般要求在清晨空腹安静时采血,故指导患者晚餐后禁食,至次日晨采血,空腹 12~14 h;婴儿外周血采集时常从大脚趾或脚跟处取血;成人采集静脉血一般取肘部静脉,肥胖者可取腕背静脉。

144.【答案】D

【解析】无痛注射的原则:①消除患者的思想顾虑,分散其注意力,取合适体位,使其肌肉放松,方便进针。②注射时做到"两快一慢",即进针快、拔针快,推药速度缓慢并匀速。③注射刺激性较强的药物时,应选用细长针头,进针要深;同时注射多种药物时,通常应先注射刺激性较弱的药物,再注射刺激性较强的药物。

145.【答案】B

【解析】循环负荷过重反应也称为急性肺水肿,临床表现为患者突然出现呼吸困难、胸闷、咳嗽、咳粉红色泡沫样痰,严重时痰液可从口、鼻腔涌出。

146.【答案】A

【解析】洗胃过程中如患者有腹痛、休克、洗出液呈血性等情况时,应立即停止洗胃,并采取相应的急救措施。

147.【答案】A

【解析】氧疗过程中,患者自感不适时,应及时通知医护人员,不可自行调节氧流量。湿化瓶中的湿化液见底时,应及时加入灭菌蒸馏水。"四防"为防震、防火、防热、防油。

148.【答案】A

【解析】在抢救等紧急情况下,执行口头医嘱时,护士应向医生复述一遍,双方确认无误后方可执行,事后补写。

149.【答案】C

【解析】在整个手消毒过程中,手术人员应始终保持双手位于胸前并高于肘部,即胸前拱手姿势。

150.【答案】B

【解析】污染区指进行传染病诊治的病区中传染病患者和疑似传染病患者接受诊疗的区域,包括被其血液、体液、分泌物、排泄物污染的物品暂存和处理的场所,如病室、污物间以及患者入院与出院处理室等。

151.【答案】A

【解析】传染病的流行性强度如下。①散发:在一定地区内某传染病的发病率呈历年一般水平,各病例间在发病时间和地点方面无明显联系地散在发生。②流行:某传染病的发病率显著高于当地常年发病率数倍(一般为 3~10 倍)。③大流行:某传染病在一定时间内迅速蔓延,波及范围广泛,超出国界或洲界。④暴发:某传染病病例的发病时间分布高度集中于一个短时间之内,这些病例多由同一传染源或同一传播途径所引起。

152.【答案】A

【解析】采取平车运送法挪动患者时,平车推至床旁与床平行,大轮靠近床头,扳制动闸使平车制动,协助患者将上身、臀部、下肢依次向平车移动。

153. 【答案】B

【解析】根据题干可知,该患者出现了失血性休克的症状,所以应协助其取中凹卧位。中凹卧位适用于休克患者,因头、胸部被抬高,有利于保持气道通畅,改善缺氧症状;将下肢抬高,有利于静脉血的回流,增加心排血量,休克症状会得到缓解。

154. 【答案】A

【解析】甲醛有防腐和固定尿中有机成分的作用。

155. 【答案】A

【解析】体温过低的原因:①散热太多,长时间暴露在低温环境中,使机体散热过多、过快;在寒冷环境中大量饮酒,也会使血管过度扩张导致热量散失。②产热减少,重度营养不良、极度衰竭,会使机体产热减少。③体温调节中枢受损,中枢神经系统功能不良,如颅脑损伤、脊髓受损;药物中毒,如使用麻醉剂、镇静剂;重症疾病,如败血症、大量出血等。

156. 【答案】C

【解析】黄色塑料袋装医疗垃圾,黑色塑料袋装生活垃圾。

157. 【答案】D

【解析】呼吸可受意志的控制;男性及儿童以腹式呼吸为主,女性以胸式呼吸为主;强烈的情绪变化可引起呼吸加快或屏气;环境温度升高,可使呼吸加深加快,低温环境则相反。

158. 【答案】C

【解析】单人搬运法适用于上肢活动自如,体重较轻的患者。

159. 【答案】D

【解析】体温上升期的特点是产热大于散热,主要表现为疲乏无力、皮肤苍白、干燥无汗、畏寒,甚至寒战。大量出汗属于退热期的临床表现。

160. 【答案】C

【解析】药物保管时,贵重药、麻醉药、剧毒药应有明显标记,加锁保管,专人负责,使用专本登记,并实行严格交班制度。

161. 【答案】C

【解析】静脉输液过程中,压输液管感觉有阻力,松手又无回血,表示针头可能已阻塞。处理方法是更换针头,重新选择静脉穿刺。切忌强行挤压导管或用溶液冲注针头,以免凝血块进入静脉引起栓塞。

162. 【答案】B

【解析】为颈椎或颅骨牵引者翻身时不可放松牵引,要使其头、颈、躯干保持在同一水平位翻动,翻身后注意牵引方向、位置及牵引力是否正确。

163. 【答案】C

【解析】紫外线消毒用于物品表面消毒,最好使用便携式紫外线表面消毒器近距离移动照射;小件物品可以放到紫外线消毒箱内照射,也可采用紫外线灯悬吊照射,有效距离为 25~60 cm,要将物品摊开或挂起,使其充分暴露以受到直接照射。

164.【答案】D

165.【答案】C

【解析】食管静脉曲张、食管梗阻的患者禁忌使用鼻饲法。

166.【答案】D

【解析】长期鼻饲者应每天进行2次口腔护理,并定期更换胃管,普通胃管每周更换一次,硅胶胃管每月更换一次。

167.【答案】A

【解析】无菌持物钳可以夹取无菌物品。不可用无菌持物钳夹取油纱布,防止油粘于钳端而影响消毒效果;不可用无菌持物钳换药或消毒皮肤,以防被污染。无菌持物钳及其浸泡容器每周清洗、消毒2次,同时更换消毒液,使用频率较高的部门(如门诊)应每天清洁、消毒。无菌持物钳应就地使用,到距离较远处取物时,应将持物钳和容器一起移至操作处。无菌持物钳如为湿式保存,盛放无菌持物钳的有盖容器底部应垫有纱布,容器深度与持物钳的长度比例要适合,消毒液面需浸没持物钳轴节以上2~3 cm或持物钳长度的1/2。

168.【答案】C

【解析】压力性尿失禁:患者膀胱逼尿肌功能正常,但当腹内压突然增高,如咳嗽、打喷嚏、大笑时,膀胱内压超过尿道阻力,少量尿液不自主地由尿道口溢出。

169.【答案】C

【解析】铺备用床时,枕套套好后,开口端应背门。

170.【答案】D

【解析】如患者因拒测、外出进行诊疗活动或请假等原因未能测量体温,应在体温单40~42 ℃横线之间用红钢笔在相应时间纵格内填写"拒测""外出"或"请假"等,并且前后两次体温应断开不相连。

171.【答案】B

【解析】中暑患者病室内温度为20~25 ℃;新生儿病室温度以22~24 ℃为宜;产房一般需通风30 min,以达到置换室内空气的目的;气管切开病室湿度为50%~60%。

172.【答案】A

【解析】一般病室白天较理想的噪声强度是35~40 dB。噪声强度在50~60 dB即能产生相当的干扰。

173.【答案】A

【解析】外科手消毒时,用无菌巾依次彻底擦干双手、前臂、上臂下1/3。

174.【答案】D

【解析】肌力一般分为6级。0级:完全瘫痪,肌力完全丧失。1级:可见肌肉轻微收缩,但无肢体活动。2级:肢体可移动位置,但不能抬起。3级:肢体能抬离床面,但不能对抗阻力。4级:肢体能做对抗阻力的运动,但肌力减弱。5级:肌力正常。

175.【答案】A

【解析】不同的给药途径,吸收效果的顺序依次为动/静脉注射>气雾吸入>舌下含服>

直肠给药>肌内注射>皮下注射>口服给药>皮肤给药。

176.【答案】B

【解析】用真空采血器采血,多个组合检测同时采血时,应按以下顺序采血:血培养→无添加剂管→凝血管→枸橼酸钠管→肝素管→EDTA 管→草酸盐→氟化钠管。在采集全血标本或需抗凝血的标本后,应立即上下颠倒 5~10 次混匀,不可用力震荡。

177.【答案】C

【解析】常规检查在标本采集后尽快送检,最好不超过 2 h,如不能及时送检和分析,必须采取保存措施,如冷藏或防腐等。

178.【答案】D

【解析】面部表情疼痛评定法适用于 3 岁以上的儿童。

179.【答案】C

【解析】护士在与患者沟通时,应注意沟通内容的准确性、针对性和通俗性;根据患者的特点,选择适宜的沟通方式和语言,不应批评患者。

180.【答案】D

【解析】护患沟通的特征一共有 5 个,分别为内容特定性、患者中心性、信息隐私性、过程复杂性和渠道多样性。

181.【答案】B

【解析】保护患者隐私是护士的义务。

182.【答案】B

183.【答案】A

【解析】申请护士执业注册,应当具备下列条件:①具有完全民事行为能力;②在中等职业学校、高等学校完成国务院教育主管部门和国务院卫生主管部门规定的普通全日制 3 年以上的护理、助产专业课程学习,包括在教学、综合医院完成 8 个月以上护理临床实习,并取得相应学历证书;③通过国务院卫生主管部门组织的护士执业资格考试;④符合国务院卫生主管部门规定的健康标准。

184.【答案】B

【解析】受吊销《护士执业证书》处罚的,自吊销之日起满 2 年后方可重新申请执业注册。

185.【答案】C

【解析】医疗事故指医疗机构及其医务人员在医疗活动中,违反医疗卫生管理法律、行政法规、部门规章和诊疗护理规范、常规等,因过失造成患者人身损害的事故。

186.【答案】B

【解析】皮内注射法用于进行药物过敏试验和预防接种,是局部麻醉时的起始步骤。

187.【答案】D

188.【答案】D

【解析】护理专业的工作范畴按工作场所不同分为医院护理,社区护理,护理教育、科研及管理。

189.【答案】A

【解析】一级预防的目的是防止压力源侵入正常防线,主要通过减少或避免与压力源接触、巩固弹性防线和正常防线来进行干预;二级预防的目的是预防疾病的发展和恶化,重点是早发现、早诊断、早治疗;三级预防的目的是通过适时有效的处置,防止疾病恶化,减少并发症和后遗症的发生,促进功能恢复,提高生活质量。

190.【答案】B

【解析】角色行为缺如指患者没有进入患者角色,不承认自己是患者,不能很好地配合医疗和护理。

191.【答案】C

【解析】1888 年,美国人约翰逊在福州成立了中国第一所护士学校。

192.【答案】A

【解析】护理学是一门在自然科学和社会科学理论指导下的综合应用学科,是研究有关预防保健与疾病防治过程中的护理理论与技术的学科。

193.【答案】B

【解析】干烤灭菌法的灭菌维持时间应从灭菌器达到灭菌温度时起算。

194.【答案】B

195.【答案】B

【解析】采集静脉血标本时,一般血培养应取血 5 ml,对亚急性细菌性心内膜患者,为提高培养阳性率,采血量应为 10~15 ml。

196.【答案】D

【解析】输血时严格掌握输血速度,年老体弱、严重贫血、心力衰竭患者,滴速宜慢。在输血前,一定要由两名护士对需查对的项目再次进行查对,避免差错事故的发生。输血前后及两袋血之间需要滴注少量生理盐水,以防发生不良反应。血液内不可随意加入其他药品,如钙剂、酸性或碱性药品、高渗或低渗液体,以防血液凝集或溶解。

197.【答案】D

【解析】尊重需要包括自尊与他尊两个方面。自尊需要指个体希望自己具备能力、信心、成就、实力等。他尊需要指个体希望得到别人的尊重、认可、欣赏等。若尊重需要得不到满足,个体就会质疑自己的能力和价值,产生自卑、软弱、无能等消极感受。

198.【答案】B

【解析】呼吸道阻塞症状是青霉素过敏性休克的首发症状,临床表现为胸闷、气促、哮喘与呼吸困难,伴濒死感。

199.【答案】B

【解析】高温灭菌可用于各类器械、敷料、搪瓷、玻璃制品及溶液等的灭菌,不能用于凡士林等油类和滑石粉等粉剂及内镜的灭菌。内镜应用戊二醛浸泡灭菌。

200.【答案】D

【解析】一般情况良好,能够自行完成淋浴的患者,淋浴时室温调节至 22 ℃以上,水温以皮肤温度为准,一般在饭后 1 h 进行,浴室勿挂门,并将"正在使用"标志挂在浴室门外。

201.【答案】D

【解析】该患者有心肌梗死病史,在操作中突发胸痛、心悸、面色苍白、出冷汗等情况时,应立即停止操作,让患者平卧、吸氧。

202.【答案】D

【解析】采集真菌培养标本时,须在口腔溃疡面上采集分泌物,避免接触正常组织。

203.【答案】C

【解析】在患者转科后,应重整医嘱,由医生进行,在原医嘱最后一项下面划一红横线,并在红线下面用蓝(黑)钢笔写上"转入医嘱",然后再开写新医嘱,红线以上的医嘱自行停止。注意要将红线以上有效的长期医嘱,按原日期、时间的排列顺序转录在红线下,医生重整医嘱完毕后,由值班护士在核对无误后签上全名。

204.【答案】B

【解析】昏睡:患者处于熟睡状态,不易被唤醒。压迫眶上神经、摇动身体等强刺激可被唤醒,醒后答话含糊或答非所问,停止刺激后即又进入熟睡状态。轻度昏迷:患者意识大部分丧失,无自主运动,对声、光刺激无反应,对疼痛刺激(如压迫眶上缘)可有痛苦表情及躲避反应。瞳孔对光反射、角膜反射、眼球运动、吞咽反射、咳嗽反射等可存在。中度昏迷:患者对周围事物及各种刺激均无反应,对于剧烈刺激可出现防御反射。角膜反射减弱,瞳孔对光反射迟钝,眼球无转动。深度昏迷:全身肌肉松弛,对各种刺激均无反应。深、浅反射均消失。

205.【答案】D

【解析】床上擦浴可帮助患者保持皮肤清洁,促进患者的身心舒适;也可促进患者皮肤的血液循环,增强皮肤排泄功能,预防感染和压疮的发生;还有利于促进护患间的交流。

206.【答案】C

【解析】暂空床供暂时离床患者或新入院患者使用。

207.【答案】D

【解析】热力消毒灭菌法包括干热法(燃烧法与干烤法)和湿热法(煮沸消毒法与压力蒸汽灭菌法)。光照消毒法属于辐射消毒灭菌法。

208.【答案】D

【解析】《护士条例》规定,为了维护护士的合法权益,规范护理行为,促进护理事业发展,保障医疗安全和人体健康,制定本条例。

209.【答案】C

【解析】患者出入液量的记录内容包括每天摄入量(每天的饮水量、食物中的含水量、输液量、输血量等)和每天排出量(主要为尿量,其他包括大便量、呕吐物量、咯出物量、出血量、引流量等)。每天摄入量的记录:患者饮水时使用固定的饮水容器,并测定其容量;固体食物应记录单位数量或重量,再核算含水量。每天排出量的记录:除大便记录次数外,液体以毫升(ml)为单位记录。

210.【答案】C

【解析】凡初次使用青霉素,停药72 h后再用及在应用中更换青霉素厂商、批号时,均须按常规进行青霉素过敏试验。

211.【答案】C

【解析】臀大肌注射的定位包括以下两种方法:①十字法,从臀裂顶点向左或向右作一水平线,然后从髂嵴最高点作一垂直线,将一侧臀部划分为四个象限,其外上象限避开内角处即为注射点。②连线法,从髂前上棘至尾骨作一连线,其外上 1/3 处为注射部位。

212.【答案】D

【解析】软组织损伤的初期(48 h内)应立即给予冷疗,冷疗可以使局部血管收缩,血流减慢,从而减轻局部充血或出血,减轻扭伤部位的肿胀。

213.【答案】D

【解析】使用冰袋降温时,使用冰袋30 min后需测体温,当体温降至39 ℃以下时,应取下冰袋,并在体温单上做好记录。

214.【答案】B

【解析】昏迷患者应将其头偏向一侧,及时吸出呼吸道分泌物,保持呼吸道通畅。

215.【答案】B

【解析】磺胺类药物经肾排出,尿少时易析出结晶堵塞肾小管,因此服药后要多饮水。

216.【答案】D

【解析】共同参与型护患关系模式是双向的,是以生物医学-社会心理模式及人的健康为中心的护患关系模式,其特征是"护士帮助患者自我恢复"。在此模式下,护患双方处于平等地位,双方互相尊重,互相学习,互相协商。

217.【答案】B

【解析】油剂药、药液不足1 ml、按滴计算的药液,配药时可用滴管吸取药液,先在杯中加入少量冷开水,以免附壁,从而减少药量损失。

218.【答案】B

【解析】面部危险三角区感染时,用热疗可使血流增多,致细菌和毒素进入血液循环,促进炎症扩散,容易导致颅内感染和败血症。

219.【答案】C

220.【答案】D

【解析】皮内注射的标准:使局部隆起形成一半球状皮丘,皮肤变白并显露毛孔。

221.【答案】A

【解析】中凹卧位适用于休克患者,有利于保持患者呼吸道通畅,改善缺氧症状;有利于静脉回流,增加心排血量,缓解休克症状。端坐位适用于左心衰竭、心包积液、支气管哮喘发作的患者,可帮助患者减轻呼吸困难。俯卧位适用于脊椎手术后或腰、背、臀部有伤口,不能平卧或侧卧的患者,可减轻患者伤口处的疼痛。半坐卧位有助于减小患者腹部伤口的张力,减轻疼痛,有利于伤口愈合。

222.【答案】D

【解析】静脉注射时,穿刺针头滑出血管壁,可引起药物外渗,导致局部皮肤发生明显肿胀、疼痛,抽吸无回血。

223.【答案】D

【解析】书写体温单时,将实际测量的度数用蓝笔绘制于体温单35~42 ℃的相应时间格内。口温以蓝点"●"表示,腋温以蓝叉"×"表示,肛温以蓝圈"○"表示。物理或药物降温30 min后,应重测体温,测量的体温以红圈"○"表示。

224.【答案】B

【解析】破伤风抗毒素(TAT)皮肤过敏试验配制的皮试液剂量为150 U/ml,皮内注射0.1 ml,含TAT 15 U。

225.【答案】A

【解析】飞沫传播指带有病原微生物的飞沫核在空气中短距离移动到易感人群的口、鼻黏膜或眼结膜等导致的传播。常见的主要通过飞沫传播的疾病有猩红热、百日咳、白喉、急性传染性非典型肺炎、流行性脑脊髓膜炎、肺鼠疫、新型冠状病毒肺炎等。水痘是常见的主要经空气传播的疾病。

226.【答案】A

【解析】燃烧法是一种简单、迅速、彻底的灭菌方法。急需使用某些金属器械时,可放在火焰上烧灼20 s。锐利刀剪禁用燃烧法,以免使锋刃变钝。

227.【答案】A

【解析】使用无菌包的注意事项:①严格遵循无菌操作原则。②无菌包包布通常选用质厚致密、未脱脂的双层棉布制成,或使用医用无纺布。③打开无菌包时,手只能接触包布四角的外面,不可触及包布的内面,不可跨越无菌区。④无菌包应定期灭菌,如包内物品超过有效期、被污染或包布受潮,则需重新灭菌。⑤如取出包内部分物品,无菌包检查后平放于清洁、干燥、平坦的操作台上,手接触包布四角的外面,依次揭开四角,用无菌持物钳夹取所需物品放在备妥的无菌区,按原折痕包好,注明开包日期及时间,限24 h内使用。

228.【答案】A

【解析】煮沸消毒法的注意事项:①煮沸消毒法要求大小相同的容器不能重叠,放入的总物品不超过容量的3/4,同时注意打开器械轴节或容器盖子。②根据物品的性质决定物品放入水中的时间,如玻璃器皿、金属及搪瓷类物品通常冷水放入,橡胶制品用纱布包好在水沸后放入。③消毒时间从水沸后算起,如中途加入物品,则在第二次水沸后重新计时。

229.【答案】C

【解析】采集粪便标本检查阿米巴原虫前,将便盆加热至接近人体的体温,是为了保持阿米巴原虫的活动状态,因阿米巴原虫在低温的环境中失去活力难以被查到。

230.【答案】A

【解析】特级护理适用于病情危重,随时可能发生病情变化需要进行抢救的患者,随时观察患者病情。一级护理适用于病情趋向稳定,手术后需要严格卧床,生活完全不能自理的患者,每小时巡视患者 1 次。二级护理适用于病情稳定,仍需卧床,生活部分可以自理的患者,每 2 h 巡视患者 1 次。三级护理适用于生活完全可以自理且病情稳定的患者,每 3 h 巡视患者 1 次。

231.【答案】C

【解析】被迫卧位是指患者意识清醒,有主动变换卧位的能力,但由于疾病的影响或治疗的需要,需被迫采取的卧位。该患者左侧胸痛,左侧卧位期间疼痛减轻,因此属于被迫卧位。

232.【答案】C

【解析】对于胸腔疾病、胸部创伤或心肺疾病引起呼吸困难的患者,半坐卧位可借助重力作用使膈肌下降,胸腔容积增大,减轻腹腔内脏器对心肺的压力,增加肺活量,部分血液滞留于下肢和盆腔脏器内,减少回心血量,从而减轻肺淤血和心脏负担,有利于气体交换,使呼吸困难的症状得以改善。

233.【答案】D

【解析】输血致溶血反应后,应碱化尿液,可静脉输注碳酸氢钠,增加血红蛋白在尿液中的溶解度,减少沉淀,避免阻塞肾小管。

234.【答案】C

【解析】机械性损伤常见的有跌伤、坠床、撞伤等损伤,而跌伤和坠床是医院最常见的机械性损伤。烫伤属于温度性损伤,压疮属于压力性损伤,锐器伤是医护人员常见的损伤性因素。

235.【答案】A

【解析】对高热、昏迷、危重、口腔疾患及鼻饲者进行特殊口腔护理,目的包括以下几方面:①保持口腔清洁、湿润,预防口腔感染等并发症的发生。②预防或减轻口腔异味,清除牙垢,增进食欲,确保患者舒适。③评估口腔内(如黏膜、舌苔及牙龈等)的变化,以提供患者病情动态变化的信息。

236.【答案】C

【解析】护士为患者进行擦浴时,脱衣时应先脱近侧,后脱对侧;穿衣时应先穿对侧,后穿近侧。如患者有肢体外伤或活动障碍,脱衣时应先脱健侧,后脱患侧;穿衣时应先穿患侧,后穿健侧。操作时,护士动作要敏捷、轻柔,减少翻动患者的次数,通常于 15~30 min 内完成擦浴。擦浴过程中,注意保护患者的伤口和引流管,避免伤口受压、引流管打折或扭曲。

237.【答案】C

【解析】俯卧位时,压疮好发于面颊部、耳廓、肩部、女性乳房、男性生殖器、髂嵴、膝部及足尖处。仰卧位时,压疮好发于枕骨粗隆、肩胛部、肘部、脊椎体隆突处、骶尾部及足跟部。侧卧位时,压疮好发于耳廓、肩峰、肋骨、肘部、髋部、膝关节内外侧及内外踝处。坐位时,压疮好发于坐骨结节处。

238.【答案】C

【解析】发现患者有头虱,灭虱完毕后,应协助患者更换衣裤、被服,将污衣裤和被服放入布口袋内,扎好袋口,按隔离原则处理。

239.【答案】B

【解析】临时备用医嘱:指自医生开写医嘱起 12 h 内有效,需要时用,过期未执行则失效。sos(需要时),限用一次,12 h 内有效。

240.【答案】D

【解析】体温的生理性变化:①正常人体温在 24 h 内呈周期性波动,清晨 2~6 时体温最低,午后 1~6 时体温最高;②女性的基础体温随月经周期呈规律性的变化,在排卵前体温较低,排卵日最低,排卵后体温升高;③儿童、青少年的体温高于成年人,老年人的体温低于青、壮年;④剧烈的肌肉活动可使骨骼肌紧张并强烈收缩,产热增加,导致体温升高;⑤药物、情绪激动、紧张、进食、环境温度的变化等情况都会对体温产生影响。

241.【答案】C

【解析】输液时间(h)=［输液总量(ml)×点滴系数］/［每分钟滴数×60(min)］。根据题干,该患者输液时间=(2 000×15)/(50×60)=10 h。

242.【答案】C

【解析】当患者血液循环障碍时,组织营养不足,若使用冷疗,可进一步使血管收缩,加重血液循环障碍,导致局部组织缺血、缺氧而变性坏死。

243.【答案】D

【解析】热水坐浴前先排尿、排便,因热水可刺激肛门、会阴部,易引起排尿、排便反射。坐浴部位若有伤口,坐浴盆、溶液及用物必须无菌;坐浴后应用无菌技术处理伤口(包括换药)。

244.【答案】C

【解析】胃肠内营养是采用口服或管饲等方式经胃肠道提供能量及营养素的支持方式。管饲可分为口胃管、鼻胃管、鼻肠管、胃造瘘管、空肠造瘘管。静脉营养支持时,营养直接进入静脉,不经过胃肠道吸收。

245.【答案】B

【解析】需要时(长期)采用外文缩写 prn,需要时(限用一次,12 h 内有效)采用外文缩写 sos。

246.【答案】C

【解析】咳嗽的患者服用对呼吸道黏膜起安抚作用的药物(如止咳糖浆)后不宜立即饮水。

247.【答案】C

【解析】敌百虫中毒患者禁忌使用碱性溶液(如 2% 碳酸氢钠溶液)洗胃,因为敌百虫遇碱性溶液可分解出毒性更强的敌敌畏,其分解过程随碱性的增强和温度的升高而加速。

248.【答案】A

【解析】使用无菌容器时,手不可触及容器的边缘及内面。

249.【答案】D

【解析】灭菌指杀灭或清除医疗器械、器具和物品上一切微生物的处理,并达到灭菌保证水平的方法。

250.【答案】B

【解析】臀部肌内注射时,为使患者臀部肌肉放松,减轻其痛苦及不适,常取的体位:①侧卧位,上腿伸直,下腿稍弯曲;②俯卧位,足尖相对,足跟分开,头偏向一侧;③仰卧位,常用于危重和不能自行翻身的患者;④坐位,座椅稍高,便于操作,常用于门诊、急诊患者。

多项选择题

1.【答案】ADE

【解析】用平车运送患者时应注意:患者头部卧于大轮一端,保持车速平稳;护士位于患者头部一侧,以便于观察病情;在推行过程中,平车小轮端应在前;上、下坡时,患者头部应位于高处一端,以避免引起不适;对于输液及有引流管的患者,应保持管道通畅;注意保暖。

2.【答案】ABCDE

【解析】雾化吸入的目的:①湿化气道,多用于呼吸道湿化不足、痰液黏稠、气道不畅者,还可作为气管切开术后的治疗手段。②控制感染,消除炎症,控制呼吸道感染,常用于咽喉炎、支气管扩张、肺炎、肺结核等患者。③改善通气,解除支气管痉挛,保持呼吸道通畅,常用于支气管哮喘等患者。④祛痰、镇咳,可减轻呼吸道黏膜水肿,稀释痰液,有助于祛痰。

3.【答案】ABCD

【解析】冷疗的禁忌部位:①枕后、耳廓、阴囊处,用冷容易引起冻伤。②心前区,用冷可导致反射性心率减慢、心房纤颤或心室纤颤及房室传导阻滞。③腹部,用冷易引起腹泻。④足底,用冷可导致反射性末梢血管收缩,影响散热或引起一过性冠状动脉收缩。

4.【答案】ABCD

【解析】人体散热的方式有辐射、传导、对流和蒸发四种。

5.【答案】ABC

【解析】无菌包、无菌溶液、无菌容器打开后有效期是 24 h,铺好的无菌盘、无菌持物钳的有效期是 4 h。

6.【答案】ABD

【解析】开放气道的方法有仰头提颏法、双下颌上提法、仰头抬颈法。

7.【答案】ABCE

【解析】常见的输血反应有发热反应、过敏反应、溶血反应、与大量输血有关的反应(循环负荷过重、出血倾向、枸橼酸钠中毒反应)、输血相关传染病、其他(如空气栓塞、细菌污染反应、体温过低等)。静脉炎是常见的输液反应。

8.【答案】AB

【解析】对于膀胱高度膨胀且极度虚弱的患者,首次放尿量应<1 000 ml,以防腹压突然降低,血液大量滞留在腹腔血管内,造成血压下降而虚脱;或因膀胱突然减压,导致膀胱黏膜急剧充血,引起血尿。

9.【答案】ACE

【解析】常用的静脉注射部位:①上肢的浅静脉,包括肘正中静脉、头静脉、手背静脉网、贵要静脉;②下肢的浅静脉,包括大隐静脉、小隐静脉、足背静脉网;③小儿可选头皮静脉。

10.【答案】ABDE

【解析】超声波雾化吸入注意事项:水槽内加入冷蒸馏水,切忌加温水或热水,水槽内无水时,不可开机,以免损坏仪器。一般每次 15～20 min,连续使用雾化器时,中间需间隔 30 min。药液用生理盐水稀释至 30～50 ml 倒入雾化罐内。超声波雾化吸入的特点为雾量大小可以调节,雾滴小而均匀。

11.【答案】ABDE

【解析】根据病例资料可知,该患者在静脉输液过程中发生了急性肺水肿。处理措施如下:①立即停止输液,病情允许的情况下可协助患者取端坐位,双腿下垂,以减少下肢静脉回流,减轻心脏负担。②给予高流量氧气吸入,氧流量为 6～8 L/min,同时向湿化瓶内加入 20%～30% 的乙醇溶液,以减低肺泡内泡沫表面的张力,使泡沫破裂消散,改善气体交换,减轻缺氧症状。③遵医嘱给予镇静、平喘、强心、利尿和扩血管药物,以扩张患者周围血管,加速液体排出,减少回心血量,减轻心脏负荷。④必要时进行四肢轮扎,可有效减少回心血量。⑤静脉放血 200～300 ml,也是一种有效减少回心血量的最直接的方法,但禁用于贫血者。

12.【答案】ABD

【解析】约束带的使用原则为知情同意原则、短期使用原则、随时评价原则。

13.【答案】ABC

【解析】临床死亡期表现为心搏和呼吸完全停止,各种反射均消失,瞳孔散大,但细胞内仍保留着微弱且短暂的代谢活动。呼吸功能衰竭、意识模糊、肌张力减退属于濒死期的特征。

14.【答案】ABCD

【解析】洗手的指征:①直接接触每个患者前后;②从同一患者身体的污染部位移动到清洁部位时;③接触患者黏膜、破损皮肤或伤口前后;④接触患者血液、体液、分泌物、排泄物、伤口敷料等之后;⑤接触患者周围环境及物品后;⑥穿脱隔离衣前后,脱手套之后;⑦进行无菌操作,接触清洁、无菌物品之前;⑧处理药物或配餐前。

15.【答案】ABCE

【解析】睡眠呼吸暂停是以睡眠中呼吸反复停顿为特征的一组综合征,每次停顿时间≥10 s,一般每小时停顿次数>20 次,临床上表现为时醒时睡,并伴有动脉血氧饱和度减低、低氧血症、高血压及肺动脉高压。睡眠呼吸暂停的危险因素包括肥胖、颈围增加、颅面畸形、肢端肥大和甲状腺功能减退等。

16.【答案】ABDE

【解析】静脉输血的目的包括补充血容量,纠正贫血,补充血浆蛋白,补充各种凝血因子和血小板,补充抗体、补体等血液成分,排除有害物质。

17.【答案】ABCD

【解析】三阶梯镇痛疗法的基本原则包括口服给药、按时给药、按阶梯给药、个体化给药,密切观察药物不良反应及宣教。

18.【答案】AC

【解析】马斯洛将人的需要分为七个层次、两个水平,按其重要性和发生的先后顺序,由低到高依次为生理需要、安全需要、爱与归属需要、尊重需要、求知需要、审美需要和自我实现需要。其中,生理需要、安全需要、爱与归属需要、尊重需要称为基本需要,求知需要、审美需要、自我实现需要称为成长需要。

19.【答案】ABCDE

20.【答案】ABCE

【解析】根据输血医嘱,护士凭取血单到血库取血时,应和血库人员共同认真查对患者的姓名、性别、年龄、住院号、病室/门急诊、床号、血型、血液有效期、配血试验结果及保存血的外观。

21.【答案】BCD

【解析】脑死亡的诊断标准:①无感受性和反应性。②无运动、无呼吸。③无反射,瞳孔散大、固定,对光反射消失;无吞咽反射;无角膜反射;无咽反射和跟腱反射。④脑电波平坦。

22.【答案】CD

【解析】体位引流排痰适用于痰量较多、呼吸功能尚好的支气管扩张、肺脓肿等患者。

23.【答案】ABE

【解析】肛门、直肠、结肠手术及大便失禁的患者不宜进行保留灌肠。

24.【答案】ABCDE

【解析】忧郁期临终患者的护理:①护士应多给予患者同情和照顾、鼓励和支持,使其增强信心;②护士应经常陪伴患者,允许其以不同的方式发泄情感;③创造舒适的环境,鼓励患者保持自我形象和尊严;④尽量让患者获得社会方面的支持,给予精神上的安慰,安排亲朋好友见面,并尽量让家属多陪伴在患者身边;⑤密切观察患者,给予其心理疏导和合理的死亡教育,预防患者产生自杀倾向。

25.【答案】ABCDE

26.【答案】ACDE

【解析】高热(体温为39.1～41.0 ℃)患者应每4 h测量一次体温。

27.【答案】ABCD

【解析】护理患者时,必须让患者的呼吸道保持畅通,若呼吸道有异物,需要协助患者清理呼吸道,如指导患者进行有效咳嗽,帮助患者叩击背部促进痰液排出,进行体位引流,必要时可给予患者吸痰。

28.【答案】BC

【解析】根据患者的麻醉方式和手术部位铺橡胶单和中单,非全麻手术患者,只需在床中部铺橡胶单和中单,枕套开口端背门。

29.【答案】ABCD

30.【答案】ABC

【解析】患者出院后饮食卡也要注销;整理出院病历时,体温单放在最后;患者离院后需要先消毒,后铺床。

31.【答案】BCD

【解析】肝昏迷患者禁用肥皂水灌肠,以减少氨的产生和吸收;中暑患者可用 4 ℃生理盐水进行大量不保留灌肠;伤寒患者灌肠液量不得超过 500 ml,压力要低,不得高于肛门 30 cm。

32.【答案】ABCDE

【解析】胸外心脏按压的有效指征:①能扪及大动脉(股、颈动脉)搏动,血压维持在 8 kPa(60 mmHg)以上;②口唇、面色、甲床等颜色由发绀转为红润;③室颤波由细小变为粗大,甚至恢复窦性心律;④瞳孔随之缩小,有时可有对光反应;⑤呼吸逐渐恢复;⑥昏迷变浅,出现反射或挣扎。

33.【答案】ABD

【解析】灭菌剂指能杀灭一切微生物(包括细菌芽胞),并达到灭菌要求的化学制剂,如甲醛、戊二醛、环氧乙烷等。乙醇属于中效消毒剂,氯己定属于低效消毒剂。

34.【答案】ADE

【解析】医务人员洗手后做好卫生手消毒,可达到预防交叉感染的要求。医务人员先洗手再进行卫生手消毒的指征:①接触患者的血液、体液和分泌物后;②接触被传染性致病微生物污染的物品后;③直接为传染病患者进行检查、治疗、护理后;④处理传染病患者的污物后。

35.【答案】ACD

【解析】化学消毒灭菌法包括:浸泡法、喷雾法、熏蒸法、擦拭法。日光曝晒法和煮沸消毒法属于物理消毒灭菌法。

36.【答案】ABCDE

【解析】保护具是用来限制患者身体某部位的活动,以达到维护患者安全与治疗效果的各种器具。保护具的适用范围:小儿患者,尤其是未满6岁的儿童;坠床发生概率高者,如麻醉后未清醒、意识不清、躁动不安、失明者;实施某些眼科特殊手术者;精神病患者,如躁狂症、自我伤害者;易发生压疮者;皮肤瘙痒者。

37.【答案】ABCDE

【解析】压疮的好发因素如下。①力学因素:压疮不仅由垂直压力(局部组织长期受压)引起,还可由摩擦力和剪切力引起,通常是 2~3 种力联合作用导致的。②局部潮湿或排泄物刺激。③营养状况:影响压疮形成的重要因素。④年龄。⑤体温升高:伴有高热的严重感染患者存在组织受压情况时,压疮发生概率升高。⑥医疗器械使用不当。⑦机体活动和(或)感觉障碍。⑧急性应激因素。

38.【答案】ABD

【解析】易氧化和遇光变质的药物,应装在棕色瓶或避光容器内,放于阴凉处保存,如维生素C、氨茶碱、盐酸肾上腺素。肾上腺素类、硝普钠等使用时也应遮光或避光。

39.【答案】ABCE

【解析】成分输血可输注红细胞、浓缩血小板、血浆、血浆蛋白(白蛋白制剂、免疫球蛋白制剂)。白蛋白制剂无需进行交叉配血试验,其他成分输血时都需要进行交叉配血试验;新鲜血也需要进行交叉配血试验。

40.【答案】ABCE

【解析】胸外心脏按压频率为100~120次/分。

41.【答案】ADE

【解析】洗胃的禁忌证包括:吞服强腐蚀性毒物(如强酸、强碱)、近期内有上消化道出血、胃穿孔、胃癌、肝硬化伴食管静脉曲张、胸主动脉瘤者。重金属类中毒是洗胃的适应证。

42.【答案】AB

【解析】测口腔温度时,若患者不慎咬破体温计,首先应及时清除口腔内的玻璃碎屑,以免损伤唇、舌、口腔、食管、胃肠道黏膜,再口服蛋清或牛奶,以延缓汞的吸收。若病情允许,可食用粗纤维食物,以加速汞的排出。

43.【答案】AC

【解析】护士为患者吸痰时应调节负压,成人为40.0~53.3 kPa(300~400 mmHg),儿童小于40.0 kPa;避免反复多次不停抽吸,以免造成气管黏膜损伤;每次吸痰时间不应超过15 s,以免造成缺氧。痰液黏稠时,可配合叩击,给予蒸汽吸入、雾化吸入,以提高吸痰效果。

44.【答案】BDE

【解析】服毒后4~6 h内洗胃最有效。每次灌入胃内溶液量为300~500 ml,一次灌洗量不得超过500 ml,否则易出现危险。

45.【答案】CD

【解析】低蛋白饮食适用于限制蛋白摄入的患者,如急性肾炎、尿毒症、肝性脑病等患者。肾功能不全患者应摄入动物蛋白,忌用豆制品,肝性脑病患者应以植物蛋白为主。肺结核患者、贫血患者和孕妇应给予高蛋白饮食。

46.【答案】BC

【解析】留置导尿管患者每天尿量应维持在2 000 ml以上。女性患者阴阜、大阴唇消毒1次,小阴唇消毒2次,尿道口消毒3次;男性患者阴阜、阴茎、阴囊消毒1次,尿道口、龟头、冠状沟消毒2次。

47.【答案】ABDE

【解析】肠胀气患者的护理:①指导患者养成良好的饮食习惯(细嚼慢咽)。②去除引起肠胀气的原因,如勿食产气食物和饮料,积极治疗肠道疾患。③鼓励患者适当活动,协助患者下床活动如散步,卧床患者可在床上活动或变换体位,以促进肠蠕动,减轻肠胀气。④轻微胀气时,可行腹部热敷或腹部按摩、针刺疗法。严重胀气时,遵医嘱给予药物治疗或行肛管排气。

48.【答案】ABC

【解析】"1、2、3"灌肠溶液,即50%硫酸镁30 ml、甘油60 ml、温开水90 ml。

49.【答案】ABCDE

【解析】给药原则:①根据医嘱准确给药。②严格执行查对制度(三查七对)。③安全正确用药。④密切观察用药反应。

50.【答案】ABE

【解析】静脉输血的适应证:①各种原因引起的大出血,为静脉输血的主要适应证;②贫血或低蛋白血症;③严重感染;④凝血功能障碍。肺栓塞和恶性高血压属于静脉输血的禁忌证。

判断题

1.【答案】×

【解析】大量输入库存血时,要警惕酸中毒和高血钾的发生。

2.【答案】×

【解析】休克卧位为中凹卧位,需抬高患者头胸部10°~20°,抬高下肢20°~30°。

3.【答案】√

【解析】化学消毒剂的使用原则:①合理使用;②根据物品的性能和各种微生物的特性选择合适的消毒剂;③严格掌握消毒剂的有效浓度、消毒时间及使用方法;④消毒剂应定期更换,易挥发的要加盖,并定期检查,调整浓度;⑤消毒剂中不能放置纱布、棉花等物,以防消毒效力降低;⑥待消毒的物品必须先清洗、擦干;⑦消毒后的物品在使用前须用无菌水冲净,以免消毒剂刺激人体组织;⑧熟悉消毒剂的副作用,做好防护措施。

4.【答案】×

【解析】对需要密切观察血压者,应做到"四定",即定时间、定部位、定体位和定血压计。

5.【答案】×

【解析】驱虫药宜在空腹或半空腹时服用,为使药物充分接触虫体,以增强驱虫药力。

6.【答案】√

【解析】胃管插入长度一般为患者前额发际至胸骨剑突处或由鼻尖经耳垂至胸骨剑突处的距离,一般成人插入长度为45~55 cm。

7.【答案】×

【解析】药瓶上内服药标签为蓝色边,外用药为红色边,剧毒药和麻醉药为黑色边。标签要字迹清楚,且应标明药名(中、英文对照)、浓度、剂量。

8.【答案】√

【解析】由于头皮静脉分布较广,互相沟通,交错成网且表浅易见,不宜滑动,便于固定,所以小儿静脉输液时常选择头皮静脉。

9.【答案】√

【解析】伤寒患者灌肠时,灌肠液量不得超过 500 ml,压力应低,液面不得超过肛门 30 cm。

10.【答案】×

【解析】保留灌肠时,应嘱患者尽量保留药液在 1 h 以上再排便。

11.【答案】√

【解析】临时医嘱的有效时间在 24 h 以内,应在这段时间内执行,有的需立即执行,但通常只执行一次。

12.【答案】√

13.【答案】×

【解析】特级护理:24 h 专人护理。一级护理:每 1 h 巡视患者一次。二级护理:每 2 h 巡视患者一次。三级护理:每 3 h 巡视患者一次。

14.【答案】×

【解析】压疮是局部组织长期受压,血液循环出现障碍,局部组织长期缺血、缺氧,营养缺乏,致使皮肤失去正常功能而引起的组织破损和坏死。

15.【答案】√

【解析】交叉配血试验包括直接交叉配血试验和间接交叉配血试验两种。前者用受血者血清与供血者红细胞进行配合试验,以检查受血者血清中是否含有破坏供血者红细胞的抗体;后者则用供血者血清与受血者红细胞进行配合试验,以检查供血者血清中是否含有破坏受血者红细胞的抗体。

16.【答案】√

【解析】机械吸痰:每次吸引的时间<15 s,动作要迅速、轻柔,在吸痰前可适当提高吸入氧的浓度,避免吸痰引起的低氧血症,严格执行无菌操作,避免呼吸道交叉感染。

17.【答案】×

【解析】接触传播是医院感染中最常见也是最重要的传播方式之一。

18.【答案】√

【解析】无菌操作前 30 min 停止清扫,减少走动,避免尘埃飞扬。

19.【答案】×

【解析】心肺复苏时,按压与人工呼吸比为 30∶2。

20.【答案】×

【解析】测量血压时,若袖带缠得太紧,未注气已受压,会使血压测量值偏低;若袖带缠得太松,充气后呈气球状,有效面积变窄,会使血压测量值偏高。

21.【答案】×

【解析】护士在为患者进行口腔护理时,取下的活动性义齿应浸没于贴有标签的冷水中,勿将义齿浸没于热水或乙醇中,以免变色、变形及老化。

22.【答案】×

【解析】高血压指在未使用降压药物的情况下,18 岁以上成年人收缩压≥140 mmHg 和(或)舒张压≥90 mmHg。

23.【答案】×

【解析】为手术患者翻身前,应先检查伤口敷料是否潮湿或脱落,如已脱落或被分泌物浸湿,应先更换敷料并固定妥当后再行翻身,翻身后注意伤口不可受压。

24.【答案】√

【解析】快波睡眠的特点是眼球转动很快,脑电波活跃,很难与觉醒时区分。快波睡眠的特征之一是做梦。

25.【答案】√

26.【答案】√

【解析】婴幼儿用乙醇擦拭皮肤易导致中毒,甚至出现昏迷和死亡;血液病患者用乙醇擦浴易引起或加重出血。

27.【答案】√

28.【答案】√

【解析】动脉血标本采集是自动脉抽取血标本的方法,常用动脉有股动脉、肱动脉、桡动脉。

29.【答案】×

【解析】一旦发现患者出现青霉素过敏性休克,应立即停药,协助患者平卧,报告医生,就地抢救。立即皮下注射 0.1%盐酸肾上腺素 1 ml,小儿剂量酌减。

30.【答案】×

【解析】对需长期肌内注射的患者,应交替更换注射部位,并选用细长针头,以避免或减少硬结的发生。

31.【答案】×

【解析】温水擦浴属于冷疗法的一种,一般水温为 32~34 ℃。

32.【答案】×

【解析】取回的库存血应在室温下放置 15~20 min 后再输注,不可加热。

33.【答案】×

【解析】头孢菌素类药物是一类高效、低毒、广谱的抗生素,头孢菌素类和青霉素之间可呈现不完全的交叉过敏反应,对青霉素过敏者约有 10%～30%对头孢菌素过敏,而对头孢菌素过敏者绝大多数对青霉素过敏。

34.【答案】×

【解析】意识障碍可分为嗜睡、意识模糊、昏睡和昏迷。

35.【答案】√

【解析】中度危险性物品使用前应选择高水平或中水平消毒方法,要求致病性微生物不得检出,菌落总数应≤20 CFU/件。

36.【答案】×

【解析】为女性患者插尿管时,当导尿管误入阴道时,应立即取出导尿管,更换新的导尿管重新插入,以免造成患者泌尿系统感染。

37.【答案】×

【解析】临终患者四肢冰冷不适时,应加强保暖,必要时给予热水袋,水温应低于50 ℃,以免烫伤患者。

38.【答案】√

39.【答案】√

40.【答案】×

【解析】正常人的体温是相对恒定的,维持体温相对恒定主要依赖于自主性(生理性)体温调节和行为性体温调节两种方式。

41.【答案】√

【解析】留置导尿管患者为了训练膀胱反射功能,可采用间歇性夹管方式夹闭导尿管,每3~4 h开放1次,使膀胱定时充盈和排空,以促进膀胱功能的恢复。

42.【答案】×

【解析】血压计属于低度危险性物品,可选择中、低水平消毒法或保持清洁。

43.【答案】×

【解析】乙醇拭浴后30 min测量体温,若体温低于39 ℃,应取下头部冰袋,在体温单上记录降温后的体温。

44.【答案】√

45.【答案】×

【解析】用紫外线消毒病房时,消毒时间需从灯亮5~7 min后开始计时,用于空气消毒时间不少于30 min。

46.【答案】×

【解析】口腔的常用护理溶液:①生理盐水,清洁口腔,预防感染;②1%~3%过氧化氢溶液,防腐、防臭,适用于口腔感染有溃烂、坏死组织者;③1%~4%碳酸氢钠溶液,属于碱性溶液,适用于真菌感染者;④0.02%氯己定溶液,清洁口腔,广谱抗菌;⑤0.02%呋喃西林溶液,清洁口腔,广谱抗菌;⑥0.1%醋酸溶液,适用于铜绿假单胞菌感染者;⑦2%~3%硼酸溶液,属于酸性防腐溶液,有抑制细菌的作用;⑧0.08%甲硝唑溶液,适用于厌氧菌感染者。

47.【答案】√

【解析】冷、热治疗时间应适当,以20~30 min为宜,如需反复使用,中间应间隔1 h。

48.【答案】×

【解析】当患者出现静脉炎时,应将患肢抬高、制动。

49.【答案】√

【解析】尿失禁指排尿失去意识控制或不受意识控制,尿液不自主地流出。根据临床表现,尿失禁一般分为四种类型:持续性尿失禁、充溢性尿失禁、急迫性尿失禁和压力性尿失禁。

50.【答案】×

【解析】肛管排气法是将肛管轻轻插入直肠 15~18 cm,以胶布将肛管固定于臀部,橡胶管须留出足够的长度,供患者翻身。保留肛管一般不超过 20 min,拔管后,清洁肛门,整理用物。

简答题

1.【参考答案】三查:操作前、操作中、操作后查(查七对的内容)。七对:对床号、姓名、药名、浓度、剂量、用法、时间。

2.【参考答案】昏迷是最严重的意识障碍,表现为意识持续的中断或完全丧失。按其程度分类,具体如下。

(1)轻度昏迷:意识大部分丧失,没有自主运动,对声、光刺激无反应,对疼痛刺激(如压迫眶上缘)可有痛苦表情和躲避反应。瞳孔对光反射、角膜反射、眼球运动、吞咽反射、咳嗽反射等可存在。

(2)中度昏迷:对周围事物和各种刺激均无反应,对剧烈刺激可出现防御反射。角膜反射减弱,瞳孔对光反射迟钝,眼球无转动。

(3)深度昏迷:全身肌肉松弛,对各种刺激均无反应。深、浅反射均消失。

3.【参考答案】测量血压的注意事项,具体如下。

(1)定期检测、校对血压计。在测量前,要对血压计进行检查:保证玻璃管无破损,刻度清晰,加压气球无老化、不漏气,袖带宽窄适宜,水银充足、无断裂;听诊器橡胶管无老化,衔接紧密,传导正常。

(2)对需持续观察血压者,应做到"四定",即定时间、定部位、定体位、定血压计。

(3)若发现血压听不清或异常,应重新测量。重测时,待水银柱降至"0"点,稍等片刻后再测量。必要时,做双侧对照。

(4)注意测压装置、测量者、受检者、测量环境等因素引起血压测量的误差,要保证测量血压的准确性。

(5)血压测量的要求:应相隔 1~2 min 重复测量,取 2 次读数的平均值做记录。若收缩压或舒张压的 2 次读数相差 5 mmHg 以上,应再次测量,取 3 次读数的平均值做记录。首次诊断时要测量两上臂血压,之后一般测量较高读数侧的上臂血压。

4.【参考答案】大量不保留灌肠的注意事项,具体如下。

(1)妊娠、急腹症、严重心血管疾病等患者禁忌灌肠。

(2)为伤寒患者灌肠时,溶液不得超过 500 ml,压力要低(液面不得超过肛门 30 cm)。

（3）肝性脑病患者灌肠时禁用肥皂水,以减少氨的产生和吸收;充血性心力衰竭和水钠潴留患者灌肠时禁用0.9%氯化钠溶液。

（4）要准确掌握灌肠溶液的温度、浓度、流速、压力和量。

（5）灌肠时患者若有腹胀或便意,应嘱患者做深呼吸,以减轻不适。

（6）灌肠过程中应随时注意观察患者的情况,若发现脉速、面色苍白、出冷汗、剧烈腹痛、心慌气急,应立即停止灌肠并及时与医生联系,采取抢救措施。

5.【参考答案】小量不保留灌肠的目的,具体如下。

（1）为患者软化粪便,解除便秘。

（2）减轻患者的腹胀,排出肠道内的气体。

小量不保留灌肠的适用人群:盆腔或腹部手术后的患者、年老体弱患者、危重患者、小儿、孕妇等。

6.【参考答案】口服给药的健康教育包括为患者解释用药的目的和注意事项,根据药物的特性进行正确的用药指导,具体如下。

（1）对牙齿有腐蚀作用的药物,如酸类和铁剂,应用吸水管吸服后漱口,以保护牙齿。

（2）缓释片、肠溶片、胶囊吞服时不可嚼碎,舌下含片应放于舌下或两颊黏膜与牙齿之间待其溶化。

（3）健胃药应在饭前服用,助消化药和对胃黏膜有刺激性的药物宜在饭后服用,催眠药应在睡前服用,驱虫药宜在空腹或半空腹时服用。

（4）抗生素和磺胺类药物应准时服用,以保证有效的血药浓度。

（5）服用对呼吸道黏膜起安抚作用的药物后不宜立即饮水。

（6）有些磺胺类药物经肾脏排出,尿少时易析出结晶堵塞肾小管,服药后要多饮水。

（7）服用强心苷类药物时应加强对心率及节律的监测,脉率每分钟低于60次或节律不齐时应暂停服用,并告知医生。

7.【参考答案】静脉输液的注意事项,具体如下。

（1）严格执行无菌操作和查对制度,预防感染及发生差错事故。

（2）根据病情需要合理安排输液顺序,并根据治疗原则,按急、缓及药物半衰期等情况合理分配药物。

（3）对需要长期输液的患者,要注意保护和合理使用静脉,通常从远端小静脉开始穿刺（抢救时可除外）。

（4）输液前要排尽输液管及针头内的空气,药液滴尽前要及时更换输液瓶（袋）或拔针,严防造成空气栓塞。

（5）注意药物的配伍禁忌,对于刺激性或特殊药物,应在确认针头已刺入静脉内时再输入。

（6）严格掌握输液的速度。对有心、肺、肾疾病的患者,老年患者,婴幼儿及输注高渗、含钾或升压药液的患者,要适当减慢输液速度;对严重脱水,心肺功能良好者,可适当加快输液速度。

（7）输液过程中要加强巡视,注意观察下列情况:①药液滴入是否通畅,针头或输液管有无漏液,针头有无脱出、阻塞或移位,输液管有无扭曲、受压。②有无溶液外溢,注射部位有无肿胀或疼痛。如发现上述情况,应立即停止输液并通知医生予以处理。③密切观察患者有无输液反应,若患者出现心悸、畏寒、持续性咳嗽等情况,应立即减慢或停止输液,并通知医生,及时处理。每次观察巡视后,应在输液巡视卡或护理记录单上做好记录。

(8)若采用静脉留置针输液法,要严格掌握留置时间。普通静脉留置针可以保留 3~5 天,最好不要超过 7 天。严格按照产品说明执行。

8.【参考答案】输血的注意事项,具体如下。

(1)在取血和输血过程中,要严格执行无菌操作及查对制度。在输血前,必须要由两名护士根据需查对的项目再次进行查对,避免发生差错事故。

(2)输血前后和两袋血之间需要滴注少量生理盐水,以防不良反应的发生。

(3)血液内不可随意加入其他药品,如钙剂、酸性或碱性药品、高渗或低渗液体,以防血液凝集或溶解。

(4)输血过程中,要加强巡视,观察有无出现输血反应,并询问患者有无任何不适反应。一旦出现输血反应,应立刻停止输血,并按输血反应进行处理。

(5)严格掌握输血速度,年老体弱、严重贫血、心力衰竭患者滴速宜慢。

(6)对急症输血或大量输血患者可行加压输血,输血时可直接挤压血袋、卷压血袋输血或应用加压输血器等。加压输血时,护士应在床旁守护,输血完毕时及时拔针,避免发生空气栓塞反应。

(7)输完的血袋送回输血科保留 24 h,以备患者在输血后发生输血反应时检查分析原因。

9.【参考答案】无菌技术的操作原则,具体如下。

(1)操作环境清洁、宽敞:①操作室应清洁、宽敞、定期消毒;无菌操作前半小时应停止清扫,减少走动,避免尘埃飞扬。②操作台清洁、干燥、平坦,物品放置应合理。

(2)工作人员仪表规范:无菌操作前,工作人员应着装整洁、修剪指甲、洗手、戴口罩,必要时穿无菌衣、戴无菌手套。

(3)无菌物品管理有序规范:①存放环境。适宜的室内环境要求温度低于 24 ℃,相对湿度小于 70%,机械通风换气每小时 4~10 次;无菌物品应存放于无菌包或无菌容器内,并放置在高于地面 20 cm、距离天花板 50 cm 以上、离墙超过 5 cm,物品存放在柜或架上,以减少来自地面、屋顶和墙壁的污染。②标识清楚。无菌包或无菌容器外需标明物品名称、灭菌日期;无菌物品必须与非无菌物品分开放置,并且有明显标志。③使用有序。无菌物品通常按失效期先后顺序摆放取用,必须在有效期内使用,可疑污染、已被污染或过期均应重新灭菌。④储存有效期。使用纺织品材料包装的无菌物品如存放环境符合要求,有效期宜为 14 天,环境不符合要求,有效期一般为 7 天;用一次性纸袋包装的无菌物品,有效期宜为 30 天;使用一次性医用皱纹纸、一次性纸塑袋、医用无纺布或硬质密封容器包装的无菌物品,有效期宜为 180 天;医疗器械生产厂家提供的一次性使用无菌物品应遵循包装上标识的有效期。

(4)操作过程中加强无菌观念:进行无菌操作时,应做到以下几点。①明确无菌区、非无菌区、无菌物品、非无菌物品,非无菌物品应远离无菌区;②操作者身体应与无菌区保持一定的距离;③取、放无菌物品时,身体应面向无菌区;④取用无菌物品时应使用无菌持物钳;⑤无菌物品一经取出,即使未使用,也不可放回无菌容器内;⑥手臂应保持在腰部或治疗台面以上,不能跨越无菌区,手不能接触无菌物品;⑦避免面对无菌区谈笑、咳嗽、打喷嚏;⑧若无菌物品疑有污染或已被污染,便不能再使用,应予以更换;⑨一套无菌物品仅供一位患者使用。

10. **【参考答案】**吸氧的注意事项,具体如下。

(1)用氧前,应检查氧气装置有无漏气,是否通畅。

(2)严格遵守操作规程,注意用氧安全,切实做好"四防",即防震、防火、防热、防油。搬运氧气瓶时要避免倾倒撞击。氧气筒应放于阴凉处,周围不能有烟火及易燃品,距明火至少5 m,距暖气至少1 m,以防引起燃烧。氧气表及螺旋口勿上油,也不能用带油的手装卸。

(3)使用氧气前,应先调节好氧流量。停用氧气时,应先拔出导管,再关闭氧气开关。中途需改变流量时,先分离鼻氧管与湿化瓶连接处,调节好流量再接上,以免氧流量过大,大量氧气进入呼吸道而损伤肺部组织。

(4)常用的湿化液是灭菌蒸馏水。急性肺水肿用20%~30%乙醇,具有降低肺泡内泡沫的表面张力,使泡沫破裂、消散,改善肺部气体交换,从而减轻缺氧症状的作用。

(5)氧气筒内氧勿用尽,压力表至少要保留0.5 mPa(5 kg/cm^2),以免灰尘进入筒内,再充气时引起爆炸。

(6)对未用完或已用尽的氧气筒,应分别悬挂"满"或"空"的标志,既有助于及时调换,也有助于急用时搬运,提高抢救速度。

(7)在用氧过程中,应加强监测。

第二部分

内科护理学

单项选择题

1.【答案】C

【解析】肝脏的血液供应75%来自门静脉,25%来自肝动脉。

2.【答案】D

【解析】左心衰竭最主要的症状是程度不同的呼吸困难,可表现为劳力性呼吸困难、夜间阵发性呼吸困难或端坐呼吸。颈静脉征是右心衰竭的表现。

3.【答案】B

【解析】系统性红斑狼疮受损器官的特征性改变有苏木紫小体、洋葱皮样病变、狼疮性肾炎。肝掌是失代偿期肝硬化的体征。

4.【答案】C

【解析】高血压的并发症:①脑血管病,包括脑出血、脑血栓形成、腔隙性脑梗死和短暂性脑缺血发作;②心力衰竭和冠心病;③慢性肾衰竭;④主动脉夹层。

5.【答案】D

【解析】洋地黄中毒最重要的反应是各类心律失常,最常见的是室性期前收缩,多呈二联律或三联律。

6.【答案】C

【解析】在心律失常中,致命性心律失常是心室颤动和心室扑动。

7.【答案】D

【解析】心室颤动是心脏骤停常见和可治疗的初始心律。不管是院外因心室颤动心脏骤停的患者,还是监护中的心室颤动患者,迅速除颤是首选的治疗方法。直流电非同步电除颤在临床上用于心室颤动与心室扑动。

8.【答案】A

【解析】治疗高血压时,在患者能耐受的情况下,逐步降压达标,一般高血压患者,应将血压降至<140/90 mmHg;老年(≥65岁)高血压患者,血压应降至<150/90 mmHg,如果能耐受,可进一步降至<140/90 mmHg;一般糖尿病或慢性肾脏病患者的血压目标可以再适当降低。

9.【答案】C

【解析】病原体被清除:病原体进入人体后,人体通过特异性免疫或非特异性免疫将病原体清除,人体不会发生病理变化,也不会出现任何临床表现。隐性感染(亚临床感染):临床上不出现任何症状和体征,甚至不发生生化改变,只有在进行免疫学检查后才能发现。大多数传染病患者最常见的是隐性感染。潜伏性感染(潜在性感染):病原体感染人体后,可寄生在机体的某个部位,机体的免疫功能使病原体局限而不会引起发病,但又不能把病原体彻底清除,病原体会潜伏在机体内。

10.【答案】C

【解析】稳定型心绞痛发作的部位主要在胸骨体中、上段之后或心前区,界限不是很清楚,常放射至左肩、左臂内侧达无名指和小指,或者至颈、咽或下颌部。

11.【答案】D

【解析】急性心肌梗死最早出现的,最突出的症状是疼痛。

12.【答案】B

【解析】呼吸困难、心绞痛和晕厥为典型主动脉瓣狭窄的三联症。

13.【答案】B

【解析】病毒性心肌炎在临床上常见的病毒是柯萨奇病毒、脊髓灰质炎病毒、孤儿病毒等,尤其以柯萨奇 B 组病毒为最常见的致病原因。

14.【答案】C

【解析】急性心包炎患者发生心包积液时,最突出的症状是呼吸困难。

15.【答案】C

【解析】稳定型心绞痛发作时药物治疗:宜选用作用较快的硝酸酯制剂,这类药物除可扩张冠状动脉,增加冠状动脉血流量外,还可扩张外周血管,减轻心脏负荷和减少心肌耗氧量,从而缓解心绞痛。常用药物:硝酸甘油、硝酸异山梨酯。

16.【答案】A

【解析】高血压患者降压药物的应用原则:①小剂量开始;②优先选择长效制剂;③联合用药;④个体化。患者经治疗血压控制满意后,可遵医嘱逐步减少剂量。一旦高血压诊断确立,通常需要终生治疗。

17.【答案】C

【解析】扩张型心肌病是一类以左心室或双心室扩大伴收缩功能障碍为特征的心肌病。起病隐匿,早期可无症状。超声心动图检查:早期可仅表现为左心室轻度扩大;后期各心腔均增大,以左心室扩大为著,室壁运动减弱,LVEF 明显降低,提示心肌收缩功能下降。

18.【答案】C

【解析】慢性阻塞性肺疾病患者早期在剧烈活动时出现气短或呼吸困难的症状,逐渐加重,以致在日常活动甚至休息时也感到气短,是慢性阻塞性肺疾病的标志性症状。

19.【答案】D

20.【答案】D

【解析】血培养是感染性心内膜炎最重要的诊断方法,药物过敏试验可为治疗提供依据。

21.【答案】B

【解析】呼吸系统疾病患者的常见症状有咳嗽与咳痰、肺源性呼吸困难、咯血。

22.【答案】B

【解析】慢性肺心病的患者氧疗时应给予低流量、低浓度持续吸氧,氧流量为1~2 L/min,氧浓度为25%~29%。

23.【答案】A

【解析】糖皮质激素是目前哮喘长期治疗的首选药物,控制气道炎症最为有效。

24.【答案】D

【解析】甲型病毒性肝炎以粪-口传播为主要传播途径。麻疹、白喉、百日咳以呼吸道飞沫传播为主要传播途径。

25.【答案】B

26.【答案】B

【解析】细菌性肺炎是最常见的肺炎,病原菌为肺炎链球菌、金黄色葡萄球菌、甲型溶血性链球菌等需氧革兰阳性球菌,肺炎克雷伯杆菌、流感嗜血杆菌、铜绿假单胞菌等需氧革兰阴性杆菌,棒状杆菌、梭形杆菌等厌氧杆菌。白念珠菌是真菌性肺炎的病原菌。

27.【答案】A

【解析】乙脑的传播途径是蚊虫叮咬。飞沫传播是流脑的传播途径,粪-口传播是甲型肝炎的传播途径,消化道传播是伤寒和霍乱的传播途径。

28.【答案】B

【解析】抗结核化疗药物应用的原则是早期、联合、适量、规律和全程治疗。

29.【答案】B

【解析】过敏性紫癜的临床类型包括单纯型、腹型、关节型、肾型、混合型等。其中单纯型是最常见的临床类型,腹型是最具潜在危险和最易误诊的临床类型,肾型是最严重的临床类型。

30.【答案】B

【解析】急性细菌性痢疾是由痢疾杆菌引起的肠道传染病。本病以直肠、乙状结肠的炎症与溃疡为主要病变,以腹痛、腹泻、里急后重和黏液脓血便为主要临床表现,可伴有发热及全身毒血症状,严重者可有感染性休克和(或)中毒性脑病。

31.【答案】D

【解析】HBcAg主要存在于受感染的肝细胞核内,也存在于血液中Dane颗粒的核心部分。如检测到HBcAg,表明HBV有复制,因检测难度较大,故较少用于临床常规检测。

32.【答案】A

【解析】咯血患者的护理措施中最重要的是维持呼吸道通畅,以免引起患者窒息。

33.【答案】A

【解析】在囊尾蚴病中,脑囊尾蚴病(脑囊虫病)最严重,亦最为常见,占囊尾蚴病的60%~90%。根据寄生部位可分为癫痫型(脑实质型)、颅内压增高型、脑膜炎型、脊髓型、痴呆型五型,其中以癫痫型最为常见。

34.【答案】B

【解析】慢性支气管炎的主要诊断依据:依据咳嗽、咳痰或伴有喘息,每年发病持续 3 个月,连续 2 年或 2 年以上,并排除其他慢性气道疾病。

35.【答案】C

【解析】氧合指数(PaO_2/FiO_2)为急性呼吸窘迫综合征(ARDS)检查最常使用的指标,对建立诊断、严重程度分级和疗效评价均有重要意义。正常值为 400~500 mmHg,ARDS 时,$PaO_2/FiO_2 \leqslant 300$ mmHg。

36.【答案】C

37.【答案】C

38.【答案】D

【解析】葡萄球菌肺炎治疗应首选耐青霉素酶的半合成青霉素或头孢菌素,如苯唑西林钠、头孢呋辛钠等,联合氨基糖苷类如阿米卡星,可增强疗效。对青霉素过敏者可选用红霉素、林可霉素、氯林可霉素等。耐甲氧西林金黄色葡萄球菌感染肺炎可选用万古霉素静脉滴注。

39.【答案】B

40.【答案】B

【解析】I 型呼吸衰竭,又称为缺氧性呼吸衰竭,无 CO_2 潴留,血气分析特点:$PaO_2 < 60$ mmHg,$PaCO_2$ 降低或正常。Ⅱ 型呼吸衰竭,既有缺氧,又有 CO_2 潴留,血气分析特点:$PaO_2 < 60$ mmHg,$PaCO_2 > 50$ mmHg。

41.【答案】C

【解析】大咯血者应暂禁食,小量咯血者可进少量凉或温的流食;咯血时轻轻拍击健侧背部,嘱患者不要屏气,以免诱发喉头痉挛,使血液引流不畅形成血块,导致窒息;垂体后叶素可收缩小动脉,减少肺血流量,从而减轻咯血,但也能引起子宫、肠道平滑肌收缩和冠状动脉收缩,故冠心病、高血压患者及孕妇忌用垂体后叶素。

42.【答案】C

【解析】再生障碍性贫血确诊的主要依据是进行骨髓穿刺检查,可见骨髓增生低下或极度低下。白血病的必查项目和确诊的主要依据也是进行骨髓穿刺检查,可见骨髓增生明显活跃或极度活跃。

43.【答案】C

【解析】乙型肝炎的传播途径包括血液传播、母婴传播、性接触传播、生活密切接触传播。粪-口传播是甲型肝炎、戊型肝炎的传播途径。

44.【答案】D

【解析】脾切除可减少血小板抗体产生及减轻血小板的破坏。脾切除用于糖皮质激素治疗无效,泼尼松维持量每天>30 mg,有糖皮质激素使用禁忌证患者的二线治疗。

45.【答案】A

【解析】对乙类传染病中传染性非典型肺炎、炭疽中的肺炭疽采取甲类传染病的预防、控制措施。2013 年 10 月,国家卫生计生委公告,将甲型 H1N1 流感从乙类调整为丙类,并纳入现有流行性感冒进行管理。2020 年 1 月,中华人民共和国国家卫生健康委员会公告,将新型冠状病毒感染的肺炎纳入乙类传染病,并采取甲类传染病的预防、控制措施。

46.【答案】D

【解析】该再生障碍性贫血患者活动后突然出现头痛、呕吐、视物模糊、意识障碍等颅内出血的表现,护士应迅速通知医生,协助患者取去枕平卧位,头偏向一侧,保持呼吸道通畅;迅速建立静脉通路,按医嘱给予脱水药,观察患者意识状态、瞳孔大小。

47.【答案】B

【解析】该患儿三系细胞减少,淋巴细胞比例增高,有进行性贫血,无肝、脾、淋巴结肿大,可考虑诊断为再生障碍性贫血。

48.【答案】C

49.【答案】B

【解析】应用铁剂治疗时,应避免铁剂与牛奶、茶、咖啡同时服用。

50.【答案】A

【解析】缺铁性贫血指当机体对铁的需求与供给失衡,导致体内贮存铁耗尽,继之红细胞内铁缺乏,血红蛋白合成减少而引起的一种小细胞低色素性贫血。

51.【答案】B

【解析】短暂性脑缺血发作临床症状一般不超过1 h,最长不超过24 h,且无责任病灶的证据,不遗留神经功能缺损症状。

52.【答案】C

53.【答案】D

【解析】壳核是脑出血最常见的部位,最常累及内囊,出现典型的三偏征,即病灶对侧偏瘫、偏身感觉障碍、同向性偏盲,双眼球不能向病灶对侧同向凝视。

54.【答案】B

【解析】腹痛是消化性溃疡的主要症状。疼痛多位于上腹中部,偏左或偏右,多数患者有典型节律性,且与进食有关。十二指肠溃疡的疼痛多出现在餐后2~4 h或(及)午夜,即疼痛—进餐—缓解,又称"空腹痛""午夜痛",疼痛多在进食或服用抗酸剂后缓解。胃溃疡的疼痛多在餐后1 h内出现,至下次餐前消失,即进食—疼痛—缓解;也可发生在午夜,但较十二指肠溃疡少见。

55.【答案】D

【解析】流行性乙型脑炎、非典型肺炎、炭疽、流行性出血热、疟疾属于乙类传染病,黑热病、麻风病、丝虫病属于丙类传染病。

56.【答案】C

【解析】该患者为青年,瘦高体型,胸片检查可见肺大疱。突然发病,胸部刺痛,呼吸困难,心率为120次/分,右肺呼吸音减弱,考虑并发原发性自发性气胸。

57.【答案】B

【解析】可经常出现杵状指(趾)的疾病有慢性肺脓肿、支气管扩张、肺癌胸外转移。

58.【答案】C

【解析】护理癫痫持续状态患者最重要的措施是保持呼吸道通畅,以防患者发生窒息的危险。

59.【答案】B

【解析】癫痫持续状态又称癫痫状态,传统意义上指癫痫连续发作之间意识尚未完全恢复又频繁再发或癫痫发作持续 30 min 以上未自行停止。目前认为,如果患者出现全面强直-阵挛发作持续 5 min 以上即考虑为癫痫持续状态。

60.【答案】B

【解析】意识丧失、双侧强直后出现阵挛为全面强直-阵挛发作的主要临床特征,过去称为大发作。

61.【答案】D

【解析】肝硬化患者的饮食治疗原则:高热量、高蛋白质、高维生素、易消化饮食,严禁饮酒,适当摄入脂肪,动物脂肪不宜摄入过多,并根据病情变化及时调整。

62.【答案】C

【解析】嗜睡:意识障碍的早期表现。患者睡眠时间过长,能被唤醒,醒后可以进行简单交流或勉强配合体格检查,刺激停止后又继续入睡。浅昏迷:患者意识完全丧失,对强烈的疼痛刺激有痛苦表情及躲避反应,无言语应答,不能觉醒。瞳孔对光反射、角膜反射、咳嗽反射、吞咽反射等均存在,生命体征无明显改变。深昏迷:患者对外界任何刺激均无反应,自发性动作完全消失,全身肌肉松弛,瞳孔放大,各种反射消失,大小便失禁,生命体征发生明显变化。

63.【答案】B

【解析】构成传染病流行过程的三个基本条件是传染源、传播途径和易感人群,这三个条件相互联系、同时存在,使传染病不断传播蔓延。若切断其中任何一个环节,流行即告终止。

64.【答案】D

【解析】该患者出现了失血性休克的表现。消化性溃疡出血量超过 1 000 ml 时,临床即出现急性周围循环衰竭的表现,严重者引起失血性休克。

65.【答案】A

【解析】支气管哮喘是由多种细胞和细胞组分参与的气道慢性炎症性疾病,其典型的临床表现为发作性伴有哮鸣音的呼气性呼吸困难。

66.【答案】D

67.【答案】D

【解析】非甾体抗炎药会引起胃肠道反应,对有消化性溃疡病史的老年人,宜服用选择性环氧化酶-2(COX-2)抑制剂以减少胃肠道不良反应,如塞来昔布或罗非昔布。

68.【答案】C

【解析】该患者出现胸痛、反酸、胃灼热,可初步诊断为胃食管反流病,对有典型症状而内镜检查为阴性者,行 24 h 胃食管 pH 监测,如证实食道有过度酸反流,则胃食管反流病诊断成立。

69.【答案】B

70.【答案】D

【解析】常用的抗甲状腺药物分为硫脲类和咪唑类两类。硫脲类有甲硫氧嘧啶及丙硫氧嘧啶(PTU)等,咪唑类有甲巯咪唑(MMI)和卡比马唑等。目前常用 PTU 和 MMI,两药抗甲状腺的作用机制相同,通过抑制甲状腺内过氧化物酶及碘离子转化为新生态碘或活性碘,从而抑制 TH 的合成。两药相比,倾向优先选择 MMI,因为 PTU 的肝脏毒性大于 MMI。

71.【答案】D

【解析】糖尿病患者饮食护理中,根据患者的性别、年龄、理想体重、工作性质、生活习惯计算每天所需的总热量。

72.【答案】D

【解析】利福平和异烟肼在巨噬细胞内外均能达到杀菌浓度,称全杀菌药。链霉素主要杀灭巨噬细胞外碱性环境中的结核菌。乙胺丁醇为抑菌药,与其他抗结核药联用可延缓其他药物耐药性的发生。

73.【答案】D

【解析】急性痛风性关节炎期的治疗原则是使患者绝对卧床,抬高患肢,避免负重。药物治疗:各种非甾体抗炎药(NSAIDs)均可有效缓解急性痛风症状,为急性痛风性关节炎的一线用药。常用药物有吲哚美辛、双氯芬酸、布洛芬等。本病与抗血栓治疗无关。

74.【答案】A

【解析】胃溃疡患者应建立合理的饮食习惯和结构:选择营养丰富、易消化的食物,主食以面食为主,在两餐之间饮用少量脱脂牛奶;规律进餐和少食多餐;脂肪摄取应适量;忌食辛辣的食物;戒除烟酒。

75.【答案】C

【解析】胸部 X 线检查是诊断肺结核的常规首选方法,可以早期发现肺结核,用于诊断、分型、指导治疗及了解病情变化。

76.【答案】A

【解析】肺结核并发大量咯血时可用垂体后叶素,静脉缓慢推注(15~20 min)或静脉滴注。必要时可经支气管镜局部止血,或者插入球囊导管,压迫止血。咯血窒息是致死的主要原因,需严加防范和进行紧急抢救。

77.【答案】D

【解析】慢性肾衰竭患者的饮食原则:低盐、优质低蛋白、充足热量、低钾、低磷饮食。限制蛋白质的摄入,饮食中 50% 以上的蛋白质为优质蛋白,具体摄入量应根据患者的肾小球滤过率来调整。

78.【答案】C

79.【答案】C

【解析】咳嗽为原发性支气管肺癌的早期症状,表现为无痰或少痰的刺激性干咳。当肿瘤引起支气管狭窄时,咳嗽加重,多为持续性,呈高调金属音性咳嗽或刺激性呛咳。

肺泡细胞癌可咳大量黏液痰。继发感染时,痰量增多,呈黏液脓性。

80.【答案】C
【解析】根据该患者有刺激性咳嗽的病史,X线胸片发现肺部阴影,应用镇咳药和抗生素治疗无效,可首先考虑有肺癌的可能性。

81.【答案】D

82.【答案】D
【解析】内生肌酐清除率是检查肾小球滤过功能最常用的指标;血尿素氮及血肌酐也可用来判断肾小球功能,但均在肾功能受损较严重时才明显升高,因此不宜作为早期判断指标。

83.【答案】A
【解析】甲状腺功能亢进高代谢综合征:患者常有疲乏无力、多汗、怕热、低热(危象时可有高热)、糖耐量异常或糖尿病加重,负氮平衡,体重下降,尿钙、磷等排出量增高等表现。食量增大属于消化系统的表现。甲状腺弥漫性对称性肿大属于甲状腺肿的表现。情绪不稳、多言、好动属于精神神经系统的表现。

84.【答案】D
【解析】该患者反复出现腹泻,粪便呈糊状,回肠末端表现为多发的纵形溃疡,溃疡间黏膜正常,均提示克罗恩病。

85.【答案】D
【解析】该患者目前存在脑疝,治疗时首先应快速降低颅内压,以缓解病情,可用甘露醇快速静脉滴注或应用呋塞米静脉注射。备好气管切开包、脑室穿刺引流包、监护仪、呼吸机和抢救药品等。

86.【答案】A
【解析】肾病综合征患者典型病例可有大量选择性蛋白尿,其发生机制为肾小球滤过膜的屏障作用受损,致使原尿中蛋白含量增多,当其增多量明显超过近曲小管的回吸收量时,会出现大量蛋白尿。在此基础上,各类增加肾小球内压力和导致高灌注、高滤过的因素均可加重尿蛋白的排出。

87.【答案】D
【解析】肾病综合征临床四大特点是大量蛋白尿、低蛋白血症、高脂血症、水肿。

88.【答案】D
【解析】急性肾小球肾炎最主要的临床表现为水肿、少尿、高血压、蛋白尿、血尿。

89.【答案】C
【解析】慢性肾小球肾炎多见于青、中年男性,多数尿蛋白(+~+++),可见管型。凡尿化验异常(蛋白尿、血尿)、伴或不伴水肿及高血压病史持续3个月以上,无论有无肾功能损害,在排除继发性肾小球肾炎和遗传性肾小球肾炎后,临床上可诊断为慢性肾小球肾炎。

90.【答案】C
【解析】^{131}I治疗是利用甲状腺摄取^{131}I后释放β射线,破坏甲状腺滤泡上皮而减少TH

的分泌。甲状腺功能减退是^{131}I治疗甲状腺功能亢进后的主要并发症,也是难以避免的结果。

91.【答案】C

【解析】抗甲状腺药物常见的不良反应:①粒细胞减少。②药疹,较常见,可用抗组胺药控制,不必停药。如出现皮肤瘙痒、团块状严重皮疹等,则应立即停药,以免发生剥脱性皮炎。③其他,若发生中毒性肝炎、肝坏死、精神病、胆汁淤滞综合征、狼疮样综合征、味觉丧失等,应立即停药。

92.【答案】D

【解析】克罗恩病少数患者急性起病,可表现为急腹症。腹痛、腹泻和体重下降三大症状是本病的主要临床表现。

93.【答案】B

94.【答案】C

【解析】肝性脑病为晚期肝硬化最严重的并发症,也是肝硬化患者常见的死亡原因。

95.【答案】C

【解析】急性心肌梗死疼痛的部位、性质与心绞痛相似,但程度更加剧烈,持续时间更长,伴有心律失常、心力衰竭或休克,休息和含服硝酸甘油不能缓解。

96.【答案】D

【解析】胸骨右缘第2肋间触及收缩期震颤,最常见于主动脉瓣狭窄。

97.【答案】C

【解析】主动脉瓣狭窄患者发生晕厥占有症状患者的1/3,多发生于直立、运动中或运动后即刻,少数在休息时发生,由脑缺血引起。

98.【答案】D

【解析】^{131}I治疗甲状腺功能亢进:甲状腺摄取^{131}I后释放β射线,破坏甲状腺滤泡上皮而减少甲状腺素的分泌。因β射线在组织内的射程仅有2 mm,所以电离辐射仅局限于甲状腺局部,不会累及邻近组织。此法简单、经济,治疗有效率达95%,临床治愈率达85%以上,复发率小于1%,现已是欧美国家治疗成人甲状腺功能亢进的首选疗法。

99.【答案】B

【解析】血清总三碘甲状腺原氨酸(TT_3):受血中甲状腺结合球蛋白(TBG)的影响,为早期Graves病、治疗中疗效观察及停药后复发的敏感指标,也是诊断T_3型甲状腺功能亢进的特异性指标。老年淡漠型甲状腺功能亢进或久病者TT_3可正常。血清游离甲状腺素(FT_4)与游离三碘甲状腺原氨酸(FT_3):不受血中TBG影响,直接反映甲状腺功能状态,是临床诊断甲状腺功能亢进的首选指标。血清总甲状腺素(TT_4):稳定、重复性好,是诊断甲状腺功能亢进的主要指标之一,受血中TBG等结合蛋白量和结合力变化的影响。

100.【答案】A

【解析】主动脉瓣狭窄常为运动诱发,休息后缓解。体征检查主动脉瓣第一听诊区听诊可闻及粗糙而响亮的吹风样收缩期杂音;第二心音常呈单一音,严重狭窄者呈逆分裂。X线示心影正常或左心室轻度增大,左心房可能轻度增大,升主动脉根部常见狭窄后扩张。根据主动脉瓣区典型收缩期杂音伴震颤,较易诊断。

101.【答案】A

【解析】关节痛往往是类风湿关节炎最早出现的症状,初期可以是单一关节或呈游走性多关节肿痛,呈对称性、持续性,症状时轻时重,伴有压痛。受累关节的皮肤可出现褐色色素沉着。

102.【答案】D

【解析】肝硬化的病程发展通常比较缓慢,可隐伏 3~5 年或更长时间。临床上根据是否出现腹腔积液、上消化道出血或肝性脑病等并发症,分为代偿期肝硬化和失代偿期肝硬化。该患者现在出现脾大、呕血等表现,为肝硬化失代偿期门静脉高压症的表现。

103.【答案】D

【解析】溃疡性结肠炎的临床表现为腹泻、黏液脓血便和腹痛,病情轻重不一。腹痛表现有疼痛—便意—便后缓解的规律,多伴有里急后重。

104.【答案】B

【解析】甲状腺功能减退的临床表现如下。①低代谢症群:主要表现为易疲劳、怕冷、体重增加、行动迟缓等。②精神-神经系统:轻者表现为记忆力、注意力、理解力、计算力减退,嗜睡症状突出,反应迟钝。重者可表现为痴呆、智力低下、抑郁、幻想、昏睡或惊厥。③皮肤改变:皮肤黏液性水肿为非凹陷性。典型者可见黏液性水肿面容:表情淡漠、呆板、颜面水肿。发音不清,言语缓慢,音调低哑。皮肤干燥发凉、粗糙脱屑。毛发干燥稀疏,眉毛外 1/3 脱落。由于高胡萝卜素血症,手足皮肤呈姜黄色。④肌肉与关节:肌肉乏力,可有肌萎缩。⑤消化系统:常有畏食、腹胀、便秘等,严重者可出现麻痹性肠梗阻或黏液水肿性巨结肠。⑥内分泌生殖系统:长期甲状腺功能减退可引起高催乳素血症和溢乳。成年女性重度甲状腺功能减退可伴性欲减退、排卵障碍、月经周期紊乱和经血增多。根据临床表现、实验室检查,如果血清 TSH 增高、FT_4/TT_4 减低,原发性甲状腺功能减退即可成立。

105.【答案】A

【解析】口服铁剂的常见不良反应有恶心、呕吐、胃部不适和排黑粪等胃肠道反应,严重者可因不耐受而被迫停药。因此,为预防或减轻胃肠道反应,可建议患者餐后或餐中服用铁剂,对于反应过于强烈者宜减少剂量或从小剂量开始服用。

106.【答案】B

【解析】肝硬化患者应避免食入粗糙、尖锐或刺激性食物,进食时应细嚼慢咽,必要时应将药物研成粉末服用,以免划伤曲张的食管-胃底静脉而引起大出血。

107.【答案】C

【解析】门静脉高压症患者会发生食管胃底静脉曲张,有静脉曲张的患者应进食软食、菜泥、肉末等,切勿进食坚硬、粗糙的食物,以免损伤曲张的静脉引起急性大出血。

108.【答案】C

109. 【答案】D

【解析】上消化道大量出血指在数小时内失血量超过 1 000 ml 或循环血容量的 20%,主要表现为呕血和(或)黑粪,常伴有血容量减少而引起急性周围循环衰竭,严重者可导致失血性休克而危及患者生命。

110. 【答案】B

【解析】引起肝硬化的病因很多,在我国以病毒性肝炎所致的肝硬化为主。

111. 【答案】C

【解析】幽门螺杆菌感染是消化性溃疡的重要病因。

112. 【答案】D

【解析】蜘蛛痣主要出现在面颈部、上胸、肩背和上肢等上腔静脉分布的区域内,与雌激素过多有关。

113. 【答案】A

【解析】出血、癌变、穿孔和幽门梗阻均为消化性溃疡的并发症,其中以出血最为常见。

114. 【答案】D

【解析】肝性脑病患者应给予其高热量饮食,保证每天热量供应 5~6.7 MJ;每天入液总量≤2 500 ml,肝硬化腹腔积液者每天入液量应控制在 1 000 ml 左右;保持正氮平衡,蛋白质摄入量为 1~1.5 g/(kg·d),植物蛋白和奶制品蛋白优于动物蛋白,急性期第一天应禁蛋白饮食。

115. 【答案】D

【解析】肝硬化并发门静脉高压症患者典型的临床表现是腹腔积液、脾大、侧支循环的建立和开放。

116. 【答案】C

【解析】肝性脑病患者不可用肥皂水灌肠,以减少氨的产生和吸收。

117. 【答案】A

【解析】肝性脑病 1 期(前驱期):焦虑、欣快激动、淡漠、睡眠倒错、健忘等轻度精神异常,可有扑翼样震颤(即嘱患者两臂平伸,肘关节固定,手掌向背侧伸展,手指分开时,可见到手向外侧偏斜,掌指关节、腕关节,甚至肘与肩关节急促而不规则地扑击样抖动)。此期临床表现不明显,脑电图多数正常,易被忽视。

118. 【答案】C

【解析】上消化道出血的病因很多,其中常见的有消化性溃疡、急性糜烂出血性胃炎、食管胃底静脉曲张破裂和胃癌,这些病因占上消化道出血的 80%~90%。食管贲门黏膜撕裂综合征引起的上消化道出血亦不少见。

119. 【答案】C

【解析】对发生上消化道出血的患者,应积极采取措施对其进行抢救:首先迅速补充血容量,纠正水、电解质紊乱,对失血性休克加以预防和治疗,采取止血措施,同时积极针对病因进行诊断和治疗。

120. 【答案】A

【解析】糖尿病视网膜病变是糖尿病高度特异性的微血管并发症。多见于糖尿病病程超过 10 年的患者,是糖尿病患者失明的主要原因之一。

121.【答案】D

【解析】医学营养治疗又称饮食治疗,是所有糖尿病治疗的基础,是预防和控制糖尿病必不可少的措施,也是年长者、肥胖型、少症状轻型患者的主要治疗措施,对重症和 1 型糖尿病患者更应严格执行饮食计划,并长期坚持。

122.【答案】B

【解析】1 型糖尿病表现为典型的"三多一少"症,即多尿、多饮、多食和体重下降。发病年龄通常小于 30 岁,起病迅速,有中度至重度的临床症状,体重明显减轻或体形消瘦,常有自发酮症。多数患者起病初期都需要用胰岛素治疗。某些成年患者早期临床症状不明显,甚至可能不需要用胰岛素治疗,称为成人隐匿性自身免疫性糖尿病。

123.【答案】C

124.【答案】D

【解析】痛风患者宜多进食碱性食物,如牛奶、鸡蛋、马铃薯、各类蔬菜、柑橘类水果,使尿液的 pH 维持在 7.0 或以上,从而减少尿酸盐结晶的沉积。

125.【答案】D

【解析】皮质醇增多症的典型表现有向心性肥胖、满月脸、多血质、紫纹等。

126.【答案】A

【解析】糖尿病视网膜病变是糖尿病高度特异性的微血管并发症。

127.【答案】B

【解析】肾病性水肿的患者,水肿多始于下肢,常呈凹陷性、全身性、体位性水肿。

128.【答案】D

【解析】环境因素是导致地方性甲状腺肿的主要病因,碘缺乏是其最常见的病因,多见于山区和远离海洋的地区。

129.【答案】B

【解析】抢救甲状腺危象患者首选药物是丙硫氧嘧啶,以抑制甲状腺素的合成,首次剂量为 500~1 000 mg,口服或胃管注入;以后每 4 h 给予丙硫氧嘧啶 250 mg,待症状缓解后改用一般治疗剂量。

130.【答案】A

【解析】甲状腺功能亢进症患者饮食以高蛋白、高热量、高维生素及富含矿物质的食物为主。要避免摄入含碘丰富的食物,应食用无碘盐,忌食海鱼、海带、紫菜等,卷心菜、甘蓝等易导致甲状腺肿的食物也要谨慎食用。

131.【答案】D

【解析】甲状腺功能亢进合并突眼征时,睡眠或休息时应抬高头部,以减轻球后水肿和眼睛胀痛。

132.【答案】B

【解析】甲状腺危象的主要临床表现:原有甲状腺功能亢进状加重、高热(体温常在

39 ℃以上)、大汗、心动过速(140 次/分以上)、恶心呕吐、腹痛腹泻、烦躁不安、谵妄,病情严重的患者可有心力衰竭、休克及昏迷等。死亡率在 20% 以上,死亡原因多为高热虚脱,心力衰竭,肺水肿,严重水、电解质代谢紊乱,等等。

133.【答案】A

【解析】约 80% 的库欣综合征患者有高血压症状,因肾素-血管紧张素系统被激活,抑制血管舒张系统,使血压升高并有轻度水肿。同时,患者常伴有动脉硬化。长期高血压可并发左心室肥大、心力衰竭和脑血管意外。患者由于凝血功能异常、脂肪代谢紊乱,易发生静脉血栓,导致心血管并发症发生率增加。

134.【答案】C

【解析】甲状腺功能亢进的患者本身甲状腺素分泌过多,应避免再食用含碘丰富的食物,可食用无碘盐,忌食容易导致甲状腺肿的食物。

135.【答案】A

【解析】磺胺类药物,直接刺激胰岛 B 细胞释放胰岛素,作为单药治疗主要应用于新诊断的 2 型糖尿病患者通过饮食和运动控制血糖不理想时,肥胖 2 型糖尿病应用双胍类药物治疗后血糖控制不满意或因胃肠道反应不能耐受者。1 型糖尿病,处于某些应激状态或有严重并发症、晚期的 2 型糖尿病,儿童糖尿病,孕妇及哺乳期妇女等不宜选择磺胺类降糖药。

136.【答案】B

【解析】糖尿病的诊断标准:糖尿病的典型症状加空腹血糖≥7.0 mmol/L,或加任意时间血糖≥11.1 mmol/L,或加葡萄糖负荷后 2 h 血浆葡萄糖≥11.1 mmol/L。

137.【答案】A

【解析】糖尿病患者主食的分配:应定时定量,根据患者生活习惯、病情和配合药物治疗安排。对病情稳定的糖尿病患者,可按每天 3 餐 1/5、2/5、2/5 或各 1/3 分配;对注射胰岛素或口服降糖药且病情有波动的患者,可每天进食 5~6 餐,从 3 次正餐中匀出 25~50 g 主食作为加餐用。

138.【答案】D

【解析】放射性[131]I 治疗甲状腺功能亢进最主要的并发症是甲状腺功能减退,同时也是难以避免的结果。

139.【答案】D

【解析】上眼睑移动滞缓属于 Graves 病的眼部表现。

140.【答案】D

【解析】心源性水肿指心血管病引起的水肿,最常见的病因是右心衰竭。

141.【答案】A

【解析】艾滋病,又称获得性免疫缺陷综合征(AIDS),是由人免疫缺陷病毒(HIV)感染所引起的慢性致命性传染病。传播途径有性传播(主要传播途径);血液传播;母婴传播;应用 HIV 感染者的器官移植或人工授精,被 HIV 污染的针头刺伤或破损皮肤意外受感染,生活中密切接触经破损的皮肤处感染。

142.【答案】A

【解析】Ⅱ型呼吸衰竭血气特点为 $PaO_2<60$ mmHg，$PaCO_2>50$ mmHg，所以该患者属于Ⅱ型呼吸衰竭，应给予低浓度（<35%），持续低流量吸氧。

143.【答案】A

【解析】系统性红斑狼疮患者应保持皮肤清洁、干燥，每天用温水冲洗或擦洗面部，忌用碱性肥皂。有皮疹、红斑或光敏感者，指导患者外出时采取遮阳措施，避免阳光直接照射皮肤，忌日光浴；皮疹或红斑处避免涂用各种化妆品或护肤品，可遵医嘱局部涂用药物性软（眼）膏。做好口腔的护理，保持口腔清洁。指导患者进食高蛋白、高热量、高维生素的食物，忌食蘑菇、芹菜、烟熏食物及辛辣等刺激性食物。

144.【答案】C

【解析】高血压的分级：1级高血压（轻度）：收缩压 140～159 mmHg 和（或）舒张压 90～99 mmHg。2级高血压（中度）：收缩压 160～179 mmHg 和（或）舒张压 100～109 mmHg。3级高血压（重度）：收缩压≥180 mmHg 和（或）舒张压≥110 mmHg。高血压患者心血管风险水平分层标准，具体见下表。

其他危险因素和病史	高血压分级		
	1级高血压	2级高血压	3级高血压
无	低危	中危	高危
1~2个其他危险因素	中危	中危	很高危
≥3个其他危险因素或靶器官损害	高危	高危	很高危
临床并发症或合并糖尿病	很高危	很高危	很高危

综上可知，该患者的血压危险度属于2级中度危险组。

145.【答案】A

【解析】痰液颜色改变常有重要意义，铁锈色痰可见于肺炎球菌肺炎；黄绿色脓痰常为感染的表现；肺结核、肺癌、肺梗死出血时，因痰中含血液或血红蛋白而呈红色或红棕色；红褐色或巧克力色痰考虑阿米巴肺脓肿；粉红色泡沫样痰提示急性肺水肿；砖红色胶冻样痰或带血液者常见于克雷伯杆菌肺炎。

146.【答案】C

【解析】稳定型心绞痛患者胸痛性质：疼痛常为压迫样、憋闷感或紧缩样感，也可有烧灼感，但与针刺或刀割样锐性痛不同，偶伴濒死感。有些患者仅觉胸闷而非胸痛。发作时，患者往往不自觉地停止原来的活动，直至症状缓解。

147.【答案】A

【解析】肺结核是一种慢性消耗性疾病，宜给予患者高热量、高蛋白、富含维生素的饮食，忌烟、酒及辛辣刺激食物。

148.【答案】D

【解析】原发性高血压患者应坚持长期用药治疗，不得擅自停药，如果擅自停药，可导致血压突然升高。血压得到满意控制后,可以遵医嘱逐渐减少药物的剂量。

149.【答案】D

【解析】各种原因导致的尿流不畅是尿路感染最重要的易感因素。尿流不畅时,上行的细菌不能被及时地冲刷出尿道,易在局部大量繁殖引起感染。

150.【答案】C

【解析】再生障碍性贫血是一种可能由不同病因和机制引起的骨髓造血功能衰竭症。临床主要表现为骨髓造血功能低下,可见进行性贫血、感染、出血和全血细胞减少。可发生于各年龄段,老年人发病率较高;男、女发病率无明显差异。

151.【答案】A

【解析】伤寒通过消化道传播。伤寒杆菌随粪便排出体外,通过污染的水或食物、日常生活接触、苍蝇与蟑螂等机械性携带而传播。其中食物被污染是主要的传播途径。水源和食物污染可引起暴发流行。散发病例的主要传播方式是以日常生活接触、苍蝇和蟑螂为媒介的传播。

152.【答案】C

【解析】该患者出现了急腹症的临床表现。虽然用热水袋进行热敷可以达到镇痛的效果,但易掩盖掩盖病情真相,贻误诊断和治疗,故急腹症的患者禁用。

153.【答案】A

【解析】肺炎链球菌肺炎一旦确诊即用抗生素治疗,不必等待细菌培养结果。首选青霉素 G,用药剂量和途径视病情轻重、有无并发症而定。

154.【答案】B

【解析】胃溃疡患者的疼痛多在餐后 1 h 内出现,经 1~2 h 后逐渐缓解,至下餐进食后再次出现疼痛;午夜痛也可发生,但较十二指肠溃疡少见。十二指肠溃疡患者表现为空腹痛,即餐后 2~4 h 或(及)午夜痛,进食或服用抗酸剂后可缓解。

155.【答案】B

【解析】引起急性胰腺炎的病因较多,我国以胆道疾病为常见病因,西方国家则以大量饮酒引起者为多见。

156.【答案】A

【解析】尿路感染的病因:主要为细菌感染所致,致病菌以革兰阴性杆菌为主,其中以大肠埃希菌最常见,占全部尿路感染的 85%,其次为克雷伯杆菌、变形杆菌、柠檬酸杆菌属。

157.【答案】A

【解析】B 超检查是目前肝癌筛查的首选检查方法。CT 检查是肝癌诊断的重要手段。γ-谷氨酰转移酶同工酶检测有助于甲胎蛋白阴性肝癌的诊断和鉴别诊断。甲胎蛋白测定广泛用于肝癌的普查、诊断、判断治疗效果和预测复发。

158.【答案】C

159.【答案】A

【解析】洋地黄中毒最重要的反应是各类心律失常,最常见者为室性期前收缩,多呈二联律或三联律,其他如房性期前收缩、心房颤动、房室传导阻滞等。胃肠道反应(如食欲下降、恶心、呕吐)和神经系统症状(如头痛、倦怠、视物模糊、黄视、绿视)等在用维持量法给药时已相对少见。

160.【答案】A

【解析】晨僵的护理:鼓励患者在晨起后行温水浴,或者用热水浸泡晨僵的关节,而后活动关节。夜间睡眠戴弹力手套保暖,可减轻晨僵的程度。

161.【答案】C

【解析】程度不同的呼吸困难是左心衰竭最主要的临床表现,可表现为劳力性呼吸困难、夜间阵发性呼吸困难或端坐呼吸。

162.【答案】D

【解析】巨幼细胞贫血指由于叶酸、维生素 B_{12} 缺乏或某些影响核苷酸代谢药物的作用,导致细胞核脱氧核糖核酸(DNA)合成障碍所引起的贫血。其中 90% 为叶酸、维生素 B_{12} 缺乏引起的营养性巨幼细胞贫血。

163.【答案】C

【解析】食欲不振是慢性肾衰竭患者最常见和最早期的表现,除此以外还可表现为恶心、呕吐、腹胀、腹泻。晚期患者呼出的气体中有尿味、口腔炎、口腔黏膜溃疡、胃或十二指肠溃疡及上消化道出血也较常见。

164.【答案】C

【解析】对于缺铁性贫血患者,铁剂治疗有效者于用药后 1 周左右网织红细胞计数开始上升,10 天左右达高峰;2 周左右血红蛋白含量开始升高,1~2 个月恢复至正常。为进一步补足体内贮存铁,在血红蛋白含量恢复正常后,仍需继续服用铁剂 3~6 个月,或者待血清铁蛋白含量大于正常后方可停药。

165.【答案】D

166.【答案】C

【解析】确诊脑出血的首选检查方法是头颅 CT 检查,可清晰、准确地显示出血的部位、出血量、脑水肿等情况,有助于进行指导治疗、护理和判断预后。

167.【答案】B

【解析】甲状腺功能亢进患者心血管系统表现为心悸、持续性心动过速。

168.【答案】A

【解析】糖尿病患者发生低血糖的临床表现:①心交感神经兴奋,多有心悸、出汗、肌肉颤抖、软弱无力、饥饿感、焦虑、紧张、面色苍白、心率加快、流涎、四肢冰冷等。②中枢神经症状,初期表现为精神不集中、语言和思维迟钝、视物不清、嗜睡、头晕、步态不稳,后可有易怒、性格改变、躁动、幻觉、认知障碍,病情严重时还可发生抽搐、昏迷。

169.【答案】C

【解析】该患者并发了肝性脑病 3 期(昏睡期):昏睡,但可以唤醒,醒时尚可应答,但常有神志不清和幻觉。各种神经体征持续存在或加重,肌张力增高,四肢被动运动常有抵抗力,锥体束征阳性。扑翼样震颤仍可引出,脑电图明显异常。

170.【答案】C

【解析】内瘘成形术后第3天开始进行功能锻炼,以促进内瘘早日成熟。

171.【答案】D

【解析】影响癫痫发作的因素:①年龄。②遗传因素。③睡眠。④内环境改变,睡眠不足、疲劳、饥饿、便秘、饮酒、情绪激动等均可诱发癫痫发作,内分泌失调、电解质紊乱和代谢异常均可影响神经元放电阈值而导致癫痫发作。少数患者仅在月经期或妊娠早期发作,称为月经期癫痫和妊娠性癫痫;部分患者仅在闪光、音乐、下棋、阅读、沐浴、刷牙等特定条件下发作,称为反射性癫痫。

172.【答案】B

【解析】脑电图是诊断癫痫最重要的辅助检查方法。脑电图对发作性症状的诊断有很大的价值,有助于明确癫痫的诊断及分型和确定特殊综合征。

173.【答案】D

【解析】支气管扩张患者的饮食护理:给予患者高蛋白、高热量和富含维生素的饮食,少食多餐。鼓励患者每天饮水1 500 ml以上,以稀释痰液,促进痰液排出。

174.【答案】C

175.【答案】B

【解析】皮肤黏膜苍白是贫血最突出的体征,常为患者就诊的主要原因。睑结膜、口唇与口腔黏膜、舌质、甲床及手掌等部位的皮肤黏膜颜色检查结果较可靠,但应注意环境温度、人种肤色及人为因素(如化妆)等的影响。

176.【答案】C

【解析】高热、抽搐及呼吸衰竭是流行性乙型脑炎患者极期的严重症状,三者相互影响,其中,呼吸衰竭常为致死的主要原因。

177.【答案】B

178.【答案】D

【解析】患者服用铁剂后,铁与肠内的硫化氢可发生化学反应而生成黑色的硫化铁,从而导致粪便颜色变黑。

179.【答案】B

【解析】心功能Ⅱ级者体力活动轻度受限。休息时无自觉症状,但平时一般活动可出现乏力、呼吸困难等心力衰竭的症状,休息后很快缓解。

180.【答案】D

【解析】水肿是肾病综合征患者最突出的体征,严重水肿者可出现胸腔、腹腔和心包积液。

181.【答案】A

【解析】2020年1月,经国务院批准,中华人民共和国国家卫生健康委员会发布公告,将新型冠状病毒感染的肺炎纳入乙类传染病,并采取甲类传染病的预防、控制措施。麻风病、流行性腮腺炎和风疹均为丙类传染病。

182.【答案】A

【解析】厌氧菌感染时,痰液有恶臭味;肺炎链球菌感染时,痰液为铁锈色;铜绿假单胞菌感染时,痰液为脓性翠绿色;结核分枝杆菌感染时,痰液为白色黏液状。

183.【答案】D

【解析】嗜睡:意识障碍的早期表现,患者睡眠时间过长,能被唤醒,醒后可以简单交流或勉强配合体格检查,刺激停止后又继续入睡。昏睡:比嗜睡程度重,患者处于沉睡状态,较强烈的痛觉刺激或大声的言语刺激方可唤醒,醒后能简单、模糊且不完整地回答问题,外界刺激停止后患者很快进入熟睡状态。浅昏迷:患者意识完全丧失,对强烈的疼痛刺激有痛苦表情及躲避反应,无言语应答,不能觉醒。瞳孔对光反射、角膜反射、咳嗽反射、吞咽反射等均存在,生命体征无明显改变。深昏迷:患者对外界任何刺激均无反应,自发性动作完全消失,全身肌肉松弛,瞳孔放大,各种反射消失,大小便失禁,生命体征发生明显变化。

184.【答案】C

185.【答案】D

【解析】直立性低血压是血压过低时的一种特殊情况,如高血压患者从坐位、卧位或蹲位突然改为站位时,导致血压突然过度下降,伴有头晕、眼花等脑供血不足的症状。为预防直立性低血压,应指导高血压患者在改变体位时动作要缓慢,当出现头晕、眼花、乏力、恶心、心悸时,应立即平卧,抬高下肢,以增加回心血量,改善脑部血液供应。

186.【答案】D

【解析】上消化道出血时,可根据患者是否出现呕血或黑粪及伴随的症状估计出血量,具体见下表。

表现	提示出血量
粪便隐血试验呈阳性反应	每天>5~10 ml
出现黑粪	每天>50~100 ml
出现呕血	胃内积血量达250~300 ml
尚不出现全身症状	1次出血量<400 ml
出现头晕、心悸、乏力	总出血量>400~500 ml
出现急性周围循环衰竭,严重者可引起失血性休克	总出血量>1 000 ml

187.【答案】A

【解析】脾大、侧支循环的建立与开放、腹腔积液是门静脉高压的三大临床表现。①脾大:门静脉高压可致脾淤血性肿大,多为轻、中度肿大。后期可出现脾功能亢进,使红细胞、白细胞和血小板均减少。②侧支循环的建立与开放:临床上重要的侧支循环有食管下段和胃底静脉曲张、腹壁静脉曲张、痔静脉曲张。③腹腔积液:失代偿期肝硬化最突出的表现。

188.【答案】C

【解析】肝性脑病的临床过程分为五期,具体见下表。

分期	临床表现	脑电图
0期(潜伏期)	无性格、行为异常,仅在进行心理或智力测试时表现为轻微异常	正常
1期(前驱期)	轻度精神异常(如焦虑、激动、健忘等)。可有扑翼样震颤	多数正常
2期(昏迷前期)	嗜睡、行为异常、言语不清、书写障碍等。有腱反射亢进、肌张力增高、Babinski 征阳性等神经体征。存在扑翼样震颤	特异性异常
3期(昏睡期)	昏睡,但可被唤醒,常有神志不清和幻觉。各种神经体征持续存在或加重,如肌张力增高,锥体束征阳性。仍可引出扑翼样震颤	明显异常
4期(昏迷期)	昏迷,不能被唤醒。浅昏迷时对疼痛等强刺激尚有反应,腱反射和肌张力亢进;深昏迷时腱反射消失,肌张力减低。无法引出扑翼样震颤	明显异常

189.【答案】C

【解析】硝普钠属于动、静脉血管扩张药,多巴胺和洋地黄制剂属于正性肌力药物,呋塞米属于利尿药。

190.【答案】C

191.【答案】A

【解析】脑血栓形成的临床特点:①安静或休息状态下起病,部分患者发病前有短暂性脑缺血发作或肢体麻木、无力等前驱症状。②多见于 50 岁以上有糖尿病、高血压、高血脂、动脉粥样硬化的患者。③起病缓慢,发病后 10 h 或 1~2 天症状可达高峰。④以局灶定位症状为主,如偏瘫、失语、偏身感觉障碍和共济失调等,多无意识障碍。⑤部分患者可有全脑症状,如头痛、呕吐、意识障碍等。

192.【答案】A

【解析】肺结核是一种慢性消耗性疾病,宜给予患者高热量、高蛋白、富含维生素的易消化食物,忌辛辣刺激性食物,忌烟酒。

193.【答案】A

【解析】链霉素的主要不良反应是眩晕、听力障碍、肾功能损害。

194.【答案】A

【解析】支气管哮喘患者的保健指导:指导患者有效控制可诱发哮喘发作的各种因素,如避免摄入易引起过敏的食物,避免强烈的精神刺激和剧烈运动,避免持续的喊叫等过度换气动作,不养宠物,室内不宜摆放花草,避免接触刺激性气体及预防呼吸道感染,戴围巾或口罩避免冷空气刺激。在缓解期应加强体育锻炼、耐寒锻炼及耐力锻炼,以增强体质;不可随意调整药物剂量。

195.【答案】B

196.【答案】B

【解析】大咯血患者发生窒息时,表现为咯血突然减少或中止,出现紧张或惊恐的表情,手指喉头示意空气吸不进来,大汗淋漓,继而出现发绀、呼吸音减弱、全身抽搐的症状,严重者可因呼吸、心跳停止而死亡。

197.【答案】A

【解析】心源性水肿的特点是下垂性、凹陷性水肿,常见于卧床患者的腰骶部、会阴或阴囊,非卧床患者的足踝、胫前。重者可延及全身,甚至出现胸腔积液、腹腔积液。

198.【答案】B

【解析】首选糖皮质激素治疗的疾病:特发性血小板减少性紫癜、系统性红斑狼疮、需长期治疗的哮喘等。治疗非重型再生障碍性贫血的首选药物为雄激素(丙酸睾酮)。

199.【答案】C

【解析】尿路感染的主要致病菌是革兰阴性杆菌,最常见的是大肠埃希菌,其次为克雷伯杆菌等。

200.【答案】A

【解析】窦性心动过速既是人体生理性应激反应的表现,也是人体病理性应激反应的表现。下列情况可发生窦性心动过速:健康人吸烟、饮酒、饮浓茶或咖啡、剧烈运动、情绪激动等;心血管系统外的某些病理状态,如甲状腺功能亢进、发热、贫血、心力衰竭、休克等;应用某些药物,如阿托品、肾上腺素等。

201.【答案】D

【解析】应用糖皮质激素治疗特发性血小板减少性紫癜的作用机制是降低毛细血管的通透性,减少血小板自身抗体产生,减轻抗原抗体反应,抑制单核-吞噬细胞破坏血小板,刺激骨髓造血及血小板向外周释放。

202.【答案】C

203.【答案】D

【解析】肾盂肾炎最常见的感染途径是上行感染,致病菌以革兰阴性杆菌为主,其中以大肠埃希菌最为多见。

204.【答案】B

【解析】该患者目前尿蛋白(+++),水肿明显,最主要的护理诊断是体液过多。

205.【答案】C

【解析】成熟红细胞没有线粒体,只能依赖糖的无氧氧化获得能量。糖的无氧氧化分为糖酵解和乳酸生成两个阶段。

206.【答案】D

【解析】2型糖尿病由遗传因素及环境因素共同作用而形成,常见的环境因素包括年龄增长、不良生活方式、营养过剩、体力活动不足、化学毒物、子宫内环境等。

207.【答案】A

【解析】肺结核患者咯血时应采取患侧卧位,以防止血液流入健侧肺。

208.【答案】C

【解析】对于急性呼吸窘迫综合征(ARDS)患者,一般需用面罩进行高浓度(>50%)给氧,使 $PaO_2 \geqslant 60$ mmHg 或 $SaO_2 \geqslant 90\%$。

209.【答案】D

【解析】脑出血多见于50岁以上有高血压病史者,男性较女性多见,体力活动或情绪激动时发病,起病较急,多无前驱症状,患者有肢体瘫痪、失语等局灶定位症状和剧烈头痛、喷射性呕吐、意识障碍等全脑症状。

210.【答案】B

211.【答案】C

212.【答案】D

【解析】肾可产生促红细胞生成素,尿毒症患者因肾功能损害严重,产生的促红细胞生成素减少,从而易导致贫血。

213.【答案】A

【解析】血培养是伤寒最常用的确诊方法,发病第1~2周血培养阳性率可高达80%~90%以上,以后逐渐下降,复发时再度呈阳性;粪便培养对伤寒早期诊断价值不高,常用于判断患者带菌情况;十二指肠胆汁引流培养不作为常规检查方法,适用于慢性带菌者;肥达试验对伤寒有辅助诊断价值。

214.【答案】C

【解析】对于肝病患者来说,植物和奶制品蛋白优于动物蛋白。植物蛋白含甲硫氨酸、芳香族氨基酸较少,含支链氨基酸较多,还可提供纤维素,有利于维护结肠的正常菌群及酸化肠道。

215.【答案】B

【解析】心源性水肿是指由心血管病引起的水肿,最常见的病因是右心衰竭。

216.【答案】A

【解析】慢性支气管炎的并发症有阻塞性肺气肿、支气管肺炎、支气管扩张症等。

217.【答案】D

【解析】慢性肾炎早期水肿时有时无,多为眼睑和(或)下肢的轻中度水肿,晚期持续存在。

218.【答案】D

【解析】心房颤动症状的轻重受心室率快慢的影响。

219.【答案】C

【解析】补充足够维生素有利于钙的吸收,不会诱发骨质疏松。

220.【答案】D

【解析】肾蒂血管部分或全部撕裂时可引起大出血、休克。

221.【答案】D

【解析】慢性阻塞性肺气肿缓解期改善肺功能的主要措施是进行呼吸功能锻炼,包括缩唇呼吸、腹式呼吸等。

222.【答案】B

【解析】系统性红斑狼疮患者可有神经系统损伤,即神经精神狼疮,又称为狼疮脑病。神经精神狼疮的出现提示疾病处于活动期,病情危重且预后不良。

223.【答案】A

224.【答案】D

【解析】类风湿关节炎活动期可有血沉加快、C反应蛋白增高。

225.【答案】C

【解析】颈交感神经受压会引起同侧上眼睑下垂、瞳孔缩小、眼球内陷、面部无汗等，称为颈交感神经综合征(即 Horner 综合征)。

226.【答案】A

227.【答案】B

【解析】慢性支气管炎的主要表现是咳嗽、咳痰，伴或不伴喘息，每年发病持续 3 个月，连续 2 年或 2 年以上。

228.【答案】A

229.【答案】C

【解析】该患者有恶心反应，可导致进食减少，营养失调，低于机体需要量；血白细胞计数降低，有感染的可能；血小板计数正常，出现颅内出血可能性较小；乏力、消瘦，体质虚弱，可导致活动无耐力。

230.【答案】B

【解析】肺炎链球菌肺炎一旦确诊，即用抗生素治疗，抗菌药物标准疗程一般为 5 ~ 7 天，或者在热退后 3 天停药。

多项选择题

1.【答案】ABDE

【解析】急性胰腺炎的护理措施：①患者应绝对卧床休息，以减轻胰腺负担，腹痛时协助患者取弯腰、前倾坐位或屈膝侧卧位；②禁食和胃肠减压；③加强营养支持；④腹痛剧烈者可遵医嘱给予哌替啶等镇痛药，禁用吗啡，以防引起 Oddi 括约肌痉挛，加重病情；⑤严密监测患者的生命体征，维持有效血容量，防治低血容量性休克，准确记录 24 h 出入量作为补液的依据。

2.【答案】BCD

【解析】右心衰竭以体静脉淤血表现为主。症状：胃肠道及肝淤血引起腹胀、食欲不振、恶心、呕吐等是右心衰竭最常见的症状。患者有明显的呼吸困难。体征：①表现为对称性、下垂性、凹陷性水肿，重者可延及全身，可伴有胸腔积液，以双侧多见，若为单侧，以右侧更多见；②颈静脉充盈、怒张是右心衰竭的主要体征，肝-颈静脉反流征阳性则更具特征；③肝常因淤血而增大，伴压痛，持续慢性右心衰竭可致心源性肝硬化；④心脏除基础心脏病的相应体征外，右心衰竭时可因右心室显著扩大而出现三尖瓣关闭不全的反流性杂音。少尿和肾功能损害为左心衰竭的临床表现。

3.【答案】ABCE

【解析】急性肾损伤少尿期患者常出现少尿或无尿。由于少尿期肾排钾减少、感染、高分解状态、代谢性酸中毒等因素,短时间内可引起严重高钾血症。此期还可并发低钠血症、水过多和代谢性酸中毒等症状。此外还可有低钙、高磷、低氯血症等,但不如慢性肾衰竭时明显。

4.【答案】ACDE

【解析】使用三腔二囊管压迫止血,出血停止后,放松牵引,放出囊内气体,保留管道继续观察 24 h,未再出血可考虑拔管,对昏迷患者亦可继续留置管道用于注入流质食物和药液。拔管前口服液体石蜡 20~30 ml,润滑黏膜及管、囊的外壁,抽尽囊内气体,以缓慢、轻巧的动作拔管。气囊压迫一般以 3~4 天为限,继续出血者可适当延长压迫时间。

5.【答案】ACD

【解析】硝普钠一般应从小剂量开始应用,酌情逐渐增加剂量。患者每天液体摄入量一般宜在 1 500 ml 以内,不超过 2 000 ml。

6.【答案】ABC

【解析】洋地黄中毒最重要的反应是各类心律失常,最常见者为室性期前收缩,以二联律或三联律多见。除此之外,还有胃肠道反应,如食欲下降、恶心、呕吐,神经系统症状,如头痛、倦怠、视物模糊、黄视、绿视等。

7.【答案】ABCDE

【解析】糖尿病患者发生低血糖的诱因:①使用外源性胰岛素或胰岛素促泌剂;②未按时进食或进食过少;③运动量增加;④酒精摄入,尤其是空腹饮酒;⑤胰岛素瘤等疾病;⑥胃肠外营养治疗;等等。

8.【答案】ABDE

【解析】肝硬化的病因:①病毒性肝炎,我国最常见的病因,主要是乙型、丙型、丁型肝炎病毒感染。②乙醇,乙醇及其中间代谢产物(乙醛)可直接引起中毒性肝损伤。③药物或化学毒物。④营养障碍。⑤循环障碍。⑥胆汁淤积。⑦免疫疾病、遗传和代谢疾病、寄生虫感染、隐源性肝硬化等。

9.【答案】CD

【解析】急性心肌梗死疼痛的性质和部位与心绞痛相似,但程度更剧烈,多伴有大汗、烦躁不安、恐惧及濒死感,持续时间可达数小时或数天,休息和服用硝酸甘油都不缓解。

10.【答案】ABCDE

【解析】脑复苏的主要措施:①降温,体温应以降至 32~34 ℃ 为宜。②脱水,可选用 25%山梨醇或 20%甘露醇快速静脉滴注,也可以呋塞米和地塞米松联合使用。③防治抽搐,可选用冬眠药物或地西泮。④高压氧治疗。⑤促进早期脑血流灌注,脑血管痉挛者可应用钙通道阻滞剂解除痉挛。

11.【答案】ACD

【解析】慢性肾炎患者肾功能减退时,应予以优质低蛋白饮食,低蛋白饮食时,应适当增加碳水化合物的摄入,以满足机体生理代谢所需热量,避免因热量供给不足而加重负氮平衡。同时注意补充多种维生素及锌元素,因锌有刺激食欲的作用。指导患者避免劳累、感染、妊娠、接种和应用肾毒性药物等。定期随访病情的进展,监测血压、水肿、肾功能等的变化。

12.【答案】BCD

【解析】慢性粒细胞白血病的自然病程分为慢性期、加速期和急变期,多因急性变而死亡。本病早期常无自觉症状,可发生于各个年龄组,多见于中年人,起病缓慢,随着病情的发展,可表现出乏力、体重减轻、低热、多汗或盗汗等代谢亢进的症状。巨脾为本病最突出的体征。

13.【答案】ABCD

【解析】医务人员应指导甲状腺功能亢进患者定期测量体重,避免精神刺激或过度劳累,建立良好的人际关系;指导患者注意加强自我保护,上衣领宜宽松,避免压迫甲状腺;鼓励患者保持心情愉快。指导患者坚持遵医嘱,按剂量、按疗程服药,不可随意减量和停药。

14.【答案】BCE

【解析】急性胰腺炎的病因有胆石症与胆道疾病、胆管阻塞、酗酒与暴饮暴食、手术与创伤、内分泌与代谢障碍、感染、药物等。

15.【答案】ABE

【解析】系统性红斑狼疮患者应进食高糖、高蛋白和高维生素饮食,少食多餐,宜食用软食,忌食芹菜、无花果、蘑菇、烟熏食物,也忌食辛辣等刺激性食物,以促进组织愈合。

16.【答案】AB

【解析】该患者自服硝酸甘油后症状不缓解,根据其临床表现,可诊断为急性心肌梗死。应对该患者持续进行心电监测,观察心电图的变化;遵医嘱给予患者镇痛药物,如吗啡、哌替啶;保持病室环境安静,发病 12 h 内应使患者绝对卧床休息,限制探视;起病后 4~12 h 内给予患者流质饮食,逐渐过渡到低胆固醇、低脂肪的清淡饮食,少食多餐。

17.【答案】BCDE

【解析】慢性心力衰竭的基本病因:①原发性心肌损害,包括缺血性心肌损害,如冠心病、心肌缺血或心肌梗死;心肌炎和心肌病;心肌代谢障碍性疾病,以糖尿病心肌病最常见,其他如继发于甲状腺功能亢进或甲状腺功能减退的心肌病、心肌淀粉样变性等。②心脏负荷过重,包括压力负荷过重(见于高血压、主动脉瓣狭窄等)、容量负荷过重。呼吸道感染属于慢性心力衰竭的诱因。

18.【答案】ACDE

【解析】心绞痛发作的诱因有体力劳动、情绪激动、饱餐、寒冷、吸烟、心动过速、休克等。

19.【答案】ABC

【解析】幽门螺杆菌感染是消化性溃疡的重要病因,也是慢性胃炎最常见的病因。1994 年,世界卫生组织宣布幽门螺杆菌是人类胃癌的 I 类致癌原。

20.【答案】ABCD

【解析】患者咯血时应对其进行安慰,轻拍健侧背部,指导其轻轻将血咯出,不要屏气,以免诱发喉头痉挛,导致血流不畅形成血块,从而发生窒息。小量咯血者以静卧休息为主,大量咯血者应绝对卧床休息,避免搬动患者。取患侧卧位,可减少患侧胸部的活动度,既防止病灶向健侧扩散,同时有利于健侧肺的通气功能。选用垂体后叶素静脉注射止血。大量咯血(每天>500 ml,或 1 次>300 ml)者应禁食;小量咯血(每天<100 ml)者给其提供少量温、凉的流质饮食,因过热或过冷的食物均易诱发或加重咯血。

21. 【答案】ABCDE

22. 【答案】ABCDE

【解析】上消化道出血观察时出现下列迹象,提示有活动性出血或再次出血:①反复呕血,甚至呕吐物由咖啡色转为鲜红色;②黑粪次数增多且粪质稀薄,色泽转为暗红色,伴肠鸣音亢进;③周围循环衰竭的表现经充分补液、输血而改善不明显,或者好转后又恶化,血压波动,中心静脉压不稳定;④血红蛋白浓度、红细胞计数、血细胞比容持续下降,网织红细胞计数持续增高;⑤在补液足够、尿量正常的情况下,血尿素氮持续或再次增高;⑥门静脉高压的患者原有脾大,在出血后常暂时缩小,如不见脾恢复肿大亦提示出血未止。

23. 【答案】ABCD

24. 【答案】BCD

【解析】艾滋病的传播途径:①性接触传播,为艾滋病的主要传播途径。②血液传播,输注含 HIV 的血液或成分血、血制品,药瘾者共用针头或注射器,介入性医疗操作均可受感染。③母婴传播,感染 HIV 的孕妇可通过胎盘、分娩过程及产后血性分泌物和哺乳传给婴儿。④应用 HIV 感染者的器官移植或人工授精,被 HIV 污染的针头刺伤或破损皮肤意外受感染,生活中密切接触经破损的皮肤处感染。

25. 【答案】ABD

【解析】急性肾炎急性期患者应绝对卧床休息 2～3 周,部分患者需卧床休息 4～6 周,待肉眼血尿消失、水肿消退、血压恢复正常后,方可逐步增加活动量。

26. 【答案】CD

【解析】体位引流适用于痰量较多、呼吸功能尚好的支气管扩张症、肺脓肿等患者。

27. 【答案】ABDE

【解析】冠心病的主要危险因素包括性别、年龄、高血压、血脂异常、吸烟、糖尿病和糖耐量异常,其他危险因素包括肥胖、遗传因素等。

28. 【答案】BDE

【解析】帕金森病的临床表现包括以下几点。①静止性震颤:帕金森病多以震颤为首发症状。多在一侧上肢远端发生震颤,表现为有规律的拇指对掌和手指屈曲,犹如"搓丸"样动作。患者在静止时可有明显震颤,动作时减轻,入睡后震颤消失。②运动迟缓:可出现"写字过小征""面具脸"等。③肌强直:可表现为"折刀样肌强直""铅管样肌强直""齿轮样肌强直"。④姿势步态异常:可出现"慌张步态"或"冻结"现象等。

⑤其他:感觉障碍、自主神经功能障碍(如流涎、便秘、多汗、性功能减退等)、抑郁症等。"三偏征"是脑出血患者发生壳核出血最常见的表现。

29.【答案】AC

【解析】系统性红斑狼疮患者应避免日晒和寒冷的刺激,必要时穿长袖衣裤,戴遮阳帽、打伞,禁忌日光浴;保持皮肤的清洁卫生,可用温水冲洗或擦洗,忌用碱性肥皂,避免用化妆品及化学药品,防止刺激皮肤;忌食含有补骨脂素的食物,如蘑菇、芹菜、无花果、烟熏食物等。该患者出现少量蛋白尿,提示肾功能不全,应给予低盐、优质低蛋白饮食。

30.【答案】ABCDE

【解析】急性呼吸窘迫综合征(ARDS)的病因至今尚不清楚,与ARDS发病相关的危险因素包括肺内因素和肺外因素两类。①肺内因素:化学性因素,包括吸入胃内容物(是发生ARDS最常见的危险因素)、烟尘、毒气等;物理性因素,包括淹溺、肺挫伤等;生物性因素,包括重症肺炎等。②肺外因素:包括休克、严重的非胸部创伤、大量输血、败血症、急性重症胰腺炎等。

31.【答案】CD

【解析】依据该患者的临床表现,判断其发生了肝性脑病。应给予该患者高热量饮食,保证每日热量供应5~6.7 MJ。保持正氮平衡,蛋白质摄入量为1~1.5 g/(kg·d),植物蛋白和奶制品蛋白优于动物蛋白。为避免诱因,应减少肠道内氨的生成和吸收,清除肠道内积血,可用生理盐水或酸性溶液灌肠(禁用肥皂水灌肠)。

32.【答案】ABCD

【解析】癫痫发作的临床表现多样,但都有发作性、短暂性、重复性、刻板性的特征。

33.【答案】ABDE

【解析】支气管扩张症的主要治疗措施:①治疗基础疾病。②控制感染,出现急性感染征象时需应用抗生素,慢性咳脓痰者可间断并规则使用单一抗生素。③应用支气管舒张药改善气流受限。④应用祛痰药物、振动、拍背、体位引流和雾化吸入等方法清除气道分泌物。⑤对于反复咯血的患者,给予止血。

34.【答案】BCDE

【解析】心绞痛发作时,疼痛可持续3~5 min,持续1 h以上属于异常情况。

35.【答案】ACDE

【解析】急性心肌梗死发病12 h内应绝对卧床休息,限制探视。

36.【答案】AD

【解析】心室颤动和心室扑动是致命性心律失常,常见于缺血性心脏病。

37.【答案】CD

【解析】β-溶血性链球菌可引起风湿性心脏瓣膜病中的二尖瓣狭窄、过敏性紫癜、急性肾小球肾炎等。急性上呼吸道感染主要由病毒引起。急性肾盂肾炎主要由大肠埃希菌引起。急性肺脓肿的致病菌有核粒梭形杆菌、金黄色葡萄球菌、化脓性链球菌等。

38.【答案】ABCD

【解析】消化性溃疡常见的并发症:①出血,是消化性溃疡最常见的并发症。②穿孔,溃疡病灶向深部发展穿透浆膜层可并发穿孔。③幽门梗阻,主要由十二指肠溃疡或幽门管溃疡引起。④癌变,少数胃溃疡可发生癌变,十二指肠溃疡则极少见。

39.【答案】ABCD

40.【答案】ABDE

【解析】病毒性心肌炎患者在发病前有病毒感染的前驱症状,如发热、全身倦怠感等,或者出现消化道症状如,恶心、呕吐、腹泻等;随后出现胸痛、胸闷、心悸、呼吸困难等。常有心律失常,心率增快且与体温不相称。临床诊断的病毒性心肌炎绝大部分以心律失常为主诉或首见症状就诊。水冲脉是指脉搏骤起骤降,急促而有力,常见于主动脉瓣关闭不全、甲状腺功能亢进等。

判断题

1.【答案】×

【解析】类风湿性关节炎的消炎镇痛治疗宜首选非甾体抗炎药。

2.【答案】×

【解析】约80%的系统性红斑狼疮患者会出现皮疹,多见于日晒部位,以鼻梁和双颧颊部呈蝶形分布的红斑最具特征性。

3.【答案】×

【解析】糖尿病患者升糖激素不适当升高和胰岛素不足可引起酮症酸中毒。

4.【答案】√

【解析】急性白血病最常见的症状是持续发热,大多数发热由继发感染所致,也可能是肿瘤性发热,50%以上的患者常以发热起病。

5.【答案】√

【解析】类风湿关节炎的基本病理改变是滑膜炎和血管炎。滑膜炎是关节表现的基础,血管炎是关节外表现的基础。

6.【答案】√

【解析】偏头痛是临床最常见的原发性头痛,其特征为中重度、搏动样头痛,多呈单侧分布,伴随恶心、呕吐的症状。

7.【答案】√

8.【答案】×

【解析】输液是抢救糖尿病酮症酸中毒患者的首要和关键措施。

9.【答案】√

10.【答案】√

【解析】强直性脊柱炎最早受累的关节之一是骶髂关节。早期首发症状常表现为下腰背痛,伴晨僵,骶髂关节压痛;也可表现为单侧、双侧或交替性臀部、腹股沟向下肢放射的酸痛等。以晨起为甚,活动后可缓解,休息或静止状态可加重。

11.【答案】×

【解析】蛛网膜下腔出血患者防治再出血的措施:指导患者应绝对卧床休息4~6周,并抬高床头15°~20°;避免精神紧张、情绪波动、用力排便、屏气、剧烈咳嗽等易引起血压升高的因素;必要时遵医嘱应用镇静药或缓泻药等。

12.【答案】√

【解析】肝癌可经血行转移、淋巴转移、种植转移造成癌细胞扩散。肝内血行转移发生最早、最常见。肝外血行转移以肺最常见,因肝静脉中癌栓延至下腔静脉,经血液循环在肺内形成转移灶。

13.【答案】√

14.【答案】×

【解析】血清淀粉酶一般在起病后2~12 h开始升高,48 h后开始下降,持续4~5天,血清淀粉酶超过正常值3倍即可诊断为急性胰腺炎。但淀粉酶的高低不一定反映病情轻重,出血坏死型胰腺炎血清淀粉酶值可正常或低于正常。尿淀粉酶升高较晚,在发病后12~14 h开始升高,下降缓慢,持续1~2周,但尿淀粉酶受患者尿量的影响。

15.【答案】×

【解析】经过积极治疗,90%以上尿路感染患者均能痊愈,预后良好。

简答题

1.【参考答案】高血压急症的护理措施,具体如下。

(1)避免诱因:向患者讲明高血压急症的诱因,应避免情绪激动、劳累、寒冷刺激和随意增减药量。

(2)病情监测:定期监测患者的血压,一旦发现其出现血压急剧升高、剧烈头痛、呕吐、大汗、视物模糊、面色及神志改变、肢体运动障碍等症状,立即通知医师。

(3)急症护理:患者应绝对卧床休息,避免一切不良刺激和不必要的活动,协助患者进行生活护理,给予持续低浓度吸氧。对昏迷或抽搐的患者应加强护理,保持呼吸道通畅,防止咬伤、窒息或坠床的发生。安抚患者的情绪,必要时应用镇静药。进行心电、血压、呼吸监护。迅速建立静脉通路,遵医嘱尽早应用降压药物进行控制性降压。应用硝普钠和硝酸甘油时,应注意避光,并持续监测血压,严格遵医嘱控制滴速;密切观察药物的不良反应。

2.【参考答案】急性心肌梗死常见的护理诊断/问题,具体如下。

(1)疼痛:胸痛,与心肌缺血坏死有关。

(2)活动无耐力:与心肌氧的供需失调有关。

（3）有便秘的危险：与进食少、活动少、不习惯床上排便有关。

（4）潜在并发症：心律失常、休克、急性左心衰竭、猝死。

（5）恐惧：与起病急、病情危重、环境陌生等因素有关。

3.【参考答案】支气管扩张患者发生咯血的一般护理措施，具体如下。

（1）小量咯血时主要的护理是使患者静卧休息，大量咯血时应使患者绝对卧床休息，协助患者取患侧卧位，防止血液流入健侧而影响通气。

（2）大量咯血者暂禁食，少量咯血者宜进食凉或温的流质饮食，避免刺激性食物或饮料的摄入，如辛辣食物、浓茶、咖啡、酒等；鼓励患者多饮水，多食富含纤维素的食物，以保持大便通畅。

（3）医护人员陪伴在患者旁，安慰患者，告之咯血的原因、治疗方法和效果，解释放松心情有利于止血。高度紧张者可按医嘱酌情给予镇静剂，缓解其紧张的情绪。

4.【参考答案】肺结核患者化疗时的治疗原则：治疗以抗结核化疗药物为主，坚持早期、联合、适量、规律、全程的治疗原则。

（1）早期：肺结核一旦被发现和确诊，均应立即给予化疗。早期化疗有利于迅速发挥化疗药的抗菌作用，使病变吸收和减少传染性。

（2）联合：根据患者的病情及抗结核药的作用特点，联合使用药物（两种以上），以增强和确保疗效，同时通过交叉杀菌作用减少或防止耐药菌的产生。

（3）适量：严格遵医嘱用药。用药剂量要适当，剂量过小不能达到有效血药浓度，可影响疗效，易产生耐药性；剂量过大则易发生药物不良反应。

（4）规律：患者应严格按照化疗方案规定的用药方法，按时服药，未经医生同意不可随意停药或自行更改方案，以免产生耐药性。

（5）全程：患者必须按照治疗方案，坚持完成规定的疗程，可提高治愈率，减少复发率。

5.【参考答案】呼吸衰竭的治疗要点，具体如下。

（1）保持呼吸道通畅。

（2）氧疗：Ⅰ型呼吸衰竭患者给予较高浓度（>35%）吸氧，Ⅱ型呼吸衰竭患者给予低浓度（<35%）持续吸氧。

（3）改善通气：应用呼吸兴奋剂（常用尼可刹米、洛贝林等）改善患者的通气功能，必须在保持呼吸道通畅的前提下使用。对呼吸衰竭严重的患者应考虑应用机械通气。

6.【参考答案】护士指导慢性阻塞性肺疾病（COPD）患者进行呼吸功能锻炼的方法，具体如下。护士可指导 COPD 患者进行缩唇呼吸、膈式或腹式呼吸、吸气阻力器的使用等呼吸训练，以加强胸、膈呼吸肌的肌力和耐力，改善呼吸功能。

（1）缩唇呼吸：技巧是通过缩唇形成的微弱阻力来延长呼气时间，增加气道压力，延缓气道塌陷。患者闭嘴经鼻吸气，然后通过缩唇（吹口哨样）缓慢呼气，同时收缩腹部。吸气与呼气时间比为1:2或1:3。缩唇的程度与呼气流量以能使距口唇15~20 cm 处、与口唇等高水平的蜡烛火焰随气流倾斜又不至于熄灭为宜。

（2）膈式或腹式呼吸：患者可取立位、平卧位或半卧位，两手分别放于前胸部和上腹部。用鼻缓慢吸气时，膈肌最大程度下降，腹肌松弛，腹部凸出，手感到腹部向上抬起。

呼气时经口呼出,腹肌收缩,膈肌松弛,膈肌随腹腔内压增加而上抬,推动肺部气体排出,手感到腹部下降。

7.【参考答案】胸腔闭式引流时保证有效引流的措施,具体如下。

(1)确保引流装置安全,所有接口的地方要用胶带加固,防止脱开。

(2)引流瓶应放在低于患者胸部且不易绊到的地方,任何时候其液平面都应低于引流管胸腔出口平面60 cm,以防瓶内液体反流进入胸腔。

(3)引流管长度应适宜,妥善固定于床旁,既要便于患者翻身活动,又要避免过长扭曲受压。

(4)密切观察水封瓶液面,确保水封瓶中的长管末端始终在液面下1~2 cm。

(5)观察引流管通畅情况,密切观察引流管内的水柱是否随呼吸上下波动及有无气体自水封瓶液面逸出;定时观察和记录引流液的量、色和性状,如果出现引流液浑浊或超过70 ml/h,应及时通知医生进行处理。

(6)防止胸腔积液或渗出物堵塞引流管,引流液黏稠或为血液时,应根据病情定时挤捏引流管(由胸腔端向引流瓶端的方向挤压)。

(7)防止意外,搬动患者时需要用两把血管钳将引流管双重夹紧,防止在搬动过程中发生引流管滑脱、漏气或引流液反流等意外情况。若胸腔引流管不慎滑出胸腔,应嘱患者呼气,同时迅速用凡士林纱布及胶布封闭引流口,并立即通知医生进行处理。

8.【参考答案】心功能的分级,具体如下。

(1)Ⅰ级,体力活动不受限,一般活动不引起心力衰竭症状。

(2)Ⅱ级,体力活动轻度受限,休息时无症状,日常活动可引起疲乏、心悸、呼吸困难等症状。

(3)Ⅲ级,体力活动明显受限,休息时无症状,稍微活动即可引起疲乏、心悸、呼吸困难等症状。

(4)Ⅳ级,不能从事任何体力活动,休息时就有疲乏、心悸、呼吸困难等症状,活动后加重。

9.【参考答案】洋地黄中毒患者的护理措施,具体如下。

(1)使用洋地黄类药物时,应密切监测患者的心率(若脉搏<60次/分时应停药)、心律和心电图的变化。

(2)注意观察患者是否出现食欲下降、恶心、呕吐、头痛、心房颤动等症状,有无黄视、绿视、视物模糊等洋地黄中毒现象,洋地黄中毒最重要的反应是心律失常,其中以室性期前收缩最多见,多呈二联律或三联律。

(3)洋地黄的用量个体差异很大,重度心力衰竭、心肌缺血缺氧、低钾低镁血症、肾功能减退患者及老年人等易发生洋地黄中毒,用药时应密切监测患者的反应。

(4)洋地黄类药物毒性反应的处理:立即停药,低血钾者及时补钾,纠正心律失常(快速性心律失常首选苯妥英钠或利多卡因)。

10.【参考答案】十二指肠引流术的禁忌证,具体如下。

(1)重度食管静脉曲张、食管狭窄、食管肿瘤者。

(2)严重高血压、心力衰竭、主动脉瘤、晚期妊娠者。

(3)近期有上消化道出血者,胆囊炎、胰腺炎处于急性期的患者。

(4)溃疡病出血止血未满2周者为相对禁忌证。

11.【参考答案】肝性脑病的临床过程分为五期,具体如下。

(1)0期(潜伏期):又称轻微肝性脑病,患者仅在进行心理或智力测试时表现出轻微异常,无性格、行为异常,无神经系统病理征,脑电图正常。

(2)1期(前驱期):患者表现为焦虑、欣快激动、淡漠、睡眠倒错、健忘等轻度精神异常,可有扑翼样震颤(即嘱患者两臂平伸,肘关节固定,手掌向背侧伸展,手指分开时,可见到手向外侧偏斜,掌指关节、腕关节,甚至肘与肩关节急促而不规则地扑击样抖动)。此期临床表现不明显,脑电图多数正常,易被忽视。

(3)2期(昏迷前期):患者表现为嗜睡、行为异常(如衣冠不整或随地大小便)、言语不清、书写障碍及定向力障碍。有腱反射亢进、肌张力增高、踝阵挛及 Babinski 征阳性等神经体征。此期扑翼样震颤存在,脑电图有特异性异常。

(4)3期(昏睡期):患者表现为昏睡,但可以被唤醒,醒时尚可应答,但常有神志不清和幻觉。各种神经体征持续存在或加重,肌张力增高,四肢被动运动常有抵抗力,锥体束征阳性。扑翼样震颤仍可引出,脑电图明显异常。

(5)4期(昏迷期):患者表现为昏迷,不能被唤醒。浅昏迷时,对疼痛等强刺激尚有反应,腱反射和肌张力亢进;深昏迷时,各种腱反射消失,肌张力降低。由于患者不能合作,扑翼样震颤无法引出,脑电图明显异常。

12.【参考答案】癫痫发作期患者的安全护理,具体如下。

(1)告知患者有前驱症状时立即平卧,采取保护措施,避免出现意外受伤。

(2)活动状态时发作,陪伴者应立即将患者缓慢置于平卧位,防止外伤,切忌用力按压患者抽搐的肢体,以防骨折和脱臼。

(3)用棉垫或软垫对跌倒时易擦伤的关节加以保护。

(4)癫痫持续状态、极度躁动或发作停止后意识恢复过程中有短时躁动的患者,应由专人守护,加保护性床档,必要时用约束带适当予以保护性约束。

(5)遵医嘱缓慢静脉注射地西泮,快速静脉滴注甘露醇,注意观察用药效果和有无出现呼吸抑制、肾脏损害等不良反应。

13.【参考答案】稳定型心绞痛的健康指导,具体如下。

(1)饮食指导:指导患者饮食以低热量、低胆固醇、低脂肪、低盐为主,禁烟酒。

(2)用药指导:告知患者硝酸甘油见光易分解,应把其装在棕色的瓶子内避光保存,并放于干燥处。遵医嘱服药,不可擅自增减药量,观察用药后是否有不良反应的发生。

(3)避免诱因:向患者讲解引起心绞痛发作的诱因,嘱患者保持大便通畅,切忌用力排便,尽量避免诱因。

14.【参考答案】急性肾小球肾炎的护理措施,具体如下。

(1)饮食护理:急性期应严格限制钠的摄入,以减轻水肿和心脏负担。一般每天盐的摄入量应低于 3 g。病情好转,水肿消退、血压下降后,可由低盐饮食逐渐转为正常饮食。尿量明显减少者,还应注意控制水和钾的摄入。另外,应根据肾功能调整蛋白质的摄入量,肾功能不全时应适当减少蛋白质的摄入。

(2)休息:急性期患者应绝对卧床休息 2~3 周,部分患者需卧床休息 4~6 周,待肉眼血尿消失、水肿消退、血压恢复正常后,方可逐步增加活动量。

(3)病情观察:记录 24 h 出入液量;密切监测尿量变化;定期测量患者体重;观察身体各部位水肿的消长情况;密切监测实验室检查结果,包括尿常规、肾小球滤过率、血尿素氮、血肌酐等;监测患者的生命体征,尤其是血压的变化。

(4)用药护理:注意观察利尿药的疗效和不良反应。

(5)皮肤护理:观察皮肤有无红肿、破损和化脓等情况发生。水肿较重的患者应注意衣着柔软、宽松。长期卧床者,应嘱其经常变换体位,防止发生压疮;年老体弱者,可协助其翻身或用软垫支撑受压部位。水肿患者皮肤菲薄,易发生破损,故需协助患者做好全身皮肤的清洁,清洗时勿过分用力,避免损伤。

15.【参考答案】高血压的分级,具体见下表。

分级	收缩压(mmHg)	舒张压(mmHg)
正常高值	120~139	和(或)80~89
高血压标准	≥140	和(或)≥90
1 级高血压(轻度)	140~159	和(或)90~99
2 级高血压(中度)	160~179	和(或)100~109
3 级高血压(重度)	≥180	和(或)≥110
单纯收缩期高血压	≥140	和<90

注:当收缩压和舒张压分属不同级别时,以级别高的为准。

16.【参考答案】心脏电复律的适应证,具体如下。

(1)心室颤动和心室扑动,心脏电除颤的绝对指征。

(2)心房颤动和心房扑动伴有血流动力学障碍的患者,可以选用电复律。

(3)药物和其他方法均治疗无效,或有严重血流动力学障碍的室性心动过速、阵发性室上性心动过速及预激综合征伴有心房颤动的患者,均可选择电复律。

17.【参考答案】口服铁剂的注意事项,具体如下。

(1)口服铁剂的常见不良反应有恶心、呕吐、胃部不适和排黑粪等胃肠道反应,严重者可因难以耐受而被迫停药。因此,为预防或减轻胃肠道反应,可建议患者餐后或餐中服用铁剂,反应过于强烈者宜减少剂量或从小剂量开始服用。

(2)应避免铁剂与牛奶、茶、咖啡同服,为促进铁的吸收,服用铁剂时还应避免同时服用抗酸药(碳酸钙和硫酸镁)及 H_2 受体阻滞药,可服用维生素 C、乳酸或稀盐酸等酸性药物或食物。

(3)口服液体铁剂时须使用吸管,避免牙齿被染黑。

(4)服铁剂期间,粪便会变成黑色,此为铁与肠内硫化氢作用而生成黑色的硫化铁所致,应做好解释,以消除患者的顾虑。

(5)强调要按剂量、按疗程服药,定期复查相关实验室检查,以保证有效治疗、补足贮存铁,避免药物过量而引起中毒或相关病变的发生。

18.【参考答案】消化性溃疡的病因,具体如下。

①幽门螺杆菌感染(重要病因);②胃酸和胃蛋白酶;③药物,如非甾体抗炎药、化疗药物、糖皮质激素等;④其他,如胃、十二指肠运动异常,过度精神紧张,吸烟,遗传等。

19.【参考答案】发疱性化疗药物外渗的紧急处理措施,具体如下。

(1)停止:立即停止药物注入。

(2)回抽:不要拔针,尽量回抽渗入皮下的药液。

(3)评估:评估并记录外渗的穿刺部位、面积,外渗药液的量,皮肤的颜色、温度,疼痛的性质。

(4)解毒:局部滴入生理盐水以稀释药液或用解毒剂(常用解毒剂有硫代硫酸钠,用于氮芥、丝裂霉素、放线菌素 D 等,8.4%碳酸氢钠用于蒽环类,透明质酸用于植物碱类,等等)。

(5)封闭:利多卡因局部封闭,从疼痛或肿胀区域多点注射,封闭范围要大于渗漏区,环形封闭,48 h 内间断局部封闭注射 2~3 次。

(6)涂抹:可用 50%硫酸镁、中药"六合丹"、多磺酸黏多糖乳膏(喜疗妥)或赛肤润液体敷料等直接涂在患处,并用棉签以旋转方式向周围涂抹,范围大于肿胀部位,每 2 h 涂抹 1 次。

(7)冷敷与热敷:局部 24 h 冰袋间断冷敷,但植物碱类化疗药除外,如长春新碱、长春碱、依托泊苷(足叶乙苷)等化疗药不宜冰敷,宜局部间断热敷 24 h。

(8)抬高:药液外渗 48 h 内,应抬高受累部位,以促进局部外渗药液的吸收。

20.【参考答案】腹腔穿刺术的适应证和禁忌证,具体如下。

(1)适应证:①抽取腹腔积液进行实验室检查,寻求病因。②通过放腹腔积液,缓解患者气短、胸闷的症状。③在腹腔内注射药物,协助治疗疾病。

(2)禁忌证:有肝性脑病先兆、粘连性结核性腹膜炎、卵巢肿瘤及棘球蚴病的患者。

21.【参考答案】外周穿刺中心静脉导管技术的适应证,具体如下。

(1)需长期输液治疗或反复输注刺激性药物,如肿瘤化疗。

(2)需长期或反复输血、血制品或采血者。

(3)需长期输注高渗性或高黏稠度液体,如长期胃肠外营养。

(4)应用输液泵或压力输液治疗。

(5)缺乏外周静脉通路。

22.【参考答案】抗甲状腺药物的适应证,具体如下。

(1)轻、中度病情者。

(2)甲状腺轻、中度肿大者。

(3)年龄在 20 岁以下,或者孕妇、高龄或由于其他严重疾病不宜手术者。

(4)为手术或^{131}I 治疗做准备。

（5）手术后复发且不宜进行^{131}I治疗者。

23.【参考答案】甲状腺危象的紧急处理措施,具体如下。

（1）立即吸氧:绝对卧床休息,呼吸困难时取半卧位,立即给予氧气治疗。

（2）及时准确给药:迅速建立静脉通路。遵医嘱使用甲硫氧嘧啶、复方碘溶液、β受体阻滞药、氢化可的松等药物;严格掌握碘剂的剂量,并密切观察中毒或过敏反应;准备好抢救药物,如镇静药、血管活性药物、强心药等。

（3）密切观察病情变化:定时测量生命体征,准确记录24 h出入量,观察患者神志的变化。

（4）对症护理:体温过高者给予冰敷或酒精擦浴降温。躁动不安者使用床档保护患者安全。昏迷者加强皮肤、口腔护理,定时翻身,防止压疮、肺炎的发生。腹泻严重者应注意肛周护理,预防肛周感染。

24.【参考答案】原发性肾病综合征的临床表现,具体如下。

（1）大量蛋白尿:每天尿蛋白>3.5 g。发生机制为肾小球滤过膜的屏障作用受损,当尿原中蛋白含量增多量明显超过近曲小管的吸收量时,就会形成大量蛋白尿。

（2）低蛋白血症:血浆清蛋白低于30 g/L。

（3）水肿:肾病综合征最突出的体征,其发生机制与低蛋白血症所致血浆胶体渗透压明显下降有关。

（4）高脂血症:最常见的是高胆固醇血症。

（5）并发症:感染（常见并发症）、血栓和栓塞、急性肾损伤。

25.【参考答案】糖尿病的慢性并发症,具体如下。

①糖尿病大血管病变,是糖尿病最严重和最突出的并发症,常见的有冠心病、缺血性脑血管疾病、下肢血管病变等。②糖尿病微血管病变,是糖尿病的特异性并发症,如糖尿病肾病、糖尿病视网膜病变。③糖尿病神经病变,以周围神经病变多见,患者常出现肢端感觉异常,有时会伴有痛觉过敏,随后肢体可出现刺痛和隐痛,后期感觉丧失。④糖尿病足。

26.【参考答案】传染病的基本特征,具体如下。

（1）有病原体:每种传染病都是由特异性病原体引起。

（2）有传染性。

（3）有流行病学特征:流行性（按强度分为散发、流行、大流行、暴发）、季节性、地方性、外来性。

（4）感染后免疫。

27.【参考答案】消化性溃疡的常见并发症及其表现特点,具体如下。

（1）穿孔:临床上分为急性穿孔（常见,表现为剧烈腹痛,全腹有腹膜刺激征等）、亚急性穿孔、慢性穿孔。

（2）出血:最常见的并发症,大约半数的上消化道大出血是由消化性溃疡引起的。轻者可有呕血或黑粪,重者可表现为周围循环衰竭,严重者发生低血容量性休克,一旦发生应及时抢救。

（3）幽门梗阻:呕吐腐败酸臭味宿食;查体上腹部闻及空腹振水音;特征性表现为听诊胃部闻及蠕动波,空腹抽出大于 200 ml 的胃液。

（4）癌变:可见于胃溃疡,十二指肠溃疡极少见;严格内科治疗后 4~6 周无好转现象,粪便隐血试验持续阳性的患者,怀疑为癌变。

28.【参考答案】脑疝的紧急护理措施,具体如下。

（1）立即为患者吸氧并迅速建立静脉通道,遵医嘱快速静脉滴注甘露醇或静脉注射呋塞米,甘露醇应在 15~30 min 内滴完,避免药物外渗。

（2）观察尿量和尿液颜色,定期复查电解质。

（3）备好气管切开包、脑室穿刺引流包、呼吸机、监护仪和抢救药品等。

（4）密切观察患者瞳孔、意识、体温、脉搏、呼吸、血压等生命体征的变化。

29.【参考答案】癫痫失神发作分为典型失神发作和非典型失神发作,具体临床表现如下。

（1）典型失神发作:儿童期起病,青春期前停止发作。发作时患者意识短暂丧失,停止正在进行的活动,呼之不应,两眼凝视不动,可伴咀嚼、吞咽等简单的不自主动作,或伴失张力,如手中持物坠落等。发作过程持续 5~10 s,清醒后无明显不适,继续原来的活动,对发作无记忆,每天发作数次至数百次不等。

（2）非典型失神发作:起始和终止均较典型失神缓慢,除意识丧失外,常伴肌张力降低,偶有肌阵挛。此型多见于有弥漫性脑损害的患儿,预后较差。

30.【参考答案】系统性红斑狼疮患者口腔黏膜受损的护理措施,具体如下。

（1）饮食护理:在营养师的指导下,维持患者良好的饮食平衡。鼓励进食高糖、高蛋白和高维生素饮食,少食多餐,宜摄入软食,忌食芹菜、无花果、蘑菇、烟熏食物,也忌食辛辣等刺激性食物,以促进组织愈合。

（2）口腔护理:注意保持口腔清洁。有口腔黏膜破损时,每天晨起、睡前和进餐前后用漱口液漱口;有口腔溃疡者,在漱口后用中药冰硼散或锡类散涂敷溃疡部,可促进愈合;对有口腔感染病灶者,遵医嘱局部使用抗生素。

论述题

1.【参考答案】应用胰岛素的护理措施,具体如下。

（1）注射途径包括皮下注射和静脉注射。

（2）遵医嘱按时注射胰岛素,准确用药。使用胰岛素笔时,应注意笔与笔芯要相互匹配,每次注射前检查药液的剂量并观察是否变质。

（3）未开封的胰岛素在冰箱冷藏保存(2~8 ℃);已开封的胰岛素在常温下(温度≤25~30 ℃)使用,可用 28~30 天。使用时避免剧烈晃动;保存时避免过冷、过热,避免阳光直晒。

（4）注射部位宜选择上臂三角肌、腹部、臀大肌、大腿前侧等。各注射部位按吸收的顺序由快到慢排序,分别是腹部→上臂→大腿→臀部。注射时要交替使用注射部位,以防局部产生硬结、皮下脂肪萎缩或增生。当在同一部位进行"小轮换"注射时,要选择无硬结的部位,2次注射点间的距离要>1 cm。

2.【参考答案】有机磷杀虫药中毒的临床表现,具体如下。

(1)毒蕈碱样症状(M样症状):是有机磷杀虫药中毒患者最早出现的症状,患者平滑肌痉挛和腺体分泌增加,临床可出现恶心、呕吐、多汗、腹痛、腹泻、流泪、流涎、大小便失禁、瞳孔缩小、支气管痉挛、气促等症状,严重者可见肺水肿。治疗药物为阿托品。

(2)烟碱样症状(N样症状):临床表现为肌纤维颤动,甚至发生强直性痉挛,患者常表现为牙关紧闭、肌束颤动、全身紧束压迫感、抽搐,甚至可出现呼吸肌麻痹,最终引起周围性呼吸衰竭。阿托品治疗无效。

(3)中枢神经系统症状:患者可出现头晕、头痛、烦躁不安、共济失调、谵妄、疲乏、昏迷及抽搐等症状,部分患者可因呼吸、循环衰竭而死亡。

案例分析题

1.【参考答案】

(1)该患者心电图检查可看出Ⅱ、Ⅲ、aVF导联ST段抬高,Ⅰ、aVL导联ST段压低,提示该患者应该是下壁心肌梗死,也可能是下间壁、高侧壁或下侧壁心肌梗死。

(2)对血清心肌坏死标志物的测定应综合评价,建议于入院即刻、$2\sim4$ h、$6\sim9$ h、$12\sim24$ h测定血清心肌坏死标志物。①心肌肌钙蛋白Ⅰ(cTnI)或T(cTnT):该心肌结构蛋白血清含量的增高是诊断心肌坏死最特异和敏感的首选指标。②肌酸激酶同工酶(CK-MB):对判断心肌坏死的临床特异性较高。③肌红蛋白:有助于早期诊断,但特异性较差。

2.【参考答案】

(1)该患者有肝炎和肝硬化史,曾出现腹腔积液和呕血,符合肝硬化失代偿期的表现。该患者呕血,血压低于正常,提示有上消化道出血,由门静脉高压导致食管胃底静脉曲张破裂造成;实验室检查血红蛋白70 g/L,说明该患者因急性出血而引起贫血。

(2)提示出血继续或再次出血的判断依据:①反复呕血,甚至呕吐物由咖啡色转为鲜红色;②黑粪次数增多且粪质稀薄,色泽转为暗红色,伴肠鸣音亢进;③周围出现循环衰竭的表现,经充分补液、输血而改善不明显,或者好转后又恶化,血压波动,中心静脉压不稳定;④血红蛋白浓度、红细胞计数、红细胞比容持续下降,网织红细胞计数持续增高;⑤在补液足够、尿量正常的情况下,血尿素氮持续或再次增高;⑥门静脉高压的患者原有脾肿大,在出血后常暂时缩小,如不见脾恢复肿大亦提示出血未止。

3.【参考答案】

(1)诊断:急性重症胰腺炎。诊断依据:①病史起病情况,饮酒后突然起病,进食油腻食物再次诱发加重。②症状,以腹痛症状为主,剧烈,以左上腹部显著,持续性绞痛,阵发性加剧,向左腰背部放射;伴恶心、呕吐,呕吐后腹痛不能缓解。③实验室检查,血淀粉酶 700 U/L。

(2)治疗要点:①积极补充液体和电解质,维持有效循环血量,监测病情变化,注意其他脏器功能。②减少胰液分泌,禁食、胃肠减压,减少消化液分泌,以减轻疼痛;使用生长抑素抑制胰液和胰酶的分泌。③腹痛在生长抑素后缓解不明显,可酌情使用哌替啶。④内镜或手术去除病因。⑤预防及控制感染,预防胰腺坏死并发感染。⑥禁食期间可行肠外营养支持治疗。

第三部分

外科护理学

单项选择题

1.【答案】C

【解析】高渗性缺水一般分为轻度缺水、中度缺水、重度缺水3度,临床表现随缺水程度而异。当轻度缺水时,即缺水量占体重的2%~4%,患者除口渴外,无其他临床表现。

2.【答案】C

【解析】头皮血肿若较大不能吸收,应在严格皮肤准备和消毒下穿刺抽吸,再加压包扎。

3.【答案】C

【解析】单瓶水封闭式引流使用时,长管上的橡皮管与患者的胸腔引流管相连接,接通后即可见长管内水柱升高至液平面以上8~10 cm,并随患者呼吸上下波动。若无波动,则提示引流管不通。

4.【答案】D

【解析】由于腹膜的去纤维作用,实质性脏器或大血管破裂导致内出血时,腹腔内积血不凝固。

5.【答案】C

【解析】开放性损伤的主要特点是存在伤口,有发生感染的危险。

6.【答案】A

【解析】全血胆碱酯酶活力测定是诊断有机磷农药中毒的特异性实验指标,对判断中毒程度、疗效和预后均极为重要。

7.【答案】C

【解析】胃溃疡穿孔60%发生在近幽门的胃前壁,多偏胃小弯。

8.【答案】C

【解析】包石膏绷带缠绕过程中不可包得过紧或过松;绷带边缘、关节处及骨折处多包2~3层;应露出手指或足趾,以便观察肢体末端血液循环、感觉和运动,同时有利于功能锻炼;石膏卷贴着躯体从肢体近端向远端移动。

9.【答案】D

【解析】儿童烧伤,头、面、颈部占儿童体表面积(%)=9+(12-年龄)。根据题干,该患儿烧伤面积占体表面积(%)=9+(12-5)=16%。

10.【答案】C

【解析】对不能确诊的急腹症患者要遵循"四禁"原则,即禁食、禁灌肠、禁镇痛、禁用泻药;禁用热水袋给患者热敷,热疗虽能减轻疼痛,但易掩盖病情真相,贻误诊断和治疗,还有引发腹膜炎的危险。

11.【答案】B

【解析】颅盖骨折分为线形骨折和凹陷骨折。线形骨折本身不需要处理,凹陷骨折若存在以下情况需要进行手术:①凹陷深度>1 cm;②位于重要功能区;③骨折片刺入脑内;④骨折引起瘫痪、失语等功能障碍或局限性癫痫者。

12.【答案】A

【解析】胸腔闭式引流的患者需取半坐卧位,以利于引流。

13.【答案】A

【解析】皮牵引又称间接牵引,多用于四肢牵引。皮牵引无创、简单易行,但牵引重量小,一般不超过 5 kg,牵引时间为 2~4 周。

14.【答案】D

【解析】关节僵硬是骨折晚期最常见的并发症,由于患肢长时间固定导致静脉和淋巴回流不畅,关节周围组织发生纤维粘连,并伴有关节囊和周围肌肉挛缩,致使关节活动障碍。

15.【答案】B

【解析】过快纠正酸中毒时,大量 K^+ 从细胞外又移回细胞内,易引起低钾血症,应注意适当补钾。

16.【答案】A

【解析】胆囊结石手术治疗首选腹腔镜胆囊切除术,其具有伤口小、恢复快、瘢痕小等优点,已得到迅速普及。

17.【答案】A

【解析】腹部压痛、反跳痛和腹肌紧张是急性腹膜炎的标志性体征,称为腹膜刺激征。

18.【答案】B

【解析】食管癌患者的典型症状为进行性吞咽困难。

19.【答案】A

【解析】代谢性酸中毒患者典型的症状为代偿性呼吸加深、加快,呼吸频率可达 40~50 次/分。

20.【答案】A

【解析】胃、十二指肠溃疡的形成与胃酸-蛋白酶的消化作用有关,溃疡只发生在经常与胃酸接触的黏膜处。在胃酸分泌过多的情况下,激活胃蛋白酶,可使胃、十二指肠黏膜发生"自身消化",从而导致胃、十二指肠溃疡。

21.【答案】A

22.【答案】B

【解析】急性炎症的局部表现包括红、肿、热、痛和功能障碍。局部肿胀主要是由局部血管通透性增高,液体和细胞成分渗出所致的。

23.【答案】B

【解析】急性梗阻性化脓性胆管炎又称急性重症胆管炎。在我国,急性重症胆管炎最常见的原因为肝内、外胆管结石,其次为胆道蛔虫和胆管狭窄。

24.【答案】D

【解析】急性乳腺炎在脓肿形成前主要是以抗生素治疗为主,脓肿形成后则需及时行脓肿切开引流。

25.【答案】B

【解析】在腹部开放性损伤中,常见的受损脏器依次为肝、小肠、胃、结肠、大血管等。

26.【答案】B

【解析】骨盆骨折常伴有盆腔内脏损伤。其中尿道损伤远比膀胱损伤多见,直肠损伤较少见。

27.【答案】D

【解析】尿道损伤是泌尿系统最常见的损伤,多见于男性。

28.【答案】D

【解析】后尿道损伤多发生于膜部。后尿道断裂后,尿液沿前列腺尖处外渗至耻骨后间隙和膀胱周围。

29.【答案】C

【解析】腰椎穿刺后应常规去枕平卧 6~8 h,以防止颅内压下降引起头痛。

30.【答案】C

【解析】甲状腺危象的临床表现:术后 12~36 h 内出现高热(体温>39 ℃)、心率增快(>120~140 次/分),可表现为烦躁不安、谵妄,甚至昏迷,也可表现为神志淡漠、嗜睡、呕吐、腹泻等。

31.【答案】A

32.【答案】D

【解析】尿量达 30 ml/h 以上提示休克好转。

33.【答案】A

【解析】疝囊经过腹壁下动脉外侧的腹股沟管深环突出,向内、向下、向前斜行经过腹股沟管,再穿出腹股沟管浅环,并可进入阴囊,称为腹股沟斜疝。

34.【答案】B

【解析】四肢手术皮肤准备的范围应是以切口为中心,上、下方 20 cm 以上。

35.【答案】C

【解析】排便习惯和粪便性状改变常为结肠癌最早出现的症状。

36.【答案】B

37.【答案】D

【解析】股骨颈骨折易发生骨折不愈合或股骨头缺血坏死。

38.【答案】D

【解析】患乳腺癌时,会使乳房外形发生改变,如皮下淋巴管被癌细胞堵塞,引起淋巴回流障碍,可出现真皮水肿,乳房皮肤呈"橘皮样"改变。

39.【答案】B

【解析】食管癌以中胸段食管癌较多见,下胸段次之,上胸段较少见。

40.【答案】C

【解析】肾结石和输尿管结石均为上尿路结石,上尿路结石的临床表现如下。①疼痛:肾绞痛的典型表现为突发性严重疼痛,多在深夜至凌晨发作,疼痛位于腰部或上腹部,沿输尿管放射至同侧腹股沟,甚至涉及同侧睾丸或阴唇。②血尿:多数为镜下血尿,少数为肉眼血尿。③膀胱刺激症状:结石伴感染或输尿管膀胱壁段结石时,可表现为尿频、尿急、尿痛。④排石:少数患者可自行排出细小结石,是尿石症的有力证据。⑤感染和梗阻:结石继发急性肾盂肾炎或肾积脓时,可有发热、畏寒等全身症状。

41.【答案】C

【解析】桡骨远端骨折根据受伤机制的不同,可发生伸直型骨折和屈曲型骨折。其中,伸直型骨折从侧面看腕关节呈"银叉"畸形,从正面看腕关节呈"枪刺样"畸形。

42.【答案】C

【解析】骨与关节结核好发于负重大、活动多、易于发生损伤的部位,如脊柱、膝关节、髋关节等。脊柱结核的发病率居全身骨与关节结核的首位。

43.【答案】D

【解析】血尿是膀胱癌最常见和最早出现的症状。膀胱刺激症状多为膀胱癌的晚期表现。

44.【答案】B

45.【答案】B

【解析】食管、贲门癌术后并发乳糜胸是比较严重的并发症,应积极预防和及时处理。若诊断明确,迅速协助放置胸腔闭式引流,必要时低负压持续吸引,以及时引流胸腔内的乳糜液,使肺膨胀。

46.【答案】B

【解析】随着肿瘤发展,食管癌可侵犯邻近器官或向远处转移,出现相应的晚期症状。肿瘤外侵导致持续而严重的胸背疼痛,癌肿侵犯气管、支气管可形成食管-气管或食管-支气管瘘,吞咽水或食物时出现剧烈呛咳,可因食管梗阻致内容物反流入呼吸道而引起呼吸系统感染;侵犯喉返神经可出现声音嘶哑。

47.【答案】A

【解析】绞窄性肠梗阻的患者表现为腹痛间歇期不断缩短,呈持续性剧烈腹痛。

48.【答案】B

【解析】疼痛为肛裂的主要症状,一般较剧烈,有典型的周期性。

49.【答案】C

【解析】淋巴转移是大肠癌最常见的转移途径。

50.【答案】B

【解析】嵌顿性疝在下列情况下可先试行手法复位:①嵌顿时间在3~4 h内,局部压痛不明显,也无腹部压痛或腹肌紧张等腹膜刺激征者;②年老体弱或伴有其他较严重疾病而估计肠袢尚未绞窄坏死者。

51.【答案】A

【解析】尿频是良性前列腺增生最常见的早期症状,在夜间更为明显。

52.【答案】C

【解析】肾内小结石可引起肾绞痛,典型表现为突发性严重疼痛,位于腰部或上腹部,沿输尿管放射至同侧腹股沟,甚至涉及同侧睾丸或阴唇。肾结石患侧肾区可有轻度叩击痛。

53.【答案】C

【解析】股骨干血运丰富,一旦骨折,常有大量失血,甚至可导致失血性休克。

54.【答案】D

【解析】非手术治疗适用于腰椎间盘突出初次发作、病程较短且经休息后症状明显缓解、影像学检查无严重突出的患者。首先应绝对卧床休息,包括卧床大小便。卧床休息可以减轻椎间盘承受的压力,缓解脊柱旁肌肉痉挛引起的疼痛。一般卧床3周或到症状缓解后可戴腰围下床活动。

55.【答案】D

【解析】硬脑膜外血肿的典型临床表现为存在"中间清醒期"。

56.【答案】A

57.【答案】B

【解析】多根多处肋骨骨折可导致连枷胸,产生反常呼吸运动,即吸气时胸壁内陷,呼气时胸壁外突。

58.【答案】D

【解析】影响创伤愈合的因素包括局部因素和全身因素。局部因素:伤口感染是最常见的影响因素,创伤范围大、坏死组织多、异物存留、局部血液循环障碍、伤口引流不畅、伤口位于关节处、包扎或缝合过紧等其他因素也不利于创伤愈合。全身因素:主要包括高龄、营养不良、大量使用细胞增生抑制剂(如糖皮质激素等),此外合并有糖尿病、结核、肿瘤等慢性疾病及出现全身严重并发症(如多器官功能不全等)也常影响创伤愈合。

59.【答案】A

【解析】凡四肢或躯干肌肉丰富的部位受到重物长时间挤压致肌肉组织缺血性坏死,继而引起以肌红蛋白血症、肌红蛋白尿、高血钾和急性肾衰竭为特点的全身性改变,称为挤压综合征。

60.【答案】A

【解析】组织烧伤后立即发生的反应是体液渗出,一般以伤后6~12 h内最快,持续24~48 h。此期容易发生低血容量休克,临床上又称为休克期。

61.【答案】C

【解析】肋骨骨折是最常见的胸部损伤,指暴力直接或间接作用于肋骨,使肋骨的完整性和连续性中断。第1~3肋骨粗短,不易发生骨折;第4~7肋骨长而薄,最易发生骨折。

62.【答案】D

【解析】低钾血症时血清钾浓度低于 3.5 mmol/L,心电图改变为 T 波降低、增宽、倒置或双相。补充钾时,能口服补钾尽量口服补钾,静脉补钾不宜过早,浓度不宜过高,速度不宜过快,总量不宜过多。低钾血症的临床表现:肌无力,消化道症状有恶心、呕吐等肠麻痹症状,心脏表现为节律异常、传导阻滞,代谢性碱中毒。

63.【答案】B

【解析】组织烧伤后立即发生的反应是体液渗出,一般以伤后 6~12 h 内最快,持续 24~48 h,以后渐趋稳定并开始回吸收。

64.【答案】A

【解析】暴露疗法适用于头面部、会阴部烧伤,大面积烧伤,创面严重感染者。

65.【答案】D

【解析】关节脱位的体征是畸形、弹性固定、关节盂空虚。

66.【答案】D

【解析】膀胱镜检查是诊断膀胱癌最直接、最重要的方法。

67.【答案】D

68.【答案】B

【解析】阿米巴性肝脓肿患者肝大显著,可有局限性隆起。病情急骤严重、大便检查无特殊表现、脓液多为黄白色,是细菌性肝脓肿的临床表现。

69.【答案】A

70.【答案】C

【解析】习惯性肩关节脱位指一次脱位固定后,反复出现肩关节脱位,甚至在轻度牵拉下亦出现。习惯性肩关节脱位大多因急性肩关节脱位后,只注意肱骨头复位而忽视了对肩关节起固定作用的软组织的病理改变,未给予及时、恰当的处理,或者固定时间太短、功能锻炼太早等。

71.【答案】A

【解析】膀胱尿道镜是在表面麻醉或骶麻下,经尿道将膀胱镜插入膀胱内。适应证:①观察后尿道及膀胱病变;②取活体组织做病理检查;③输尿管插管做逆行肾盂造影或收集双侧肾盂尿标本送检,也可放置输尿管支架管做内引流或进行输尿管套石术;④早期膀胱肿瘤电灼、电切,膀胱碎石、取石、钳取异物。禁忌证:①尿道狭窄;②急性膀胱炎;③膀胱容量<50 ml。

72.【答案】A

【解析】胰腺癌多发生于胰头部(约占 70%~80%),其次为胰体、尾部,全胰癌少见。

73.【答案】C

【解析】胃癌好发于胃窦部(约占 50%),其次为胃底贲门部。

74.【答案】C

【解析】根据题干,该患者最可能发生了早期倾倒综合征,应该避免进食过甜、过咸、过浓的流质饮食;宜少食多餐,进食低碳水化合物、高蛋白饮食;用餐时限制饮水、喝汤;进餐后平卧 20 min。

75.【答案】B

【解析】行肾癌根治术者建议早期下床活动,行肾部分切除术者常需卧床 3~7 天。

76.【答案】D

【解析】吻合口瘘是食管癌术后的并发症,胸内吻合口瘘死亡率较高,多发生在术后 5~10 天,患者出现呼吸困难、胸痛、胸腔积液和全身中毒症状(如高热、寒战,甚至休克)。

77.【答案】A

【解析】人工肛门术后的患者不应多食豆类及牛奶,因这类食物产气多。

78.【答案】A

【解析】高脂肪、高蛋白和低纤维饮食,以及过多摄入腌制和油煎炸食品,可能会增加大肠癌的发病危险。

79.【答案】B

【解析】乳腺癌最常见的发生部位是乳房外上象限。

80.【答案】B

【解析】乳腺囊性增生病突出的表现是乳房胀痛,部分患者具有周期性。

81.【答案】D

【解析】乳腺癌患者的健康教育:加强营养,多食高蛋白、高维生素、高热量、低脂肪的食物,以增强机体抵抗力;术后 5 年内应避免妊娠,以免促使乳腺癌的复发;出院后近期避免患侧上肢搬动或提拉重物,但要继续进行功能锻炼。

82.【答案】C

【解析】患乳腺癌时,若累及 Cooper 韧带,则可使韧带缩短而致肿瘤表面皮肤凹陷,出现"酒窝征"。

83.【答案】B

【解析】结肠癌患者于术前 1 天进行肠道清洁,以清除肠道细菌,减少术后感染。

84.【答案】B

【解析】乳腺癌术后患者出现皮肤发绀、手指发麻、皮温下降、动脉搏动不能扪及,提示腋窝部血管受压,肢端血液循环受损,应及时调整绷带的松紧度。

85.【答案】A

【解析】早期胃癌多无明显症状,部分患者可有上腹隐痛、嗳气、反酸、进食后饱胀、恶心等消化道症状。

86.【答案】D

【解析】为避免洗胃造成癌细胞的脱落种植,对无梗阻的胃癌患者,术前不予洗胃。有幽门梗阻的胃癌患者,在禁食的基础上,术前 3 天起每晚用温生理盐水洗胃,以减轻胃黏膜的水肿。

87.【答案】B

88.【答案】B

【解析】右肾挫伤是一种肾损伤,肾损伤非手术治疗的患者应绝对卧床休息 2~4 周,待病情稳定、血尿消失后,患者可离床活动。肾损伤后需经 4~6 周才趋于愈合,过早、过多离床活动有可能致再度出血。

89.【答案】A

【解析】急性梗阻性化脓性胆管炎患者除了具有急性胆管炎的 Charcot 三联征外,还有休克及中枢神经系统受抑制的表现,称为雷诺(Reynolds)五联征。

90.【答案】B

【解析】在挤压伤中,肌肉组织大量坏死,肌红蛋白被吸收入血并经肾排泄,造成肾小管堵塞,最终可能引起肾衰竭,表现为尿少、尿蛋白、管型、尿血等。

91.【答案】D

【解析】尿道损伤后常并发尿道狭窄,可定期行尿道扩张术。

92.【答案】A

【解析】会阴部骑跨伤时,将尿道挤向耻骨联合下方,引起尿道球部损伤。尿道球部断裂时,血液及尿液渗入会阴浅筋膜包绕的会阴袋,使会阴、阴茎、阴囊肿胀淤血。

93.【答案】B

【解析】输尿管结石可引起肾绞痛,尿常规检查可见镜下血尿。

94.【答案】C

【解析】肝癌患者术前多伴有凝血功能障碍,术后易出现肝断面出血。该患者出现腹痛、低血压、心慌、气促、出冷汗等失血性休克的表现,应高度怀疑术后出血。

95.【答案】C

【解析】膀胱结石常见症状是排尿疼痛、排尿困难和血尿。若排尿时结石落于膀胱颈,可引起尿流突然中断,如改变体位,又可排出尿液;并发感染时,可出现膀胱刺激症状。尿道结石多发生于男性,多位于前尿道,典型表现为排尿困难、点滴状排尿和尿痛等。尿道狭窄可表现为排尿不畅、尿线变细、滴沥、尿液混浊等。肾衰竭表现为全身症状。

96.【答案】A

【解析】初始血尿提示出血部位在尿道。终末血尿提示出血部位在后尿道、膀胱颈部或膀胱三角区。全程血尿提示出血部位在膀胱或其以上部位。

97.【答案】D

【解析】急性乳腺炎多见于产后哺乳期的妇女,往往发生在产后 3~4 周。临床表现:①局部,患侧乳房胀痛,局部红、肿、热,并有压痛性肿块,常伴患侧腋窝淋巴结肿大和触痛。②全身,随炎症发展,患者可有寒战、高热和脉搏加快等。该患者产后 24 天出现畏寒、发热、右侧乳房疼痛且皮肤红肿明显,有压痛性硬块,同侧腋窝淋巴结肿大,符合急性乳腺炎的临床表现。

98.【答案】C

【解析】动脉硬化性闭塞症静息痛期,病情继续发展,患肢无法得到最基本的血液供应时,因组织缺血或缺血性神经炎将出现持续剧烈性的疼痛,夜间更甚,疼痛时迫使患者屈膝护足而坐,无法入睡。

99.【答案】D

【解析】静脉曲张患者术后有出血时,应抬高患肢,包扎止血。

100.【答案】A

【解析】血栓闭塞性脉管炎营养障碍期最主要的临床表现是静息痛。

101.【答案】B

【解析】面部"危险三角区"的面疖如被挤压或处理不当,致病菌可经内眦静脉和眼静脉进入颅内,引起化脓性海绵状静脉窦炎。

102.【答案】A

【解析】疖的致病菌多为金黄色葡萄球菌或表皮葡萄球菌。

103.【答案】C

【解析】口底、颌下、颈部等的蜂窝织炎可影响患者呼吸,应注意观察患者有无呼吸费力、呼吸困难、窒息等症状,及时发现并处理。

104.【答案】C

【解析】网状淋巴管炎又称丹毒,临床表现为皮肤出现鲜红色片状红疹,略隆起,中间颜色稍淡,周围较深,边界清楚;局部有烧灼样疼痛,红肿区可有水疱,附近淋巴结常肿大、有触痛。

105.【答案】B

【解析】患脓性指头炎时,患指一旦出现搏动性疼痛、肿胀明显,应及时切开减压和引流,以免发生指骨坏死和骨髓炎。

106.【答案】B

【解析】股管几乎是垂直的,疝块在卵圆窝处向前转折时形成一锐角,且股环本身较小,周围多为坚韧的韧带,因此股疝容易发生嵌顿。

107.【答案】A

【解析】肋骨骨折处理原则为有效控制疼痛、肺部物理治疗和早期活动。处理闭合性骨折的措施为固定、镇痛、建立人工气道、预防感染等。

108.【答案】C

【解析】对于多根多处肋骨骨折且胸壁软化范围大、胸壁反常呼吸运动明显的患者,可在其患侧胸壁放置牵引支架,行牵引固定,或者用厚棉垫加压包扎,以减轻或消除胸壁的反常呼吸运动。

109.【答案】C

110.【答案】D

【解析】浅Ⅱ度烧伤患者需1~2周愈合,多有色素沉着,无瘢痕。

111.【答案】C

112.【答案】C

【解析】感染性休克的处理原则:休克纠正前,着重纠正休克,同时控制感染;休克纠正后,着重控制感染。

113.【答案】C

【解析】感染性休克患者应用糖皮质激素,一般主张早期、大剂量、短程治疗,使用剂量可达正常剂量的10~20倍,但连续使用时间不宜超过48 h。

114.【答案】D

【解析】该患者即将出现休克。对于休克患者的治疗原则是尽早去除病因,迅速恢复有效循环血量。根据题干中"血尿消失"可知目前病因已经去除,所以此时要进行抗休克治疗。

115.【答案】C

【解析】血栓闭塞性脉管炎是一种累及血管的炎症性、节段性和周期性发作的慢性闭塞性疾病。多侵袭四肢中小静脉,以下肢静脉多见,病变常由肢体远端向近端呈节段性发展。

116.【答案】C

【解析】血栓闭塞性脉管炎局部缺血期可出现动脉硬化性闭塞症Ⅰ期(患肢麻木,发凉,行走易疲劳,颜色苍白,脚趾有针刺样感)及间歇性跛行的临床表现。此外,此期还可表现为反复发作的游走性血栓性静脉炎,即表浅静脉发红、发热、呈条索状,且有压痛。

117.【答案】D

【解析】"5P"征:疼痛、感觉异常、麻痹、苍白及脉搏消失。

118.【答案】D

【解析】主动脉夹层动脉瘤易发生主动脉夹层破裂,因此死亡率极高。

119.【答案】B

【解析】该患者间歇性跛行1年,患高脂血症8年,吸烟史30年,患肢皮温低,考虑为动脉硬化性闭塞症。Buerger试验即肢体抬高试验,对动脉硬化性闭塞症具有诊断意义。

120.【答案】C

【解析】下肢静脉曲张早期表现为下肢沉重、酸胀、乏力和疼痛;后期表现为下肢静脉曲张,血管隆起、蜿蜒成团。如肢体营养不良,可表现为色素沉着,溃疡,湿疹样改变。此外,还有常见并发症,如:①血栓性静脉炎,主要是血流缓慢引起血栓形成,炎症消退后遗有局部硬结并与皮肤粘连;②曲张静脉破裂出血,主要是由于皮下淤血,局部血管压力过大或皮肤溃疡出血。

121.【答案】D

【解析】肾损伤患者应绝对卧床休息2~4周,待病情稳定、血尿消失后方可离床活动。

122.【答案】B

【解析】机械性肠梗阻可见肠型和蠕动波,肠鸣音亢进,有气过水声。麻痹性肠梗阻时,肠鸣音减弱或消失。

123.【答案】B

【解析】脑脊液鼻漏时,禁忌堵塞、冲洗、滴药入鼻腔和耳道。

124.【答案】B

【解析】帽状腱膜下血肿时,出血弥散在帽状腱膜下疏松组织层内,血肿易扩展,甚至可充满整个帽状腱膜下层,触诊可扪及波动感。

125.【答案】A

【解析】颅内血肿时,由于血肿直接压迫脑组织,引起局部脑功能障碍及颅内压增高,如不能及时诊断处理,多可因颅内压进行性增高,形成脑疝而危及患者生命。

126.【答案】C

【解析】头皮裂伤的处理原则为局部压迫止血,争取在 24 h 内清创缝合。即使受伤已超过 24 h,只要无明显感染征象,仍可彻底清创进行一期缝合。

127.【答案】C

【解析】神经上皮组织肿瘤是颅内最常见的肿瘤。

128.【答案】A

【解析】手外伤彻底清创一般争取在伤后 6~8 h 内进行。

129.【答案】B

【解析】尺神经损伤主要表现为环指、小指掌指关节过伸,指间关节屈曲,呈"爪形手"畸形。

130.【答案】D

【解析】手外伤术后应用石膏托将手固定于功能位,而非伸直位。

131.【答案】B

【解析】正常血清钾浓度为 3.5 ~ 5.5 mmol/L,低于 3.5 mmol/L 为低钾血症,高于 5.5 mmol/L 为高钾血症。

132.【答案】C

【解析】完全离断的肢体,原则上不做任何无菌处理,禁忌用任何液体冲洗、浸泡或涂药。运送距离近的,可将离断的肢体用无菌敷料或清洁布类包好,与患者一起送往医院。运送距离远的,对断肢(指)进行干燥冷藏法保存。避免断肢(指)与冰块直接接触而造成冻伤。

133.【答案】C

【解析】腰痛伴坐骨神经痛是腰椎间盘突出症的典型症状。超过 90% 的患者有腰痛表现,也是最早出现的症状。一侧下肢坐骨神经区域放射痛是腰椎间盘突出症的主要症状。

134.【答案】A

【解析】大多数颈椎间盘突出发生在第 5、6 颈椎。

135.【答案】D

【解析】成人择期手术前禁食 8~12 h,禁饮 4 h,目的是防止麻醉或术中呕吐引起窒息或吸入性肺炎。

136.【答案】C

【解析】胃肠减压管在肠功能恢复、肛门排气后可拔除。

137.【答案】D

【解析】脑疝是颅内压升高到一定程度,尤其是局部占位性病变使颅内各分腔之间的压力分布不均,脑组织从高压区向低压区移位,部分脑组织血管、神经等被挤入颅内生理性或病理性间隙或孔道中而产生的。

138.【答案】C

【解析】垂头仰卧位适用于颈部手术。半坐卧位适用于鼻、咽部手术。水平仰卧位适用于胸部、腹部、下肢等手术。上肢外展仰卧位适用于上肢、乳房手术。

139.【答案】A

【解析】遵医嘱补钾时应注意遵循以下原则：①尽量口服补钾。②补钾不宜过早，每小时尿量>40 ml 或每天尿量>500 ml 时方可补钾。③浓度不宜过高，静脉补钾时浓度不宜超过 0.3%。④速度不宜过快，成人静脉补钾的速度不宜超过 60 滴/分，严禁直接静脉注射氯化钾溶液，以免血钾突然升高导致心搏骤停。⑤总量不宜过多。

140.【答案】C

【解析】留置胆管内的 T 形管可在术后 2 周左右拔除。

141.【答案】B

【解析】术前血压在 160/100 mmHg 以下者可不做特殊准备。若血压高于180/100 mmHg，术前应选用合适的降压药物。

142.【答案】B

【解析】术后 3~6 天出现发热或体温降至正常后再度发热，应警惕继发感染的可能。

143.【答案】C

【解析】多翻身，多做深呼吸、鼓励咳嗽是预防术后肺不张最主要的护理措施。

144.【答案】D

【解析】犬咬伤的局部处理：咬伤后迅速彻底清洗伤口。浅小伤口用 2%碘酊和 75%乙醇溶液常规消毒处理；深大伤口需立即彻底清创，用大量生理盐水、稀释的碘伏溶液冲洗伤口后，再用 0.1%苯扎溴铵或 3%过氧化氢溶液充分清洗，伤口应开放引流，不予缝合或包扎。

145.【答案】C

【解析】甲沟炎出现脓液时应立即切开引流，若未及时切开排脓，感染向深层蔓延可形成指头炎或指甲下脓肿，若处理不当可发展为慢性甲沟炎或指骨骨髓炎。

146.【答案】B

【解析】休克加重时患者脉搏细弱，甚至摸不到。常用以下公式计算：休克指数=脉率/收缩压（mmHg）。休克指数≥1.0 提示休克，休克指数>2.0 提示严重休克。本题中，该患者休克指数=117/90=1.3。

147.【答案】A

【解析】肩关节脱位后，关节盂空虚，肩峰明显突出，肩部失去正常饱满圆钝的外形，呈"方肩"畸形。

148.【答案】D

【解析】膀胱刺激征表现为尿频、尿急、尿痛，是肾结核的典型症状。

149.【答案】D

150.【答案】D

【解析】该患者出现了典型的中间清醒期,应考虑其为硬脑膜外血肿。硬脑膜外血肿患者由于动眼神经受压,会出现患侧瞳孔散大,对侧肢体偏瘫进行性加重。该患者为右侧瞳孔散大,左侧偏瘫,因此可推断为右侧硬脑膜外血肿。

151.【答案】C

152.【答案】B

【解析】手外伤现场急救的处理原则包括止血、创口包扎、局部固定和迅速转运。

153.【答案】D

【解析】破伤风发作期典型症状是肌肉紧张性收缩,初为咀嚼肌,以后依次为面肌、颈项肌、背腹肌、四肢肌群、膈肌和肋间肌。在肌肉紧张性收缩的基础上,任何轻微的刺激,如光线、声音、接触、饮水等,均可诱发全身肌群发生强烈的阵发性痉挛。发作时患者意识清楚,十分痛苦。强烈肌痉挛可致肌肉断裂,甚至骨折。

154.【答案】B

【解析】根据题干提示,考虑该患者出现呼吸道梗阻并发症,该患者呼吸急促有鼾声,出现了鼻翼扇动和三凹征,为上呼吸道梗阻的表现。上呼吸道梗阻常见的原因有舌后坠、口腔分泌物阻塞、异物阻塞、喉头水肿、喉痉挛等。

155.【答案】C

【解析】痈指相邻近的多个毛囊及周围组织的急性化脓性感染,也可由多个疖融合而成。其治疗方法:早期可用50%硫酸镁或75%乙醇溶液湿敷,或者用鱼石脂软膏、金黄散外敷,促进炎症消退,减轻疼痛。已有溃破者需及时切开引流,一般用"+"或"++"形切口,清除坏死组织,脓腔内填塞生理盐水或凡士林纱条。术后24 h更换敷料,改呋喃西林纱条湿敷抗感染。

156.【答案】B

【解析】舌后坠属于上呼吸道梗阻中的机械性梗阻,当出现舌后坠时,应迅速将患者的下颌托起,放入口咽或鼻咽通气管,以清除咽喉部的分泌物和异物。喉头水肿者,遵医嘱给予糖皮质激素;喉痉挛者,应解除诱因、加压给氧,必要时行气管插管。

157.【答案】C

【解析】B超是肾结石重要的筛查手段,能显示结石的特殊声影。

158.【答案】D

【解析】腹部压痛、腹肌紧张和反跳痛是腹膜炎的标志性体征,腹胀加重是急性化脓性腹膜炎病情恶化的重要体征标志。

159.【答案】A

【解析】应使脑脊液漏者取半坐卧位,头偏向患侧,目的是借助重力作用使脑组织移向颅底,使脑膜逐渐形成粘连而封闭脑膜破口,待脑脊液漏停止3~5天后可改为平卧位。

160.【答案】A

【解析】术前,测量血压在160/100 mmHg以下者可不做特殊准备。若血压高于180/100 mmHg,术前应选择合适的降压药物,从而使血压稳定在一定的水平,但不要求降到正常后才做手术。

161.【答案】B

【解析】手足抽搐是血钙降低的表现,甲状旁腺是体内调节钙、磷代谢的重要内分泌器官,甲状腺功能亢进患者行甲状腺次全切除术时易伤及甲状旁腺,导致钙、磷代谢失调,造成低钙血症。

162.【答案】A

【解析】甲胎蛋白是诊断原发性肝细胞癌最常用的方法和最有价值的肿瘤标志物。

163.【答案】B

【解析】化疗患者感染的预防:每周查 1 次血常规,白细胞计数低于 $3.5 \times 10^9/L$ 者应遵医嘱停药或减量;血小板计数低于 $80 \times 10^9/L$,白细胞计数低于 $1.0 \times 10^9/L$ 时,应做好保护性隔离,预防交叉感染的发生。

164.【答案】B

【解析】放疗时,应监测患者有无感染症状和体征,每周查 1 次血常规。发现白细胞计数低于 $3 \times 10^9/L$ 和血小板计数低于 $80 \times 10^9/L$ 时,需暂停治疗。

165.【答案】C

【解析】小脑幕切迹疝的临床表现:颅内压增高症状,头痛加重,呕吐频繁。瞳孔改变,患侧瞳孔变小,对光反射迟钝。病情加重后,患侧瞳孔逐渐散大,对光反射消失,上睑下垂,眼球外斜。运动障碍,病变对侧肢体的肌力减弱或麻痹,病理征阳性。意识改变,进行性意识障碍,患者可出现嗜睡、浅昏迷至深昏迷。

166.【答案】D

【解析】发热是术后患者最常见的症状。由于手术创伤的反应,术后患者的体温可略升高 0.1～1 ℃,一般不超过 38 ℃,称之为外科手术热或吸收热,术后 1～2 天逐渐恢复至正常。

167.【答案】C

168.【答案】C

【解析】肠造口的患者宜进食高蛋白、高热量、富含维生素的少渣食物,适量进食含膳食纤维的食物,少食会产生刺激性气味或胀气的食物,多饮水。

169.【答案】C

【解析】该患儿考虑为胸部损伤,发生张力性气胸,应迅速排气减压。

170.【答案】D

【解析】脑震荡患者伤后立即出现短暂的意识丧失,一般持续时间不超过 30 min,同时伴有面色苍白、出冷汗、血压下降、脉弱、呼吸浅慢等自主神经和脑干功能紊乱的表现。清醒后常有逆行性遗忘,患者出现头痛、头晕、失眠、情绪不稳定、记忆力减退等症状,一般可持续数天或数周。神经系统检查无明显阳性体征,脑脊液检查示颅内压和脑脊液均在正常范围。

171.【答案】A

【解析】急性颅内压增高后导致脑疝,患者出现呼吸衰竭而死亡。

172.【答案】B

【解析】头痛、呕吐和视神经盘水肿是颅内压增高的典型临床表现,称为颅内压增高"三主征"。

173.【答案】D

【解析】根据该患者呕吐、腹泻、血压降低、皮肤弹性差,以及血清钠浓度,可诊断为等渗性缺水。等渗性缺水表现为水和钠成比例丢失,血清钠浓度和细胞外液渗透压维持在正常范围。常见的病因有消化液急性丧失,如急性腹泻、大量呕吐等。

174.【答案】D

【解析】甲状腺切除术后易发生喉返神经损伤或喉上神经损伤。喉返神经损伤:多数由手术时损伤,如神经被切断、缝扎、钳夹或牵拉过度所致。单侧喉返神经损伤引起声音嘶哑;双侧喉返神经损伤可导致失声或严重的呼吸困难,甚至窒息。喉上神经损伤:多由处理甲状腺伤口时损伤喉上神经内支(感觉)或外支(运动)所致。外支受损可使环甲肌瘫痪,引起声带松弛和声调降低;内支受损会使喉部黏膜感觉丧失,在进食,特别是饮水时,患者因喉部反射性咳嗽的丧失而易发生误咽或呛咳。

175.【答案】A

176.【答案】A

【解析】骨盆骨折时,骨折片可直接刺破膀胱壁。膀胱损伤所导致的休克多为合并骨盆骨折导致的剧痛、大出血所致。

177.【答案】D

【解析】泌尿系统结石非手术治疗患者,护士应指导其每天饮水 2 500~3 000 ml。

178.【答案】C

【解析】切口裂开以腹部及邻近关节处多见,常在术后 1 周或拆除皮肤缝线后 24 h 内发生。患者可在一次突然用力时,自觉切口剧痛,随即从切口处流出淡红色液体,敷料被浸湿。

179.【答案】A

【解析】结石可引起局部损伤、梗阻、感染,梗阻与感染也可使结石增大,三者互为因果,从而加重泌尿系统损害。

180.【答案】C

【解析】肾损伤患者大多有血尿,但血尿与损伤程度并不一致。肾挫伤或肾部分裂伤可引起明显肉眼血尿;而肾血管断裂、输尿管断裂或血块堵塞输尿管,可能仅表现为镜下血尿,甚至无血尿。

181.【答案】B

【解析】肾损伤非手术治疗者需绝对卧床休息 2~4 周,待病情稳定、血尿消失后,患者可离床活动。肾损伤后需经 4~6 周才趋于愈合,过早、过多离床活动有可能致再度出血。

182.【答案】D

【解析】胆道 T 管引流拔管指征:若 T 管引流出的胆汁色泽正常,且引流液的量逐渐减少,可在术后 10~14 天,试行夹管 1~2 天;夹管期间若无发热、腹痛、黄疸等症状,可经 T 管做胆道造影,造影后持续引流 24 h 以上;如胆道通畅,无结石或其他病变,再次夹闭 T 管 24~48 h,患者无不适,可为其拔管。腹腔引流管拔管指征:引流液的量每天 < 10 ml 且非脓性,无发热,无腹胀,白细胞计数恢复正常时,可考虑拔除。

183.【答案】D

【解析】腹股沟斜疝疝囊经过腹壁下动脉外侧的腹股沟管深环(内环)突出,向内、向下、向前斜行经过腹股沟管,再穿出腹股沟管浅环(皮下环),并可进入阴囊。腹股沟直疝疝囊经过腹壁下动脉内侧的直疝三角区直接由后向前突出,不经过内环,也不进入阴囊。

184.【答案】A

【解析】嵌顿性疝原则上需紧急手术治疗,以防疝内容物坏死并解除伴发的肠梗阻。绞窄性疝的内容物已坏死,更需紧急手术治疗。

185.【答案】B

【解析】急性蜂窝织炎指皮下、筋膜下、肌间隙或深部疏松结缔组织的急性弥漫性化脓性感染。病变位于特殊部位时应预防窒息,如口底、颌下、颈部等的蜂窝织炎可影响患者呼吸,在护理过程中应注意观察患者有无呼吸费力、呼吸困难、窒息等症状,及时发现并进行处理;警惕喉头痉挛的突然发生,做好气管插管等急救准备。

186.【答案】A

【解析】腹外疝内容物是进入疝囊的腹内脏器或组织,以小肠最常见,大网膜次之。

187.【答案】A

【解析】1 岁以下婴儿腹股沟斜疝可暂不手术。因为婴幼儿腹肌可随躯体生长逐渐强壮,疝有自行消失的可能。可采用棉线束带或绷带压住腹股沟管深环,防止疝块突出。

188.【答案】A

【解析】胆囊结石指发生在胆囊内的结石,主要为胆固醇结石等。胆囊结石是综合性因素作用的结果,主要与胆汁中胆固醇过饱和、胆固醇成核过程异常及胆囊功能异常有关。这些因素引起胆汁的成分和理化性质发生变化,使胆汁中的胆固醇呈过饱和状态,沉淀、析出结晶而形成结石。

189.【答案】C

【解析】墨菲(Murphy)征阳性是急性胆囊炎的典型体征。

190.【答案】C

【解析】急性胰腺炎患者的血清淀粉酶在发病数小时开始升高,24 h 达高峰,持续 4~5 天后逐渐降到正常;尿淀粉酶在发病 24 h 后开始升高,48 h 达高峰,持续 1~2 周后恢复至正常。

191.【答案】B

192.【答案】D

【解析】急性胆囊炎的临床表现:①右上腹部疼痛,开始时仅有胀痛不适,逐渐发展为阵发性绞痛;常在饱餐、进食油腻食物后或夜间发作;疼痛可放射到右肩、肩胛和背部。②腹痛发作时常伴有恶心、呕吐、厌食、便秘等消化道症状。③发热,常为轻度至中度发热。④墨菲(Murphy)征阳性。

193.【答案】D

【解析】急性阑尾炎腹痛的典型表现为转移性右下腹疼痛,疼痛发作多始于上腹部,逐渐移向脐周,位置不固定,6~8 h后疼痛转移并局限于右下腹。

194.【答案】A

【解析】胆总管下端有阻塞时,T管引流出的胆汁增多。

195.【答案】D

【解析】破伤风抗毒素是一种含能中和破伤风外毒素的特异性抗体的血清,可用于破伤风梭菌感染的预防和治疗。

196.【答案】C

【解析】吗啡可引起Oddi括约肌张力增高,需谨慎使用。

197.【答案】B

【解析】胆道蛔虫病患者肠道内的蛔虫上行钻入胆道,机械性刺激引起Oddi括约肌痉挛,从而出现上腹部剧痛。

198.【答案】C

【解析】急性阑尾炎患者和脾破裂出血患者表现为持续性腹痛。溃疡病穿孔患者表现为刀割样剧烈腹痛。机械性肠梗阻患者表现为阵发性绞痛。

199.【答案】D

【解析】"症征不符"是胆道蛔虫病的特点,即剧烈的腹痛与较轻的腹部体征不相称。

200.【答案】C

【解析】单纯性肠梗阻只有肠内容物通过受阻,而无肠管血运障碍。绞窄性肠梗阻伴有肠管血运障碍。

201.【答案】C

【解析】胆道疾病和过量饮酒是急性胰腺炎最常见的两个病因,在我国以胆道疾病为主。

202.【答案】A

【解析】甲状腺功能亢进患者手术治疗的适应证:①继发性甲状腺功能亢进或高功能腺瘤;②中度以上的原发性甲状腺功能亢进;③腺体较大,伴有压迫症状或胸骨后甲状腺肿;④抗甲状腺药物或 ^{131}I 治疗后复发者;⑤妊娠早、中期的甲状腺功能亢进患者具有上述指征者。轻度甲状腺功能亢进可以先进行药物治疗,药物治疗无效时,再采用手术治疗。

203.【答案】A

【解析】甲状腺功能亢进患者肠蠕动亢进,腹泻、排便次数增多。

204.【答案】D

【解析】基础代谢率(%)=(脉率+脉压)-111,正常值为±10%。增高到+20%~+30%

为轻度甲状腺功能亢进,+30%～+60%为中度甲状腺功能亢进,+60%以上为重度甲状腺功能亢进。

205.【答案】D

【解析】基础代谢率(BMR)测定:BMR＝(脉率+脉压)－111。

206.【答案】D

【解析】甲状腺切除术前通过药物降低基础代谢率是甲状腺功能亢进患者手术准备的重要环节。如果术前准备不充分,甲状腺功能亢进状未能很好地控制,易导致甲状腺危象的发生。

207.【答案】D

【解析】碘剂的作用是抑制蛋白水解酶,减少甲状腺球蛋白的分解,逐渐抑制甲状腺素的释放。发生甲状腺危象时,使用碘剂的主要目的是抑制甲状腺素的释放,降低循环血液中的甲状腺素水平。

208.【答案】D

【解析】甲状腺切除术前指导患者练习头、颈过伸位,每天数次,以适应术中体位变化。

209.【答案】D

【解析】甲状腺功能亢进患者神经兴奋性增高,会出现性情急躁、易激惹、失眠等症状。嗜睡不是甲状腺功能亢进的临床表现。

210.【答案】D

【解析】甲状腺显著肿大可引起压迫症状,如压迫气管出现呼吸困难或咳血,压迫食管引起吞咽困难,压迫喉返神经引起声音嘶哑。单纯性突眼与发生甲状腺功能亢进时交感神经兴奋性增高有关,浸润性突眼与眶后组织的自身免疫炎症有关。

211.【答案】B

【解析】甲状腺功能亢进患者情绪稳定,睡眠好转,体重增加,脉率稳定在每分钟90次以下,脉压恢复正常,基础代谢率(BMR)＜+20%,便可进行手术。

212.【答案】C

【解析】破伤风的潜伏期通常是7～8天,最短为24 h,最长可达数月。潜伏期越短,预后越差。

213.【答案】C

【解析】甲状腺切除术后喉上神经内支损伤时,咽喉黏膜感觉丧失,患者进食特别是进水时,丧失喉部的反射性咳嗽,易引起误咽和呛咳。

214.【答案】C

【解析】基础代谢率(%)＝(脉压+脉率)－111。根据题干,该患者脉压＝150－90＝60 mmHg,因此基础代谢率(%)＝(60+100)－111＝49%。

215.【答案】A

【解析】甲状腺切除术后会发生呼吸困难和窒息,发生的原因:①出血及血肿压迫气管;②喉头水肿;③气管塌陷;④声带麻痹。题干中描述该患者颈部切口下肿胀,故窒息的可能原因是血肿压迫气管。

216.【答案】A

【解析】该患者行甲状腺切除术后出现手足抽搐,说明甲状旁腺受损,发生了低血钙的症状,最有效、便捷的方法是予以 10% 的葡萄糖酸钙或氯化钙 10 ml 静脉推注。

217.【答案】D

【解析】破伤风梭菌具有传染性,应严格执行接触隔离制度,所有器械、敷料要专用,器械使用后予以灭菌处理,用后的敷料须焚烧处理。

218.【答案】A

【解析】感染性休克指由于病原体(如细菌、真菌或病毒等)侵入人体,向血液内释放内毒素,导致循环障碍、组织灌注不良而引起的休克,主要致病菌为革兰阴性菌,因该类细菌可释放大量内毒素而导致休克,故又称为内毒素休克。

219.【答案】B

【解析】该患者血清钠浓度为 160 mmol/L,可诊断为高渗性缺水。护士应鼓励该患者多饮水,遵医嘱静脉输注 5% 葡萄糖溶液或 0.45% 氯化钠溶液,补充已丧失的液体。

220.【答案】A

【解析】烧伤面积的估计:成人双上肢的面积为 18%(双手 5%,双前臂 6%,双上臂 7%),双下肢面积为 46%(双臀 5%,双大腿 21%,双小腿 13%,双足 7%)。烧伤深度目前普遍采用 3 度 4 分法,即Ⅰ度、浅Ⅱ度、深Ⅱ度、Ⅲ度。其中,Ⅰ度及浅Ⅱ属浅度烧伤;深Ⅱ度和Ⅲ度烧伤属深度烧伤。Ⅰ度烧伤表现为皮肤红斑,干燥、灼痛,无水疱。浅Ⅱ度烧伤表现为红肿明显,疼痛剧烈;有大小不一的水疱,疱壁薄,创面基底潮红。深Ⅱ度烧伤表现为水肿明显,痛觉迟钝,有拔毛痛,水疱较小,疱壁较厚,创面基底发白或红白相间。Ⅲ度烧伤表现为痛觉消失,创面无水疱,干燥如皮革样坚硬,呈蜡白或焦黄色甚至炭化,形成焦痂。所以该患者烧伤面积约为 25%,深度为浅Ⅱ度烧伤。

221.【答案】D

【解析】判断液体复苏有效的指标:①成人每小时尿量为 30~50 ml,小儿每千克体重每小时尿量不低于 1 ml;②患者安静,无烦躁不安;③无明显口渴;④脉搏、心跳有力,成人脉率<120 次/分,小儿脉率<140 次/分;⑤收缩压维持在 90 mmHg 以上,脉压>20 mmHg,中心静脉压为 5~12 cmH$_2$O;⑥呼吸平稳。

222.【答案】A

【解析】狂犬病患者应采取的隔离方式是接触隔离。接触患者时应戴口罩、穿隔离衣、戴手套。

223.【答案】A

【解析】预防性手术用于治疗癌前病变,防止其发生恶变或发展为进展期癌;根治性手术指切除全部肿瘤组织以求达到彻底治愈的目的;诊断性手术指通过不同方式获取肿瘤组织标本并进行病理学检查,明确诊断后再进行相应的治疗;姑息性手术属于减轻或解除症状,而非根治性的手术。

224.【答案】A

【解析】患者在手术前难免有紧张、恐惧、焦虑情绪,与罹患疾病、接受麻醉和手术、担心预后及住院费用高、医院环境陌生等有关。

225.【答案】C

【解析】颅盖凹陷骨折是否需要进行手术,通常认为以下情况,应进行手术治疗,将陷入的骨折片撬起复位,或摘除碎骨片后做颅骨成形术:①凹陷深度>1 cm;②位于重要功能区;③骨折片刺入脑内;④骨折引起瘫痪、失语等功能障碍或局限性癫痫。非功能区的轻度凹陷,或无脑受压症状的静脉窦处凹陷骨折,不应进行手术。

226.【答案】D

【解析】急性乳腺炎多见于产后哺乳期的妇女,尤其以初产妇多见,往往发生在产后3~4周。

227.【答案】D

【解析】由题干可判断,该患者发生了急性乳腺炎。已形成脓肿者,应及时在超声引导下穿刺以抽吸脓液,必要时可切开引流,切口应与乳头呈放射方向,避开乳晕。乳房后脓肿或乳房深部脓肿,可在乳房下缘做弧形切口。

228.【答案】A

【解析】乳腺癌根治术后1周皮瓣基本愈合后,可指导患者开始做肩关节活动,以肩部为中心,前后摆臂。

229.【答案】A

【解析】胸腔闭式引流的作用:引流胸膜腔内积气、血液和渗液;重建胸膜腔内负压,保持纵隔的正常位置;促进肺复张。胸腔闭式引流不能防止出血。

230.【答案】D

【解析】开放性气胸:损伤后胸壁伤口或软组织缺损持续存在,胸膜腔和外界大气相通,空气可随呼吸自由进出胸膜腔。该患者胸部流血不止,脉搏细速,血压下降,是低血容量性休克的表现,提示出现血胸。

231.【答案】C

【解析】对于多根多处肋骨骨折且胸壁软化范围小、反常呼吸运动不明显的患者,为减少肋骨断端的活动,减轻疼痛,可直接使用弹性胸带固定或采用多带条胸带或宽胶布条叠瓦式固定胸廓。

232.【答案】D

【解析】腹腔穿刺若抽出不凝固血液,则提示有腹内实质性脏器或大血管破裂所导致的内出血,因腹膜的去纤维作用使血液不凝固。实质性脏器包括肝、脾、胰、肾、睾丸、卵巢等。

233.【答案】C

【解析】早期倾倒综合征:多发生在进食后半小时内,患者出现腹部胀痛不适、恶心、呕吐、腹泻、心悸、出汗、心动过速等胃肠道或循环系统症状。吻合口瘘:多于术后1周内发生,患者出现全身中毒症状(如高热、心动过速等)、腹膜炎,以及腹腔引流出含有肠内容物的混浊液体。吻合口梗阻:进食后上腹部饱胀感和溢出性呕吐,呕吐物含或不含有胆汁。晚期倾倒综合征:餐后 2~4 h 患者有面色苍白、心慌、手颤、出冷汗、无力,甚至虚脱等表现。

234.【答案】D

【解析】深静脉通畅试验:检查深静脉是否通畅的方法。患者先取站立位,在腹股沟下方扎止血带以压迫大隐静脉,待静脉充盈后,让患者连续下蹲 10 余次,若曲张的静脉充盈度明显减轻或消失,则提示深静脉通畅;若曲张的静脉充盈度加重,则提示深静脉阻塞。

235.【答案】C

【解析】对于破伤风患者应采取积极的综合治疗措施,包括消除毒素来源、中和游离毒素、控制和解除肌痉挛、防治并发症。其中,控制和解除肌痉挛是治疗的重要环节。

236.【答案】C

【解析】钙与钾有对抗作用,能缓解 K^+ 对心肌的毒性作用。高钾血症患者若心电图显示情况严重、出现心律失常,可将 20 ml 的 10% 葡萄糖酸钙加入等量的 25% 葡萄糖溶液中,缓慢静脉推注,必要时可重复。

237.【答案】C

【解析】大肠癌的病因至今尚不明确,可能与下列因素有关。①饮食因素:与摄入高蛋白、高脂肪、低纤维饮食有一定关系,摄入过多的腌制和油煎炸食物可能会增加致癌风险。②遗传因素:遗传对于大肠癌的发病有很大影响,常见的有家族性肠息肉病等。③癌前病变:家族性肠息肉病已被公认为癌前病变,此外,溃疡性结肠炎、血吸虫性肉芽肿、大肠腺瘤等均与大肠癌的发生有较密切的关系。

238.【答案】C

【解析】肛裂典型的临床表现是疼痛、便秘、出血。疼痛为主要症状,一般较剧烈,有典型的周期性。排便时因粪便擦伤溃疡表面或撑开肛管撕拉裂口会有少量出血,故在粪便表面可见少量鲜血。内痔以便血和痔脱出为主要临床表现,其便血特点为无痛性间歇性的便后出血。

239.【答案】B

【解析】肝外胆管结石 Charcot 三联征,即腹痛、寒战高热、黄疸。胰腺癌患者早期出现上腹不适,或钝痛、隐痛、胀痛;中晚期出现持续性剧烈疼痛,向腰背部放射,日夜不止。急性胆囊炎患者腹痛常发生于饱餐、进食油腻食物后,表现为右上腹部胀痛不适,之后可逐渐发展至阵发性绞痛,可放射至右肩、肩胛、背部,其典型体征是 Murphy 征阳性。肝癌患者肝区疼痛多为右上腹或中、上腹持续性胀痛、钝痛或刺痛,于夜间或劳累后加重。

240.【答案】D

【解析】桡骨远端伸直型骨折(Colles 骨折)侧面观呈"银叉样"畸形,正面观呈"枪刺样"畸形。屈曲型骨折(Smith 骨折)者腕部出现下垂畸形。

多项选择题

1. 【答案】ABD

【解析】患者术后24 h内体温过高(>39 ℃),常见原因为代谢性或内分泌异常、低血压、肺不张或输血反应等。

2. 【答案】BCE

【解析】颅脑手术者,如无休克或昏迷,可取15°~30°头高足低斜坡卧位;颈、胸部手术者,取高半坐卧位,以利呼吸和引流;腹部手术者,取低半坐卧位或斜坡卧位,以减小腹壁张力,便于引流,并可使腹腔渗血、渗液流入盆腔,避免形成膈下脓肿;脊柱或臀部手术者,取俯卧或仰卧位;全麻未清醒者,取平卧位,头偏向一侧,使口腔分泌物或呕吐物易于流出,避免误吸。

3. 【答案】ABC

【解析】膀胱刺激症状包括尿频、尿急、尿痛。

4. 【答案】BCD

【解析】动脉压升高并伴心率减慢、心搏出量增加和呼吸深慢的三联反应,即为库欣反应。

5. 【答案】ABCE

【解析】胃管脱出后应严密观察病情,不应盲目插入,以免戳穿吻合口,造成吻合口瘘。

6. 【答案】BCDE

【解析】颅底骨折患者预防脑脊液逆流的措施:禁忌堵塞、冲洗、滴药入鼻腔;严禁经鼻腔置管(胃管、吸痰管、鼻导管),禁忌行腰椎穿刺;避免用力咳嗽、打喷嚏和擤鼻涕;避免挖耳、抠鼻;避免屏气排便。清洁、消毒鼻前庭,以预防颅内感染。

7. 【答案】ABCE

【解析】淹溺者一旦被救离水中,即应遵循标准基础生命支持顺序进行,首先检查患者的反应,开放气道,检查有无生命迹象。迅速清除口、鼻腔中的污水、污物、分泌物及其他异物,有义齿者取出,并将舌拉出,对牙关紧闭者,可先捏住两侧颊肌再用力将口启开,松解领口和紧裹的内衣、腰带,保持呼吸道通畅。清理呼吸道后应尽快为患者实施心肺复苏。淹溺后是否控水尚有争议,但一旦淹溺者无自主呼吸,应立即行心肺复苏,不应因控水而延误心肺复苏。

8. 【答案】AB

【解析】急性胰腺炎腹痛的特点:常于饱餐和饮酒后突然发作,腹痛剧烈,呈持续性、刀割样疼痛。疼痛位于上腹正中偏左,严重时两侧腰背部有放射痛,以左侧为主。恶心、呕吐发作较早且频繁,但呕吐后腹痛不缓解。

9. 【答案】ABC

【解析】有机磷农药中毒患者烟碱样症状:临床表现为颜面、眼睑、舌、四肢和全身横纹肌发生肌纤维颤动,甚至出现强直性痉挛。患者常有肌束颤动、牙关紧闭、抽搐、全身紧束压迫感,后期可出现肌力减退和瘫痪,甚至呼吸肌麻痹,引起周围性呼吸衰竭。流涎、瞳孔缩小为毒蕈碱样症状。

10.【答案】ACD

【解析】若 T 管引流出的胆汁色泽正常,且引流量逐渐减少,可在术后 10～14 天试行夹管 1～2 天,夹管期间无其他特殊情况发生,可经 T 管做胆道造影,造影后持续引流 24 h 以上,如胆道通畅,再次夹管 1～2 天,患者无不适,即可拔管。引流液中有血凝块、絮状物、泥沙样结石时要定时挤捏,防止管道阻塞。必要时用生理盐水低压冲洗或用 50 ml 注射器负压抽吸,操作时需注意避免诱发胆管出血。

11.【答案】ABCDE

【解析】腰椎麻醉的禁忌证:①中枢神经系统疾病,如脊髓病变、颅内高压者;②败血症、穿刺部位或附近皮肤有感染者;③休克、脊椎外伤或脊椎严重畸形者;④凝血功能障碍者;⑤精神疾病及不合作者等。

12.【答案】BD

【解析】血尿是膀胱癌最常见和最早出现的症状,典型血尿的特点为无痛性和间歇性。

13.【答案】BDE

【解析】泌尿系统结石患者大量饮水可稀释尿液、预防感染、促进排石。

14.【答案】ABC

【解析】脑震荡患者的护理措施:①遵医嘱对疼痛明显者给予镇静、镇痛药物。②给予心理护理,及时解答患者疑问,介绍相关知识,加强心理疏导,帮助其正确认识疾病,树立信心。③少数患者可合并严重颅脑损伤,故应密切观察其意识状态、生命体征和神经系统体征。④嘱患者保证充足的睡眠,避免过度用脑;适当增加体育锻炼,以舒缓运动为主,避免劳累;增加营养,补充健脑食品;等等。

15.【答案】ABCE

【解析】术后切口裂开的原因:营养不良者组织愈合能力差、缝合不当、切口感染或腹内压突然增高(如剧烈咳嗽、喷嚏、呕吐或严重腹胀)等。

16.【答案】BD

【解析】高渗性缺水常见的病因:①水分摄入不足,如吞咽困难,禁食,过分控制患者的入水量,鼻饲高浓度的肠内营养液,静脉注射大量高渗液体等;②水分丧失过多,如糖尿病患者因血糖未控制所致的高渗性利尿,大面积烧伤暴露疗法,高热患者大量出汗等。大创面的慢性渗液、慢性肠瘘和消化液持续丢失为低渗性缺水的常见原因。

17.【答案】ACDE

【解析】创伤修复的炎症反应阶段:伤后立即发生,常持续 3～5 天。

18.【答案】ABCD

【解析】腹腔内实质性脏器损伤的症状:有失血性表现,患者面色苍白、脉率加快,严重时脉搏微弱、血压不稳、尿量减少,甚至出现休克;出现腹痛,多呈持续性,一般不剧烈。

腹腔内实质性脏器损伤的体征:出现腹膜刺激征、移动性浊音阳性、腹部肿块、血尿等。弥漫性腹膜炎为腹腔内空腔脏器破裂的主要表现。

19.【答案】ABCE

【解析】急性乳腺炎的病因:①产后抵抗力下降;②乳汁过多、婴儿吸乳过少或乳管不通畅时,都可造成乳汁淤积;③细菌入侵,本病主要致病菌为金黄色葡萄球菌。

20.【答案】ABC

【解析】外科患者应激状态下机体代谢变化的特征:①静息能量消耗增加;②高血糖,伴胰岛素抵抗;③蛋白质分解加速,出现负氮平衡;④脂肪分解明显增加;⑤水、电解质及酸碱平衡失调,微量元素、维生素代谢紊乱。

21.【答案】ABC

【解析】硬膜外麻醉术中并发症:全脊椎麻醉;局麻药毒性反应;血压下降;呼吸抑制;恶心,呕吐。头痛常见于蛛网膜下腔麻醉术后。硬膜外血肿为硬膜外麻醉的术后并发症。

22.【答案】BD

【解析】深度烧伤创面是主要感染源,应防治感染,及早切痂或削痂,植皮处理。眼部烧伤的患者应及时用无菌棉签清除眼部分泌物,局部涂抹烧伤膏或用烧伤纱布覆盖加以保护,以使局部保持湿润。

23.【答案】BCDE

【解析】闭合性气胸肺萎陷在30%以下者为小量气胸,不需要做特殊处理,积气一般在1~2周内自行吸收,但应密切观察患者的病情变化。肺萎陷在30%~50%者为中量气胸,肺萎陷在50%以上者为大量气胸。中量或大量气胸者,可行胸腔穿刺抽尽积气以减轻肺萎陷,必要时行胸腔闭式引流术,排出积气,促使肺尽早膨胀。紧急封闭创口是开放性气胸首要的急救措施。迅速排气减压是张力性气胸致呼吸困难患者的首要处理措施。若胸腔引流管内持续不断溢出大量气体,呼吸困难未得到改善,肺膨胀困难,提示可能有肺和支气管的严重损伤,应考虑行开胸探查手术。

24.【答案】ABC

【解析】动脉硬化性闭塞症静息痛期:病情继续发展,患肢无法得到最基本的血液供应时,因组织缺血或缺血性神经炎将出现持续剧烈性的疼痛,夜间更甚,疼痛迫使患者屈膝护足而坐,使患者无法入睡,即使肢体处于休息状态时疼痛仍不止,称为静息痛,可在肢体抬高时加重,肢体下垂时减轻。

25.【答案】ABCDE

【解析】行胆囊切除术时,有下列情况应同时行胆总管探查术:①术前病史、临床表现或影像检查提示胆总管有梗阻,包括梗阻性黄疸,胆总管结石,反复发作胆绞痛、胆管炎、胰腺炎。②术中证实胆总管有病变,如胆总管内有结石、蛔虫、肿块。③胆总管扩张直径超过1 cm,胆囊壁明显增厚,发现胰腺炎或胰头肿物,胆管穿刺抽出脓性、血性胆汁或泥沙样胆色素颗粒。④胆囊结石小,有可能通过胆囊管进入胆总管。

26.【答案】ABCDE

【解析】甲状腺术后常见并发症有喉返神经损伤、喉上神经损伤、呼吸困难和窒息、甲状腺危象、甲状旁腺功能减退。

27.【答案】ABC

【解析】乳腺癌的转移途径:局部浸润,癌细胞沿导管或筋膜间隙蔓延,继而侵及 Cooper 韧带和皮肤;淋巴转移,乳腺癌患者淋巴结转移最常见于腋窝;血行转移,最常见的远处转移依次为肺、骨、肝。

28.【答案】ABC

【解析】绞窄性肠梗阻不仅有肠内容物通过受阻,同时有肠壁血运障碍;触诊可有固定压痛和腹膜刺激征;叩诊可有移动性浊音。

29.【答案】ABDE

【解析】该患者拟诊为急性胰腺炎,应进一步做血淀粉酶检测以确诊。因为血清淀粉酶在发病后数小时开始升高,而该患者的发病时间为 10 h,此时血清淀粉酶会升高,超过 500 U/dl 即可确诊。该患者有腹痛、呕吐等表现,应遵医嘱禁食并给予胃肠减压,目的是防止食物及胃液进入十二指肠,刺激胰腺分泌消化酶。可通过胃肠外静脉营养补充所需能量。为缓解疼痛,可协助患者膝盖弯曲,靠近胸部;按摩背部,增加舒适感。因该患者的表现不符合手术指征,目前不宜行手术治疗。

30.【答案】ABD

【解析】特异性感染是由结核分枝杆菌、破伤风梭菌、产气荚膜梭菌、炭疽杆菌、白念珠菌等特异性病原菌引起的感染。非特异性感染常见的致病菌有葡萄球菌、链球菌、大肠埃希菌、变形杆菌、铜绿假单胞菌、拟杆菌等。

31.【答案】ABE

【解析】为烧伤患者补液时应遵循"先晶后胶,先盐后糖,先快后慢"的输液原则,合理安排输液种类和输液速度,以使有效循环血量尽早恢复。

32.【答案】ACD

【解析】脑挫裂伤患者的临床表现:①意识障碍,是脑挫裂伤最突出的症状之一。②头痛、恶心、呕吐,是脑挫裂伤最常见的症状。③生命体征变化,轻度和中度脑挫裂伤患者的血压、脉搏、呼吸多无明显改变;严重脑挫裂伤患者,由于脑水肿和颅内出血引起颅内压增高,从而出现血压升高、脉搏缓慢、呼吸慢而深,严重者呼吸、循环功能衰竭。④局灶症状与体征,脑皮质受损时,伤后立即出现与脑挫裂伤部位相对应的神经功能障碍或体征。

33.【答案】ABCE

【解析】女性进行乳房自我检查时,20 岁以上女性应每月检查乳房一次。

34.【答案】ABD

【解析】不同类型肠梗阻的临床表现有各自的特点,但存在腹痛、呕吐、腹胀及停止排便、排气等共同表现。高位肠梗阻呕吐发生较早且频繁,呕吐物主要为胃及十二指肠内容物等。

35.【答案】ABDE

【解析】下肢深静脉血栓形成的患者的护理:①卧床休息1~2周,禁止热敷、按摩,避免活动幅度过大和用力排便,以免血栓脱落;②休息时患肢高于心脏平面20~30 cm,改善静脉回流,减轻水肿和疼痛;③下床活动时,穿医用弹力袜或用弹力绷带,使用时间因栓塞部位而异,周围型血栓形成使用1~2周,中央型血栓形成使用3~6个月;④宜进食低脂肪、高纤维食物。

判断题

1.【答案】√
2.【答案】√
【解析】胸部损伤的处理原则:以抢救生命为首要原则,其次是修复损伤的组织器官和恢复生理功能。
3.【答案】×
【解析】痔切除术后24 h内患者可在床上活动四肢、翻身等,24 h后可适当下床活动,逐渐延长活动时间,并进行轻体力活动。
4.【答案】√
5.【答案】×
【解析】缝线用于术中缝合各类组织和脏器,其粗细以号码标明,常用的有1~10号线,号码越大表示线越粗。
6.【答案】√
【解析】严重烧伤患者防治休克至关重要,主要措施是静脉补液。
7.【答案】×
【解析】骨肉瘤好发于10~20岁青少年,男性多于女性。
8.【答案】√
【解析】前列腺增生症患者发生急性尿潴留时,患者因不能排尿,膀胱胀满,常需到医院急诊导尿。
9.【答案】√
【解析】动脉硬化性闭塞症患者Ⅱ期的主要症状为活动后出现间歇性跛行。行走一段路程后,患肢足部或小腿肌肉痉挛、疼痛和疲乏无力,无法行走,休息片刻后即可缓解,症状反复出现。
10.【答案】√
【解析】肺癌早期多无明显表现,以咳嗽最常见,为刺激性干咳或少量黏液痰,抗感染治疗无效。当癌肿继续长大引起支气管狭窄时,咳嗽加重,呈高调金属音。
11.【答案】×
【解析】乳腺癌术后1~3天可指导患者进行上肢肌肉等长收缩,可用健侧上肢或他人协助患侧上肢进行屈肘、伸臂等锻炼,逐渐过渡到肩关节的小范围前屈、后伸运动。术后4~7天鼓励患者用患侧手洗脸、刷牙、进食等,并做以患侧手触摸对侧肩部和同侧耳朵的锻炼。术后1周皮瓣基本愈合后,开始做肩关节活动。

12.【答案】×

【解析】腹股沟直疝从直疝三角突出,不进入阴囊;腹股沟斜疝经腹股沟管突出,可进入阴囊。

13.【答案】√

【解析】髋关节后脱位时,髋关节呈屈曲、内收、内旋、短缩畸形。髋关节前脱位时,髋关节呈明显外旋、轻度屈曲、外展畸形,患肢很少短缩。

14.【答案】√

【解析】代谢性酸中毒时,细胞外液中过多的H^+进入细胞内,与细胞内的缓冲物质结合。随着H^+的移入,K^+移出以维持细胞内外的电平衡。

15.【答案】√

16.【答案】×

【解析】化学治疗最常见的给药途径为静脉给药,通常经深静脉或中心静脉置管给药。

17.【答案】×

【解析】急性颅内压增高早期患者的生命体征常有"二慢一高"现象,即呼吸、脉搏减慢,血压升高。

18.【答案】√

【解析】痰细胞学检查是肺癌普查和诊断的一种简便有效的方法。肺癌表面脱落的癌细胞可随痰咳出,故痰中找到癌细胞即可确诊。

19.【答案】√

20.【答案】×

【解析】肝损伤在腹部损伤中占20%~30%,居腹部器官损伤的第二位。脾损伤在腹部损伤中可高达40%~50%。

21.【答案】√

【解析】乳腺囊性增生病患者以乳房胀痛为其突出的表现,部分患者具有周期性。疼痛与月经周期有关,往往疼痛在月经来潮前加重,月经来潮后减轻或消失,有时整个月经周期都有疼痛。

22.【答案】√

23.【答案】×

【解析】当发现患者的胸腔闭式引流管脱出时,护士应迅速用手捏闭伤口处皮肤使伤口不与外界相通,消毒处理后用凡士林纱布封闭伤口再告知医生进行处理。

24.【答案】×

【解析】右下腹压痛是急性阑尾炎的重要体征,发病早期腹痛尚未转移到右下腹时,右下腹便出现固定压痛。压痛点可随阑尾位置变化而发生改变,但始终固定在一个位置。

25.【答案】×

　　【解析】直肠指诊是诊断直肠癌最重要和最直接的方法,但不是确诊的方法;内镜检查是诊断大肠癌(包括结肠癌和直肠癌)最有效、可靠的方法。

简答题

1.【参考答案】腹部损伤患者病情观察的内容,具体如下。

(1)生命体征:每 15~30 min 测定 1 次脉搏、呼吸、血压等生命体征情况。

(2)皮肤黏膜,意识情况。

(3)腹部症状与体征:每 30 min 进行 1 次腹部评估,注意观察腹痛、腹膜刺激征的程度和范围变化。

(4)24 h 出入液量:观察和记录呕吐量,胃肠减压引流液的颜色、性状和量等。观察每小时尿量,严重腹部损伤患者应插导尿管以监测尿量。

(5)实验室检查:每 30~60 min 采集 1 次静脉血,测定红细胞计数、白细胞计数、血红蛋白和血细胞比容,了解其变化,以判断腹腔内有无活动性出血。

(6)其他:必要时协助医师行诊断性腹腔穿刺术或腹腔灌洗术,及时获取穿刺液或灌洗液的检验结果。

2.【参考答案】血栓闭塞性脉管炎的主要临床表现,具体如下。

(1)局部缺血期:可出现患肢麻木,发凉,颜色苍白,脚趾有针刺样感,出现间歇性跛行。还可表现为反复发作的游走性血栓性静脉炎。

(2)营养障碍期:可出现静息痛,皮温下降,肢端苍白、潮红或发绀,可伴有皮肤干燥、脱屑、脱毛、肌萎缩等营养障碍的表现。患肢动脉搏动消失。

(3)组织坏死期:脚趾颜色开始变成暗红色,脚趾发黑、干瘪、溃疡和坏死。当干性坏疽变为湿性坏疽时,会继发感染,出现发热、烦躁等全身毒血症状。

3.【参考答案】急性胰腺炎的治疗原则:根据急性胰腺炎的分型、分期和病因选择恰当的治疗方法。

(1)非手术治疗:目的是减少胰液分泌,防止感染和多器官功能障碍综合征的发生。①禁食、胃肠减压;②补液、防治休克;③镇痛、解痉;④抑制胰腺分泌;⑤营养支持;⑥抗生素治疗;⑦中药治疗。

(2)手术治疗:适用于不能排除其他急腹症者,胰腺和胰周坏死组织继发感染者,伴胆总管下端梗阻或胆道感染者,合并肠穿孔、大出血或胰腺假性囊肿者。手术方法最常采用胰腺和胰周坏死组织清除加引流术。

4.【参考答案】内痔以便血和痔脱出为主要临床表现。其便血特点为无痛性间歇性的便后出血。内痔可分为 4 度,具体如下。

(1)Ⅰ度:排便时带血或喷射状出血,便后出血可自行停止,痔不脱出。

（2）Ⅱ度:常有便血,便时痔脱出,便后自行回纳。

（3）Ⅲ度:偶有便血,腹内压增高时痔即可脱出,便后不能自行回纳,需用手托回。

（4）Ⅳ度:偶有便血,痔长期脱出于肛门外,无法回纳或回纳后又会马上脱出。

5.【参考答案】根据抗引力或抗阻力的程度,临床通常将肌力分为6级。

（1）0级:无肌肉收缩,无关节活动。

（2）1级:有轻度肌肉收缩,无关节活动。

（3）2级:有肌肉收缩,关节有活动,但不能对抗引力。

（4）3级:可对抗引力,但不能对抗阻力。

（5）4级:对抗中度阻力时,有完全关节运动幅度,但肌力较弱。

（6）5级:肌力正常。

6.【参考答案】腹部损伤者,不能排除腹腔内脏器损伤或患者出现以下情况时,应尽快行剖腹探查,以免耽误病情。

（1）病情恶化:出现口渴、烦躁、脉率加快、体温升高、白细胞计数升高、红细胞计数降低或出现无法纠正的休克。

（2）腹膜炎症状加重:腹痛和腹膜刺激征进行性加重或范围扩大。

（3）腹腔内有积液或积气征象:膈下有游离气体,肝浊音界减小或消失,或者腹部有移动性浊音。

（4）诊断性腹腔穿刺术或腹腔灌洗术阳性。

7.【参考答案】闭合性肾损伤根据其损伤程度,可分为以下4种类型。

（1）肾挫伤:损伤仅局限于部分肾实质,形成肾瘀斑和（或）包膜下血肿,肾包膜和肾盂黏膜均完整。

（2）肾部分裂伤:肾实质部分裂伤伴有肾包膜破裂,可致肾周血肿。

（3）肾全层裂伤:肾实质深度裂伤,外及肾包膜,内达肾盂肾盏黏膜,常引起广泛的肾周血肿、严重的血尿、尿外渗。

（4）肾蒂损伤:较少见。肾蒂血管部分或全部撕裂时可引起大出血、休克,患者常来不及诊治就已死亡。

8.【参考答案】肾结核的主要临床表现,具体如下。

（1）尿频、尿急、尿痛,是典型症状。尿频往往最早出现,常是患者就诊的主诉。

（2）血尿,是重要症状,常为终末血尿。

（3）脓尿,是常见症状,患者均有不同程度的脓尿。

（4）少数患者发生结核性脓肾或继发肾周感染,或者输尿管被堵塞时,可引起腰部钝痛或绞痛。

（5）全身症状常不明显。晚期肾结核或合并其他器官活动性结核时,可有发热、盗汗、消瘦、贫血、虚弱、食欲缺乏等典型结核症状。

（6）较大肾积脓或对侧巨大肾积水时,腰部可触及肿块。

（7）合并生殖系统结核。临床上表现最明显的是附睾结核,可触及不规则硬块;输精管结核病变时,输精管变粗硬,呈"串珠"样改变。

9.【参考答案】腰椎间盘突出症的症状,具体如下。

(1)腰痛:绝大多数患者有腰痛表现,也是最早出现的症状,多为持久性钝痛。

(2)下肢放射痛:一侧下肢坐骨神经区域放射痛是本病的主要症状,多为刺痛。典型表现为从下腰部向臀部、大腿后方、小腿外侧直至足部的放射痛,伴麻木感。腰椎间盘突出多在一侧,故患者多表现为单侧疼痛。

(3)间歇性跛行:椎间盘组织压迫神经根或椎管容积减小,使神经根出现充血、水肿等炎性反应;行走时,椎管内受阻的椎静脉丛逐渐扩张,加重了对神经根的压迫而出现症状。

(4)马尾综合征:突出的髓核或脱垂的椎间盘组织压迫马尾神经,出现鞍区感觉迟钝、大小便功能障碍。

腰椎间盘突出症的体征,具体如下。

(1)腰椎侧凸:为减轻神经根受压而引起的姿势性代偿畸形。

(2)腰部活动障碍:腰部活动在各方向均有不同程度的障碍,尤以前屈受限最明显。

(3)压痛、叩痛。

(4)直腿抬高试验和加强试验阳性。

(5)感觉和运动功能减弱:患者出现皮肤麻木、发凉、皮温下降等,部分患者出现踝反射、肛门反射减弱或消失。

10.【参考答案】手外伤的现场急救包括止血、创口包扎、局部固定和迅速转运。

(1)止血:局部加压包扎是手部创伤最简便而有效的止血方法,对尺、桡动脉损伤者亦有效。大血管损伤所致大出血时采用止血带止血。应用止血带缚于上臂上 1/3 部位,不能缚于上臂中段以免引起桡神经损伤;记录止血带止血时间,如时间超过 1 h,应放松几分钟后再加压,以免引起肢体缺血性肌挛缩或坏死;放松止血带时,应在受伤部位加压,以减少出血。

(2)创口包扎:用无菌敷料或清洁布类包扎创口,防止创口进一步被污染,创口内不要涂用药水或撒敷消炎药物。

(3)局部固定:转运过程中,无论伤手是否有明显骨折,均应适当加以固定,以减轻患者的疼痛和避免进一步加重组织损伤。固定范围应达腕关节以上。

(4)迅速转运。

11.【参考答案】外科手术患者术后疼痛的原因:麻醉作用消失后,患者开始感觉切口疼痛,在术后 24 h 内最剧烈,2~3 天后逐渐减轻。另外,患者术后咳嗽、深呼吸、下床行走和关节功能锻炼时可引起术后活动性疼痛,剧烈疼痛可影响各器官的正常生理功能和患者休息。

12.【参考答案】手术治疗甲状腺功能亢进的适应证,具体如下。

(1)继发性甲状腺功能亢进或高功能腺瘤。

(2)中度以上的原发性甲状腺功能亢进。

(3)腺体较大,伴有压迫症状或胸骨后甲状腺肿。

(4)抗甲状腺药物或^{131}I 治疗后复发者。

（5）妊娠早、中期的甲状腺功能亢进患者具有上述指征者。

13.【参考答案】T形引流管的护理,具体如下。

（1）将T管妥善固定于腹壁,防止翻身、活动时因牵拉造成管道脱出。

（2）观察并记录T管引流出胆汁的量、色和性状。

（3）保持管道通畅,防止T管扭曲、折叠、受压。引流液中有血凝块、絮状物、泥沙样结石时要定时挤捏,防止管道阻塞。必要时用生理盐水低压冲洗或用50 ml注射器负压抽吸。

（4）对于长期带管者,定期更换引流袋,更换时严格执行无菌操作。

（5）术后10~14天,试行夹管1~2天;夹管期间注意观察患者的病情,若无特殊症状,可经T管做胆道造影,造影后持续引流24 h以上;如胆道通畅,无结石或其他病变,再次夹闭T管24~48 h,患者无不适可予拔管。

（6）拔管后,残留窦道用凡士林纱布填塞,1~2天内可自行闭合。

14.【参考答案】良性前列腺增生的临床表现,具体如下。

（1）尿频:最常见的早期症状,尤以夜间尿频为甚。早期由前列腺充血刺激导致;后期梗阻加重,膀胱内残余尿量增多,有效容量减少,症状明显。

（2）排尿困难和尿潴留:最主要的症状是进行性排尿困难。当梗阻加重到一定程度时,残余尿逐渐增多,可使膀胱逼尿肌功能受损,收缩力减弱,导致慢性尿潴留。气候变化、饮酒、劳累等诱因可导致前列腺突然发生充血、水肿,患者因不能排尿而发生急性尿潴留。

（3）尿失禁:在慢性尿潴留的基础上,膀胱过度充盈时,尿液可从尿道口溢出,发生充溢性尿失禁。

（4）并发症表现:有尿路刺激征、不同程度的无痛性肉眼血尿、严重肾积水、肾功能损害、腹股沟疝、内痔、脱肛等。

（5）体征:直肠指诊检查时可触及前列腺增大,其表面光滑,质韧有弹性,中央沟变浅或消失。

15.【参考答案】腹股沟斜疝的临床表现,具体如下。

（1）易复性斜疝:腹股沟区有肿块,有时会出现胀痛;在咳嗽、站立、行走或劳动时,出现带蒂柄的梨形柔软包块,平卧休息时用手推送肿块回纳,肿块能自行消退。

（2）难复性斜疝:胀痛稍重,疝块不能完全回纳。滑动疝多见于右侧。

（3）嵌顿性斜疝:疝块突然增大且有明显疼痛;疝块不能回纳,肿块紧张发硬,触痛明显。

（4）绞窄性斜疝:疝内容物缺血坏死,严重者可发生急性腹膜炎体征和脓毒血症。

16.【参考答案】颅底骨折时,脑脊液漏易因逆行导致颅内感染,护理的重点是防止因脑脊液的逆行而导致的颅内感染,具体如下。

（1）体位:使患者取半坐位,头偏向患侧,可借重力作用使脑组织移向颅底,促使脑膜粘连而封闭脑膜破口。患者脑脊液漏停止3~5天后可改为平卧位。

（2）保持局部清洁:每天清洁、消毒鼻前庭和外耳道2次,但应避免棉球过湿导致液体逆流入颅内。放置干棉球于鼻前庭或外耳道疏松处,随湿随换,记录 24 h 浸湿的棉球数量,以估计脑脊液漏出量。

(3)避免颅内压骤升:嘱患者避免用力屏气排便、咳嗽、擤鼻涕、打喷嚏等,以免颅内压骤然升降导致气颅或脑脊液逆流引起颅内感染。

(4)脑脊液漏的患者禁忌耳鼻滴药、冲洗和堵塞;患者发生脑脊液鼻漏时,严禁经鼻腔置胃管、吸痰和鼻导管给氧;不能挖鼻、抠耳;禁忌做腰椎穿刺。

17.【参考答案】乳腺癌患者术后为减少或避免残疾,应早期开始患侧上肢的功能锻炼。具体方法如下。

(1)术后 24 h 内:活动手指和腕部,可做伸指、握拳、屈腕等锻炼。

(2)术后 1~3 天:进行上肢肌肉的等长收缩;可用健侧上肢或在他人的协助下进行患侧上肢的屈肘、伸臂等锻炼,逐渐过渡到肩关节的小范围前屈、后伸运动。

(3)术后 4~7 天:鼓励患者用患侧手洗脸、刷牙、进食等,并做以患侧手触摸对侧肩部和同侧耳朵的锻炼。

(4)术后 1~2 周:术后 1 周皮瓣基本愈合后,开始做肩关节活动,以肩部为中心,前后摆臂。术后 10 天左右皮瓣与胸壁黏附已较牢固,做抬高患侧上肢、手指爬墙、梳头等锻炼。

18.【参考答案】深静脉血栓非手术治疗患者的护理措施,具体如下。

(1)病情观察:密切观察患肢疼痛的部位、持续时间、性质、程度,皮温、皮肤颜色、动脉搏动及肢体感觉等,并每天进行测量、记录、比较。

(2)体位与活动:①卧床休息 1~2 周,禁止热敷、按摩,避免活动幅度过大,避免用力排便,以免血栓脱落;②休息时患肢高于心脏平面 20~30 cm,以改善静脉回流,减轻水肿和疼痛;③下床活动时,穿医用弹力袜或用弹力绷带。

(3)饮食护理:指导患者宜进食低脂、高纤维食物,多饮水,保持大便通畅,避免因用力排便引起腹内压增高而影响下肢静脉回流。

(4)缓解疼痛:采用各种非药物手段缓解疼痛,必要时遵医嘱给予镇痛药物。

(5)用药护理:遵医嘱应用抗凝、溶栓等药物。抗凝药物对于初次、继发于一过性危险因素者,至少服用 3 个月;对于初次原发者,服药 6~12 个月或更长时间。用药期间避免碰撞及跌倒,用软毛牙刷刷牙。

(6)并发症护理:①出血,是抗凝、溶栓治疗的严重并发症。应注意观察患者有无创口渗血或血肿,有无牙龈、消化道或泌尿道出血等情况,监测凝血功能的变化,观察有无出血倾向。②肺栓塞,注意患者有无出现胸痛、呼吸困难、咯血、血压下降甚至晕厥等表现,如出现肺栓塞,立即嘱患者平卧,避免深呼吸、咳嗽及剧烈翻动,同时给予高浓度氧气吸入,并报告医师,配合抢救。

19.【参考答案】防治破伤风并发症的措施,具体如下。

(1)肺部并发症:对于抽搐频繁、药物不易控制的严重患者,尽早行气管切开术、吸痰,必要时行呼吸机辅助呼吸,做好呼吸道管理,保持呼吸道通畅,避免发生窒息、肺不张、肺部感染等。已发生肺部感染者,根据菌种选用抗生素。

（2）水、电解质紊乱：及时补充水、电解质。

（3）营养不良：加强营养支持，必要时输注血浆、人血白蛋白或新鲜全血。

（4）继发感染：给予青霉素80万~100万U，肌内注射，每4~6h注射一次或大剂量静脉滴注；也可给予甲硝唑每天2.5g，分次口服或静脉滴注，持续7~10天。

20.【参考答案】对于烧伤患者，应正确施行现场急救，去除致伤原因，迅速抢救危及患者生命的损伤，如窒息、大出血、开放性气胸、中毒等。若心跳、呼吸停止，立即就地实施心肺复苏术。

（1）迅速脱离热源：如火焰烧伤应尽快脱离火场，脱去燃烧衣物，就地翻滚或是跳入水池灭火。互救者可就近用非易燃物品覆盖，以隔绝灭火。忌奔跑或用双手扑打火焰。小面积烧伤时立即用冷水连续冲洗或浸泡，既可减轻疼痛，又可防止余热继续损伤组织。

（2）保护创面：剪开取下伤处的衣裤，不可剥脱；创面可用干净敷料或布类简单包扎后送医院进行处理，避免受压，防止创面再损伤和污染。避免用有色药物涂抹，以免影响对烧伤深度的判断。

（3）保持呼吸道通畅：火焰烧伤后呼吸道受热力、烟雾等损伤，可引起呼吸困难、呼吸窘迫，应特别注意保持呼吸道通畅，必要时放置通气管，行气管插管或气管切开。如合并一氧化碳中毒，应移至通风处，给予高流量氧气或纯氧吸入。

（4）其他救治：应尽快建立静脉通道，给予补液治疗，避免饮水过多，以免发生呕吐和水中毒，可适量口服淡盐水或烧伤饮料。安慰和鼓励患者保持情绪稳定。疼痛剧烈可酌情使用镇静、镇痛药物。

（5）妥善转运：在现场急救后，轻症患者即可转送。烧伤面积较大者，如不能在伤后1~2h内送到附近医院，应在原地积极进行抗休克治疗，待休克控制后再转送。转运途中应建立静脉输液通道，保持呼吸道通畅。

论述题

1.【参考答案】前列腺增生症患者术后的护理措施，具体如下。

（1）病情观察：观察患者的神志、生命体征、心功能、尿量、尿液颜色和性状。

（2）饮食护理：术后6h无恶心、呕吐者，即可进流食。患者宜进食易消化、富含营养与含纤维的食物，以防发生便秘。留置尿管期间鼓励患者多饮水，每天2000ml，可稀释尿液、冲洗尿路，预防泌尿系统感染。

（3）膀胱冲洗的护理：术后用生理盐水持续冲洗膀胱3~5天，以防止血凝块形成导致尿管被堵塞。①冲洗液温度应控制在25~30℃，预防膀胱痉挛的发生。②冲洗速度，可根据尿色而定，色深则快，色浅则慢。③确保通畅，若血凝块堵塞管道导致引流不畅，可采取挤捏尿管、加快冲洗速度等方法；如无效可用注射器吸取无菌生理盐水进行反复冲洗，直至引流通畅。④观察记录，准确记录尿量、冲洗量和排出量，同时观察、记录引流液的颜色和性状。

(4)引流管的护理:术后利用导尿管的水囊压迫前列腺窝和膀胱颈,达到局部压迫止血的目的。导尿管的护理:①妥善固定,取一大小合适的无菌小纱布条缠绕导尿管并打一活结置于尿道外口,将纱布结往尿道口轻推,直至压迫尿道外口,注意松紧度合适;将导尿管牵拉并固定于大腿内侧,稍加牵引。②保持通畅,防止导尿管折叠、扭曲、受压、堵塞。③保持会阴部清洁,用苯扎溴铵(新洁尔灭)棉球消毒尿道外口,每天2次。

各引流管的拔管:①经尿道前列腺切除术,术后5~7天尿液颜色清澈,即可拔除导尿管。②开放性手术,耻骨后引流管在术后3~4天,待引流量很少时拔除引流管;耻骨上前列腺切除术后7~10天拔除导尿管;膀胱造瘘管通常留置10~14天后拔除。

(5)并发症的护理:

1)膀胱痉挛。原因:前列腺切除术后逼尿肌不稳定、导管刺激、血块堵塞冲洗管等。表现:患者自觉尿道烧灼感、疼痛,有强烈的便意或尿意不尽感,常伴有尿道血液或尿液渗出,引流液多为血性,持续膀胱冲洗液逆流。如不及时处理,可能加重前列腺窝出血。护理:及时安慰患者,缓解其紧张、焦虑的情绪;保持膀胱冲洗液温度适宜,可用温热毛巾湿热敷会阴部;减少气囊或尿管囊内的液体;保持尿管引流通畅;遵医嘱给予解痉、镇痛药,必要时给予镇静药。

2)经尿道切除术综合征。原因:经尿道前列腺切除术者因术中大量的冲洗液被吸收,可致血容量急剧增加,出现稀释性低钠血症。表现:患者出现烦躁不安、血压下降、脉搏缓慢等,严重者出现肺水肿、脑水肿、心力衰竭等症状。护理:术后应加强对患者的病情观察,注意监测电解质变化;一旦出现,立即吸氧,遵医嘱给予利尿药、脱水药,减慢输液速度;注意保护患者安全,避免坠床、意外拔管等意外发生;有脑水肿征象者,遵医嘱行降低颅内压治疗。

3)尿失禁。原因:与尿道括约肌功能受损、膀胱逼尿肌不稳定和膀胱出口梗阻等因素有关。表现:拔导尿管后尿液不随意流出。护理:术后尿失禁多为暂时性,一般无须药物治疗,可指导患者行盆底肌训练、膀胱功能训练,必要时行电刺激、生物反馈治疗。

4)出血。术后保持排便通畅,早期禁止灌肠或肛管排气,避免刺激前列腺窝引起出血。若因刺激前列腺窝引起出血,应行以下措施:对于非凝血功能障碍造成的出血,用气囊尿管牵拉压迫前列腺窝止血,同时持续膀胱冲洗或配合间断人工冲洗;对于凝血功能障碍的出血,根据不同原因给予止血药物治疗或输血。

5)尿道狭窄。属远期并发症,与尿道瘢痕形成有关。定期监测残余尿量、尿流率,必要时行尿道扩张术或尿道狭窄切除术。

2.【参考答案】胆囊结石患者术后的护理措施,具体如下。

(1)病情观察:观察并记录患者的生命体征;观察腹部体征,了解有无腹痛、腹胀及腹膜刺激征等;有引流管者,观察并记录引流液的颜色、性状和量。

(2)体位:清醒且血压稳定者,改为半卧位,指导患者有节律地深呼吸,达到放松和减轻疼痛的目的。

(3)饮食护理:腹腔镜术后禁食 6 h,术后 24 h 内饮食以无脂流质、半流质为主,逐渐过渡至低脂饮食。

(4)并发症护理:①出血。观察患者的生命体征、腹部体征和伤口渗血情况;有腹腔引流管者,观察引流液的颜色、性状及量。如出现面色苍白,冷汗,脉搏细弱,血压下降,腹腔引流管引流出大量血性液体等情况,应及时报告医师并做好抢救准备。②胆瘘。术中胆道损伤、胆囊管残端破漏是胆囊切除术后发生胆瘘的主要原因。患者出现发热、腹胀、腹痛、腹膜刺激征等表现;腹腔引流液呈黄绿色胆汁样,常提示发生胆汁渗漏。护理措施为观察患者腹部体征和引流液情况,一旦发现异常,应及时报告医师并协助处理;充分引流胆汁,嘱患者取半卧位,安置腹腔引流管,保持引流通畅,将漏出的胆汁充分引流至体外是治疗胆瘘最重要的措施;对于长期大量胆瘘者应补液并维持水、电解质平衡;防止胆汁刺激和损伤皮肤,及时更换引流管周围被胆汁浸湿的敷料,用氧化锌软膏或皮肤保护膜涂敷局部皮肤。

案例分析题

1.【参考答案】

(1)食管癌手术前的护理措施:①心理护理,加强与患者及其家属的沟通,了解患者的心理状况,耐心实施心理疏导。②鼓励患者进食高热量、高蛋白、富含维生素、易消化的流质或半流质饮食。③术前准备。术前严格戒烟 2 周;指导并训练患者有效咳嗽、咳痰等;术前 3 天改流质饮食,术前禁食 12 h,禁饮 8 h;术前 1 天晚上遵医嘱予以生理盐水 100 ml 加抗生素经鼻胃管冲洗食管和胃,可减轻局部充血、水肿,减少术中污染,防止吻合口瘘。

(2)食管癌手术后的护理措施:①病情观察。术后 2~3 h 内,严密监测患者的生命体征。②饮食护理。术后早期禁饮、禁食 3~4 天,禁食期间持续胃肠减压。停止胃肠减压 24 h 后,若无不适症状,可开始进食。避免进食生、冷、硬食物,以防后期吻合口瘘。③呼吸道护理。食管-胃吻合术后,胃拉入胸腔,使肺受压,肺扩张受限,应密切观察呼吸型态、频率和节律,观察有无缺氧征兆;术后第 1 天鼓励患者深呼吸、使用深呼吸训练器锻炼,促使肺膨胀。④胃肠道护理。术后 3~4 天内持续胃肠减压,妥善固定胃管,防止脱出。待肛门排气、胃肠减压引流量减少后,拔除胃管。严密观察引流液的色、状、量并准确记录。经常挤压胃管,定期用少量生理盐水冲洗并及时回抽,避免管腔堵塞。⑤注意有无并发症的发生,及时处理。⑥健康教育。随着病情缓解,全身功能状况好转,要鼓励患者进行适当运动。

2.【参考答案】

(1)超声检查是肾结石重要的筛查手段,能显示结石的特殊声影,可发现平片不能显示的小结石和透 X 线结石,还能显示肾积水和肾实质萎缩情况。

(2)肾结石的预防。①饮食指导:嘱患者大量饮水。根据结石成分、代谢状态调节饮食。含钙结石患者应合理摄入钙量;草酸盐结石患者应限制摄入浓茶、菠菜、巧克力、草莓、麦麸、芦笋和各种坚果(松子、核桃、板栗等);尿酸结石患者不宜食用含嘌呤高的食物,如动物内脏,应限制食用各种肉类和鱼虾等高蛋白的食物;胱氨酸结石患者主要限制食用富含蛋氨酸的食物,包括蛋、奶、花生等。②药物预防:根据结石成分(血、尿钙磷、尿酸、胱氨酸和尿 pH),应用药物预防结石发生。草酸盐结石患者可口服维生素 B_6,以减少草酸盐排出;口服氧化镁可增加尿中草酸盐的溶解度。尿酸结石患者可口服别嘌醇和碳酸氢钠,以抑制结石形成。③特殊性预防:伴甲状旁腺功能亢进者,必须摘除腺瘤或增生组织。鼓励长期卧床者多活动,防止骨脱钙,减少尿钙排出。尽早解除尿路梗阻、感染、异物等因素。

3.【参考答案】

(1)该患儿最可能的诊断是急性淋巴结炎。

(2)护理措施:①给予物理或药物降温,鼓励多饮水。②注意休息,抬高患肢。③观察体温变化,注意有无意识障碍,注意有无全身性化脓性感染的征象。④遵医嘱及早合理应用抗生素,协助行细菌培养和药物敏感试验。⑤注意休息,加强营养,鼓励进食高能量、高蛋白、丰富维生素的饮食,提高机体抵抗力。⑥注意个人卫生,保持皮肤清洁。

4.【参考答案】

(1)张先生出现气胸、开放性损伤、肋骨骨折等。

(2)应采取的急救措施:立即封闭胸部开放性出血伤口,建立静脉通路,遵医嘱及时补液,防止患者血压继续下降,出现休克。及时清创、缝合胸壁伤口,并行胸腔穿刺抽气减压,暂时缓解呼吸困难,必要时行胸腔闭式引流,目的是引流胸膜腔内积气、血液和渗液;对患者行牵引固定,在患侧胸壁放置牵引支架或使用厚棉垫加压包扎,以减轻或消除胸壁的反常呼吸,促进肺复张;立即给予患者氧气吸入,若患者呼吸困难持续加重,可对其实施气管切开。

(3)胸腔闭式引流的主要护理措施:①保持管道密闭。用凡士林纱布严密覆盖胸壁引流管周围;更换引流瓶或搬动患者时,先用止血钳双向夹闭引流管,防止空气进入;随时检查引流装置是否密闭,防止引流管脱落。②严格执行无菌操作技术。更换引流装置时严格遵守无菌技术操作原则;保持胸壁引流口处敷料清洁、干燥;引流瓶低于胸壁引流口平面 60～100 cm,依靠重力引流。③保持引流通畅。定时挤压引流管,防止引流管受压、扭曲和阻塞。④观察并记录引流。密切观察并准确记录引流液的颜色、性状和量;密切注意水封瓶长管中水柱波动的情况,以判断引流管是否通畅。⑤一般置管 48～72 h 后引流瓶中无气体且引流液颜色变浅,24 h 引流液量<50 ml、脓液<10 ml 等,胸部 X 线显示肺复张良好,患者无呼吸困难或气促,可以

考虑拔管。协助医生拔管后立即用凡士林纱布和厚敷料封闭伤口,包扎固定。⑥注意观察患者有无伤口感染的征象,保持伤口敷料的完整、清洁、干燥并及时更换。

5.【参考答案】

(1)根据该患者的临床表现,判断其为破伤风。

依据:①7天前被铁钉刺伤,未及时彻底清创;②患者出现破伤风的主要特征——张口不便;③出现头晕、乏力、多汗,牙关紧闭伴全身肌肉抽搐;④苦笑面容、大汗淋漓,呼吸急促,磨牙,面色发绀,头后仰,颈项强直,角弓反张,四肢肌肉阵发性抽搐。

(2)对该患者此时应采取的紧急措施:①使用镇静、解痉药物,控制和解除肌痉挛,保持呼吸道通畅;②在注射破伤风抗毒素后,进行彻底清创,遵医嘱及时使用TAT、破伤风免疫球蛋白、抗生素等药物;③将患者安置于安静、遮光的单人隔离病房,避免各类干扰、刺激,治疗、护理等各项操作尽量集中进行,可在使用镇静剂半小时内进行;④保持静脉通路通畅,遵医嘱补液;⑤安排专人护理,监测患者的生命体征,注意并记录抽搐发作;⑥严格执行接触隔离制度。

6.【参考答案】

(1)急性阑尾炎的术前护理:①病情观察,严密观察患者的生命体征、腹痛及腹部体征等情况。②非手术治疗期间应禁食,必要时行胃肠减压,同时给予肠外营养;禁服泻药和灌肠,以免肠蠕动加快,增高肠内压力,导致阑尾穿孔或炎症扩散。③遵医嘱及时应用有效的抗生素。脓肿形成者可配合医师行脓肿穿刺抽液。高热患者给予物理降温。④缓解疼痛,协助患者取舒适体位,如半卧位,可放松腹肌,减轻腹部张力,缓解疼痛。对已经明确诊断或已经决定手术者,疼痛剧烈时,遵医嘱给予镇痛或镇静、解痉药。⑤给予心理护理。⑥注意观察患者有无腹腔脓肿等并发症,及时处理。

(2)阑尾切除术后的主要并发症:①出血,主要表现为腹痛、腹胀、失血性休克等;一旦发生,应立即遵医嘱输血、补液,并做好紧急手术止血的准备。②切口感染,阑尾切除术后最常见的并发症。表现为术后3天左右体温升高,切口局部胀痛或跳痛、红肿、压痛,形成脓肿时,局部可出现波动感。应遵医嘱予以抗生素,若出现感染,先行试穿抽出伤口脓液或在波动处拆除缝线敞开引流,排出脓液。③粘连性肠梗阻,术后应鼓励患者早期下床活动;不完全性肠梗阻者行胃肠减压,完全性肠梗阻者应协助医师进行术前准备。④阑尾残株炎,阑尾切除时若残端保留过长超过1 cm,术后残株易复发炎症。症状表现同阑尾炎,症状较重者再行手术切除阑尾残株。⑤肠瘘或粪瘘,较少见。

7.【参考答案】

(1)该患者最可能是胃溃疡伴急性穿孔。

(2)主要的护理诊断/问题:①急性疼痛,与胃溃疡穿孔后消化液对腹膜的强烈刺激有关。②体液不足,与溃疡急性穿孔后大量液体渗入腹腔有关。③潜在并发症,包括出血、胃排空障碍等。④焦虑/恐惧,与突发胃疡穿孔、出血有关。

缓解疼痛的护理措施:①禁食、胃肠减压,保持引流通畅和有效负压。②取半卧位,以利于漏出的消化液积聚于盆腔最低位,减少毒素的吸收,同时也可减轻腹壁张力和疼痛。③静脉输液,合理应用抗生素。④严密观察患者的生命体征和腹部情况的变化。

8.【参考答案】

(1)呼吸困难和窒息是甲状腺切除术后最危急的并发症,多发生于术后 48 h 内。主要的临床表现:患者呼吸频率增快,呼吸费力,出现三凹征,甚至窒息死亡。

(2)原因:①出血和血肿压迫气管,多因手术时止血(特别是腺体断面止血)不完善,偶尔为血管结扎线滑脱所引起。②喉头水肿,主要因手术创伤所致,也可因气管插管引起。③气管塌陷,是气管壁长期受肿大甲状腺压迫,发生软化,切除甲状腺体的大部分后软化的气管壁失去支撑的结果。④声带麻痹,由双侧喉返神经损伤导致。
护理措施:①对于血肿压迫所致呼吸困难,若出现颈部疼痛、肿胀,甚至颈部皮肤出现瘀斑者,应立即返回手术室,在无菌条件下拆开伤口。如患者呼吸困难严重,已不允许搬动,则应在床旁拆开缝线,消除血肿,严密止血,必要时行气管切开。②轻度喉头水肿者无须治疗;中度喉头水肿者应嘱其不说话,可采用皮质激素做雾化吸入,静脉滴注氢化可的松每天 300 mg;严重者应紧急做环甲膜穿刺或气管切开。气管软化者一般不宜行气管切开。

9.【参考答案】

(1)根据该患者的临床表现,判断其出现了低渗性缺水、低钾血症。

(2)针对该患者应采取的护理措施:①静脉补液,根据该患者的临床表现,判断其属于中度缺钠,可补充 5% 葡萄糖盐溶液或生理盐水,遵循先快后慢的原则;②准确记录 24 h 出入量;③补液过程中,严密观察补液效果和不良反应,注意患者生命体征、尿量等的改善情况;④告知患者改变体位时动作宜慢,以免跌倒受伤。

10.【参考答案】

(1)乳腺癌改良根治术术后护理措施包括以下几方面。①体位:术后麻醉清醒、血压平稳后取半卧位,以利于呼吸和引流。②病情观察:严密观察患者生命体征的变化,观察切口敷料渗血、渗液情况,并予以记录。③伤口护理:有效包扎,手术部位用弹力绷带加压包扎,使皮瓣紧贴胸壁,观察皮瓣血运循环,注意皮瓣颜色和创面愈合情况。观察患侧上肢远端血液循环。④引流管护理:乳腺癌根治术后,皮瓣下常规放置引流管并接负压引流装置。有效吸引、妥善固定、保持通畅、注意观察,若引流液转为淡黄色、连续 3 天每天少于 10~15 ml,创面与皮肤紧贴,手指按压伤口周围皮肤无空虚感,即可考虑拔管。⑤患侧上肢肿胀的护理:避免损伤,勿在患侧上肢测血压、抽血、注射或输液等。抬高患肢,半卧位时屈肘 90°放于胸腹部;下床活动时用吊带托或用健侧手抬高于胸前,需要他人扶持时只能扶健侧;避免患肢下垂过久。促进肿胀消退。⑥患肢上侧功能锻炼:术后 24 h 内活动手指和腕部,可做伸指、握拳、屈腕等锻炼。术后 1~3 天进行上肢肌肉等长收缩。术后 4~7 天鼓励患者用患侧手洗脸、刷牙、进食等。术后 1 周皮瓣基本愈合后,开始做肩关节活动。术后 10 天左右皮瓣与胸壁黏附已较牢固,做抬高患侧上肢、手指爬墙、梳头等锻炼。

(2)乳腺癌患者术后健康教育。①饮食与活动:加强营养,多食高蛋白、高维生素、高热量、低脂肪的食物。近期避免患侧上肢搬动或提拉过重物品,继续进行功能锻炼。②避免妊娠:术后 5 年内避孕,防止乳腺癌复发。③坚持治疗:遵医嘱坚持化学治疗、放射治疗或内分泌治疗。④乳房定期检查:20 岁以上的妇女,特别是高危人群每月进行 1 次乳房自我检查。术后患者也应每月自查 1 次,以便早期发现复发征象。

第四部分

妇产科护理学

单项选择题

1.【答案】C

【解析】输卵管分为间质部、峡部、壶腹部、伞部4部分。壶腹部在峡部外侧,管腔较宽厚,是正常情况下的受精部位。

2.【答案】B

【解析】月经周期正常的育龄期妇女,有性生活史,一旦月经过期10天及以上,应首先考虑有早期妊娠的可能。若停经已达8周,则妊娠的可能性更大。

3.【答案】B

【解析】我国现阶段围生期指从妊娠满28周至产后1周。

4.【答案】D

【解析】在异位妊娠中,以输卵管妊娠最为常见。输卵管妊娠因其发生部位不同又可分为间质部、峡部、壶腹部和伞部妊娠,其中以壶腹部妊娠多见。

5.【答案】A

【解析】枕下前囟径又称小斜径,为前囟中央至枕骨隆突下方的距离,足月时平均约为9.5 cm,胎头俯屈后以此径通过产道。

6.【答案】D

7.【答案】C

【解析】阴道后穹隆穿刺是一种简单可靠的诊断异位妊娠的方法,适用于疑有腹腔内出血的患者。放射免疫法测血中hCG,尤其是动态观察血 β-hCG 的变化,对诊断异位妊娠极为重要。

8.【答案】C

9.【答案】B

【解析】凡妊娠不足28周,胎儿体重不足 1 000 g 而终止者,称为流产。

10.【答案】D

【解析】影响分娩的因素包括产力、产道、胎儿及精神心理因素。

11.【答案】D

【解析】B超检查可显示子宫壁、胎盘、胎先露部及宫颈的位置,并根据胎盘下缘与宫颈内口的关系,从而确定前置胎盘的类型。

12.【答案】A

【解析】胎膜早破时,胎先露尚未衔接的产妇应绝对卧床,垫高臀部,是为了防止脐带脱垂。

13.【答案】D

【解析】卵巢肿瘤蒂扭转为常见的妇科急腹症,典型症状是突然发生一侧下腹剧痛,常伴恶心、呕吐,甚至休克。

14.【答案】B

【解析】妊娠期高血压病的基本病理生理变化是全身小动脉痉挛。

15.【答案】C

【解析】心排血量自妊娠 10 周左右开始增加,至妊娠 32～34 周时达高峰,并维持此水平直至分娩。临产后,尤其是第二产程期间,心排血量显著增加。

16.【答案】B

【解析】早产临产的诊断依据是妊娠 28～37 周间,宫缩规律(20 min≥4 次,每次持续时间≥30 s),伴子宫颈管缩短≥75%,以及进行性宫口扩张 2 cm 以上。

17.【答案】C

【解析】阴道无痛、无诱因出血,怀疑为前置胎盘,不可做肛查、内诊等,可行 B 超检查以协助确诊,并确定前置胎盘的类型。

18.【答案】C

【解析】异位妊娠的临床表现为停经、腹痛、阴道流血、晕厥与休克、腹部包块。最常见的异位妊娠是输卵管妊娠。输卵管妊娠未发生流产或破裂前常表现为一侧下腹隐痛或酸胀感,发生流产或破裂时,患者突感一侧下腹撕裂样疼痛。

19.【答案】A

【解析】不协调性子宫缩乏力的处理原则是调节宫缩,恢复正常节律性和极性。医护人员要关心产妇,向产妇解释疼痛的原因,指导产妇宫缩时做深呼吸,给予腹部按摩及放松,稳定其情绪,减轻疼痛,缓解不适。按医嘱给予适当的镇静剂,如哌替啶 100 mg、吗啡 10 mg 肌内注射或地西泮 10 mg 静脉推注等,确保产妇能够充分休息。充分休息后不协调性宫缩多能恢复为协调性宫缩,产程得以顺利进展。在协调性宫缩恢复之前,严禁使用缩宫素。若宫缩仍不协调或出现胎儿窘迫征象,伴有头盆不称、胎位异常等,应及时通知医师,并做好剖宫产术和抢救新生儿的准备。若不协调性宫缩已被纠正,但宫缩较弱,则按协调性宫缩乏力处理。

20.【答案】C

【解析】该患者发生休克时,需立即纠正休克并进行手术抢救。

21.【答案】B

【解析】主韧带又称子宫颈横韧带,位于阔韧带下部,横行于子宫颈阴道上部与宫体下部两侧和骨盆侧壁之间,与子宫颈紧密相连,是固定子宫颈正常位置的重要组织。

22.【答案】B

【解析】妊娠晚期或临产时,发生无诱因、无痛性阴道流血为前置胎盘的典型临床表现。

23.【答案】C

【解析】妊娠合并糖尿病产妇娩出的新生儿,应定时滴服葡萄糖液,以免发生低血糖。

24.【答案】B

【解析】产后第 1 天子宫底平脐,以后每天下降 1~2 cm,产后 10 天降至骨盆腔内。产后 1 周子宫缩小至妊娠 12 周大小;产后 6 周子宫恢复至正常未孕大小;产后 1 周子宫重量约为 500 g,产后 2 周子宫重量约为 300 g。

25.【答案】C

【解析】女性内生殖器包括阴道、子宫、输卵管及卵巢,后两者合称为子宫附件。

26.【答案】C

【解析】子宫峡部非孕时长 1 cm,随着妊娠进展被逐渐拉长变薄,形成子宫下段,临产时长 7~10 cm。

27.【答案】B

【解析】输卵管结扎术时,结扎的部位通常选择的是输卵管峡部。

28.【答案】D

【解析】稽留流产指胚胎或胎儿已死亡,滞留在宫腔内尚未自然排出。

29.【答案】B

【解析】雌激素使子宫内膜出现增殖期变化。

30.【答案】C

【解析】任何妨碍受精卵正常进入宫腔的因素均可造成输卵管妊娠,其中输卵管炎症是引起输卵管妊娠的主要原因。

31.【答案】C

【解析】子宫病理性缩复环是先兆子宫破裂的主要临床表现之一。

32.【答案】B

【解析】通常硫酸镁的滴注速度以 1 g/h 为宜,不超过 2 g/h,每天维持用量 15~20 g。

33.【答案】D

【解析】子痫前期的治疗原则是解痉、降压、镇静,合理扩容及利尿,适时终止妊娠。

34.【答案】A

【解析】一般初产妇宫口开全(10 cm),经产妇宫口开大 4 cm 且宫缩规律有力,应送入产房做好接产准备。

35.【答案】A

【解析】该产妇宫口开大 6 cm,已进入第一产程活跃期,并且胎龄 35 周,不足 37 周,可判断为早产。

36.【答案】C

【解析】胎盘的功能包括气体交换、营养物质供应、排出胎儿代谢产物、分泌激素、防御功能和合成功能等。有利于胎儿体液平衡是羊水的功能。

37.【答案】C

【解析】正常宫缩有节律性、对称性和极性的特点。

38.【答案】B

【解析】胎儿附属物指胎儿以外的妊娠产物,包括胎盘、胎膜、脐带和羊水。

39.【答案】C

【解析】临产的标志为有规律且逐渐增强的宫缩,持续 30 s 或以上,间歇 5~6 min,同时伴随进行性宫颈管消失、宫颈口扩张和胎先露下降。

40.【答案】A

【解析】初产妇一般在宫口开全(10 cm)进入第二产程时上产床待产。

41.【答案】B

【解析】受精后 8 周(妊娠第 10 周)的人胚称胚胎,从受精第 9 周(妊娠第 11 周)起称胎儿。

42.【答案】A

【解析】从规律宫缩到宫口扩张 3 cm 为第一产程潜伏期,需 8 h,超过 16 h 称为潜伏期延长。

43.【答案】A

【解析】胎动计数是孕妇自我监测胎儿宫内情况简单有效的方法。

44.【答案】A

【解析】妊娠 8 周末 B 超可见胚胎早期心脏已形成且有搏动。

45.【答案】C

【解析】宫底部触及圆而硬的胎儿部分说明胎头在上,臀部在下,即臀先露;腹部右侧凹凸不平,左侧相对平坦,说明左侧为胎背,故胎臀在左侧,即骶左前位。

46.【答案】B

【解析】卵磷脂与鞘磷脂比值(L/S)可评估胎肺成熟度,L/S>2 提示胎儿肺成熟。

47.【答案】A

【解析】产后出血指胎儿娩出后 24 h 内阴道分娩者出血量超过 500 ml,剖宫产者超过 1 000 ml。

48.【答案】A

【解析】产妇出现无诱因、无痛性阴道流血最可能的诊断是前置胎盘,此时应避免做不必要的阴道检查及肛查。

49.【答案】C

【解析】月经初潮是女性青春期的重要标志。

50.【答案】D

【解析】第二产程延长的诊断标准:①对于初产妇,若行硬脊膜外阻滞,第二产程超过 4 h,产程无进展可诊断为第二产程延长;若无硬脊膜外阻滞,第二产程超过 3 h,产程无进展可诊断为第二产程延长。②对于经产妇,若行硬脊膜外阻滞,第二产程超过 3 h,产程无进展可诊断为第二产程延长;若无硬脊膜外阻滞,第二产程超过 2 h,产程无进展可诊断为第二产程延长。

51.【答案】D

【解析】孕妇长期取仰卧姿势,会导致回心血量减少,心排出量降低,血压降低,发生仰卧位低血压综合征。

52.【答案】D

【解析】妊娠期高血压疾病患者一旦发生抽搐,应尽快控制。首先应保持其呼吸道通畅,用开口器或于上、下磨牙间放置一缠好纱布的压舌板,用舌钳固定舌头以防咬伤唇、舌或致舌后坠的发生。

53.【答案】C

【解析】脐带内有 1 条脐静脉,2 条脐动脉。

54.【答案】C

【解析】硫酸镁的治疗浓度和中毒浓度相近,因此易发生中毒。中毒时首先表现为膝反射减弱或消失。

55.【答案】D

【解析】孕妇发生早产时容易变得焦虑,主要是因为担心早产儿预后。

56.【答案】B

【解析】女性大阴唇有丰富的血管、淋巴管和神经,当局部受伤时,易形成血肿。

57.【答案】A

【解析】枕先露以枕骨,面先露以颏骨,臀先露以骶骨,肩先露以肩胛骨为指示点。

58.【答案】B

【解析】宫缩节律性、对称性和极性均存在,只是强度弱,持续时间短,间歇期长且不规律,应考虑为协调性宫缩乏力。

59.【答案】C

【解析】孕妇心功能 Ⅲ 级,既往有心力衰竭的病史,不宜继续妊娠,需早期终止妊娠。

60.【答案】C

【解析】产妇哺乳前用毛巾热敷双乳房,可促进乳腺管畅通;在两次哺乳间冷敷乳房,可减少局部充血、肿胀。

61.【答案】D

【解析】产妇在顺产后会阴伤口水肿时,宜选用 50% 硫酸镁湿热敷。

62.【答案】D

【解析】"下腹痛,体温升高,恶露多,有臭味"提示该患者发生产褥感染,治疗期间应采用淋浴,而非盆浴。

63.【答案】A

【解析】据公式推算预产期:从末次月经第 1 天起,月份减 3 或加 9,日期加 7,故该孕妇的预产期是 2022 年 9 月 14 日。

64.【答案】D

【解析】基础体温测定是诊断早孕的辅助检查之一。具有双相型体温的妇女,一般停经后高温相持续 18 天不见下降,提示有早孕的可能。

65.【答案】B

【解析】产后 2 h 是产后出血的高峰期,约 80% 的产后出血可在这一时期发生。一旦发生产后出血,应立即采取急救处理措施,迅速止血,防止失血性休克的发生。

66.【答案】D

【解析】妊娠期高血压疾病的治疗应先使用解痉药物,首选硫酸镁。

67.【答案】A

【解析】适时终止妊娠是彻底治疗妊娠期高血压疾病的重要手段。其指征包括:①重度子痫前期孕妇经积极治疗 24~48 h 无明显好转者;②重度子痫前期孕妇的孕龄<34 周,但胎盘功能减退,胎儿估计已成熟者;③重度子痫前期孕妇的孕龄>34 周,经治疗好转者;④子痫控制后 2 h 可考虑终止妊娠。该患者为重度妊娠期高血压疾病,经治疗后症状不缓解,并且出现羊水粪染、胎儿宫内窘迫,为剖宫产的指征。

68.【答案】A

【解析】该患者目前属于轻度子痫前期,妊娠 34^{+4} 周,无自觉症状,需住院治疗,密切观察其病情变化。

69.【答案】C

【解析】具有正常月经周期的妇女,排卵一般在下次月经来潮前 14 天左右。根据题干,是该患者月经周期的第 21 天。

70.【答案】C

【解析】阴道液干燥涂片检查有羊齿植物叶状结晶出现为羊水。但是,精液和宫颈黏液可造成假阳性。用苏丹Ⅲ染色见黄色脂肪小粒,确定羊水的准确率达 95%。

71.【答案】C

【解析】子宫体与子宫颈之间形成的最狭窄的部分,称为子宫峡部。

72.【答案】A

【解析】成人子宫体与子宫颈的比例为 2:1,婴儿期为 1:2。子宫颈主要由结缔组织构成,亦含有平滑肌纤维、血管及弹力纤维。成年未生育女性的子宫颈管长 2.5~3 cm。

73.【答案】C

【解析】骨盆倾斜度指妇女直立时,骨盆入口平面与地平面所形成的角度,通常为 60°。

74.【答案】C

【解析】第三产程又称胎盘娩出期,从胎儿娩出后至胎盘胎膜娩出,大约需 5~15 min,不应超过 30 min。

75.【答案】B

【解析】骨盆出口横径也称坐骨结节间径,指两侧坐骨结节内侧缘之间的距离,平均值为 9 cm。

76.【答案】A

【解析】胎盘剥离的征象:①子宫底变硬呈球形,胎盘剥离后降至子宫下段,子宫下段被扩张,子宫体呈狭长形被推向上,子宫底升高达脐上;②剥离的胎盘降至子宫下段,阴道口外露的一段脐带自行延长;③阴道少量流血;④用手掌尺侧在产妇耻骨联合上方轻压子宫下段时,宫体上升而外露的脐带不再回缩。

77.【答案】C

【解析】胎盘附着部位的子宫内膜修复约需至产后6周,其余部位的子宫内膜修复大约需要3周的时间。

78.【答案】B

【解析】宫缩乏力的病因:①头盆不称或胎位异常;②子宫局部因素,如子宫壁过度膨胀(双胎、羊水过多等)、子宫肌纤维变性、子宫肌瘤、子宫发育不良;③精神因素,产妇对分娩产生恐惧心理,精神过度紧张;④内分泌失调;⑤药物影响,大剂量使用吗啡、哌替啶、硫酸镁等。

79.【答案】C

【解析】第一产程是宫颈扩张期,是产程的开始。在规律宫缩的作用下,宫口扩张,先露下降。

80.【答案】D

【解析】产妇一旦被怀疑或确诊为羊水栓塞,应立即抢救。主要原则是抗过敏,纠正呼吸循环功能衰竭,改善低氧血症,抗休克,防止DIC和肾功能衰竭。在第一产程发病者,待产妇病情平稳后立即行剖宫产结束分娩,以去除病因。

81.【答案】A

【解析】产后评估产妇的膀胱充盈程度,阴道分娩的产妇有尿意应随时排尿。若产后4 h未排尿或第1次排尿尿量少,应再次评估产妇的膀胱充盈情况,防止尿潴留及影响宫缩引起宫缩乏力,导致产后出血。

82.【答案】A

【解析】胎盘娩出后宫颈外口呈环状如袖口。产后2~3天,宫口可容纳2指;产后1周,宫颈内口关闭,宫颈管复原;产后4周,子宫颈完全恢复至非孕时的形态。

83.【答案】A

【解析】子宫收缩(宫缩)力是临产后的主要产力,贯穿于整个分娩过程。临产后的宫缩可使子宫颈管缩短直至消失,宫口扩张,胎先露下降,胎儿和胎盘娩出。

84.【答案】C

【解析】孕妇在妊娠24~28周及28周后首次就诊时,对所有尚未被诊断为孕前糖尿病(PGDM)或妊娠期糖尿病(GDM)的孕妇,进行75 g口服葡萄糖耐量试验(OGTT)检测。

85.【答案】D

【解析】正常妊娠24周末,手测子宫底高度为脐上1横指。

86.【答案】A

【解析】生育情况包括足月产、早产、流产次数及现存子女数,以4个阿拉伯数字顺序表示,可简写为"足-早-流-存"。故该患者生育史应描述为1-0-2-0。

87.【答案】C

【解析】产妇在产后3~4天出现乳房血管、淋巴管极度充盈,乳房胀大,伴有37.8~39 ℃的发热,称为泌乳热,一般持续4~16 h后降至正常,不属于病态,但需要排除其他原因,尤其是感染引起的发热。

88.【答案】B

【解析】圆韧带呈圆索状,起于两侧子宫角的前面,穿行于阔韧带与腹股沟内,止于大阴唇前端,有维持子宫前倾位置的作用。

89.【答案】D

【解析】根据输卵管的形态由内向外可分为4部分,依次为间质部、峡部、壶腹部、伞部。

90.【答案】B

【解析】卵巢功能开始衰退至绝经后1年内的时期,称为围绝经期。

91.【答案】C

【解析】若卵子排出后未受精,排卵后9~10天黄体开始萎缩变小,功能逐渐衰退,周围的结缔组织及成纤维细胞侵入黄体,逐渐被结缔细胞所代替,组织纤维化,外观色白,称为白体。

92.【答案】C

【解析】妊娠满12周,手测子宫底高度在耻骨联合上2~3横指。

93.【答案】A

【解析】最先进入骨盆入口的胎儿部分称为胎先露。纵产式有头先露、臀先露,横产式有肩先露。

94.【答案】D

【解析】潜伏期是指从出现规律宫缩开始至宫口扩张3 cm。潜伏期宫口扩张速度缓慢,平均每2~3 h扩张1 cm,约需8 h,最长时限为16 h,超过16 h称为潜伏期延长。

95.【答案】B

【解析】先兆子宫破裂的处理原则是立即采取有效措施抑制宫缩,之后立即行剖宫产结束分娩。

96.【答案】A

【解析】受精后8周(妊娠第10周)的人胚称胚胎,从受精第9周(妊娠第11周)起称胎儿。

97.【答案】B

【解析】完全流产:妊娠产物已完全排出,阴道出血逐渐停止,腹痛随之消失。难免流产:由先兆流产发展而来,流产已不可避免,表现为阴道流血量增多,阵发性腹痛加重。不全流产:由难免流产发展而来,妊娠产物已部分排出体外,尚有部分残留于宫腔内,从而影响宫缩,致使阴道出血持续不止,严重时可引起出血性休克,下腹痛减轻。

98.【答案】A

99.【答案】A

【解析】输卵管妊娠的典型症状为停经、腹痛与阴道流血。输卵管妊娠未发生流产或破裂前,腹痛常表现为一侧下腹隐痛或酸胀感;发生流产或破裂时,患者突感一侧下腹部呈撕裂样疼痛。随着血液由下腹部流向全腹,疼痛亦遍及全腹。患者常有不规则阴道流血,色暗红或深褐,量少呈点滴状,一般不超过月经量。

100.【答案】B

【解析】妊娠期高血压疾病患者终止妊娠的指征:①重度子痫前期孕妇经积极治疗24~48 h无明显好转者;②重度子痫前期孕妇的孕龄<34 周,但胎盘功能减退,胎儿估计已成熟者;③重度子痫前期孕妇的孕龄>34 周,经治疗好转者;④子痫控制后 2 h可考虑终止妊娠。

101.【答案】B

【解析】盆腔炎性疾病中最常见的是输卵管炎及输卵管卵巢炎,单纯的子宫内膜炎或卵巢炎较少见。

102.【答案】A

【解析】卵巢肿瘤是常见的妇科肿瘤,可发生于任何年龄,约 20%~25%的卵巢恶性肿瘤患者有家族史。卵巢癌的发病还可能与高胆固醇饮食、内分泌因素有关,其中内分泌因素卵巢肿瘤发病的高危因素。

103.【答案】B

【解析】卵巢肿瘤蒂扭转的典型症状:患者体位突然改变后突发一侧下腹部剧痛,伴恶心、呕吐,甚至休克。

104.【答案】D

【解析】腹腔镜检查是目前公认的诊断子宫内膜异位症的最佳方法。

105.【答案】C

【解析】成年女性子宫体与子宫颈的比例是 2:1,婴儿期比例为 1:2。

106.【答案】A

【解析】继发性闭经中,中枢神经系统及下丘脑各种功能和器质性疾病引起的下丘脑性闭经最常见。

107.【答案】C

【解析】普外手术不需进行阴道准备。

108.【答案】D

【解析】葡萄胎患者宜选用的避孕方法为避孕套或口服避孕药。

109.【答案】B

110.【答案】D

【解析】子宫颈癌早期病例的诊断应采用宫颈细胞学检查和(或)高危 HPV DNA 检测、阴道镜检查、宫颈活组织检查的"三阶梯"诊断程序。

111.【答案】B

【解析】由生殖内分泌轴功能紊乱所致的异常子宫出血称为功能失调性子宫出血。

112.【答案】D

113.【答案】C

【解析】宫颈活组织病理检查是确诊子宫颈癌的可靠方法。

114.【答案】B

【解析】滴虫阴道炎典型阴道分泌物的特点是稀薄脓性,黄绿色,泡沫状,伴有臭味。

115.【答案】C

【解析】子宫颈癌早期患者常无明显症状和体征,随着病变的发展可出现以下表现:①阴道流血,早期多为接触性出血,即性生活或妇科检查后阴道流血;后期则为不规则出血。②阴道排液,多数患者有白色或血性、稀薄如水样或米泔样排液,伴有腥臭味。晚期癌组织坏死继发感染时会出现大量脓性或米泔样恶臭白带。此外还可有其他晚期症状,根据癌灶累及范围可出现不同的继发性症状。

116.【答案】C

【解析】外阴阴道假丝酵母菌病,80%～90%的病原体为白假丝酵母菌,10%～20%为非白假丝酵母菌(光滑假丝酵母菌、近平滑假丝酵母菌、热带假丝酵母菌等)。

117.【答案】B

118.【答案】C

【解析】在发展中国家,子宫颈癌是最常见的妇科恶性肿瘤。

119.【答案】B

【解析】经量增多且经期延长为子宫肌瘤最常见的症状。

120.【答案】D

【解析】绒毛膜癌最常见的转移部位是肺,其次是阴道、盆腔、肝、脑等。

121.【答案】B

【解析】子宫内膜异位症的主要临床特点为继发性痛经进行性加重。

122.【答案】B

【解析】脑转移是绒毛膜癌主要的致死原因。

123.【答案】D

【解析】葡萄胎患者一经确诊,应尽早清除宫腔内容物。为减少术中出血和预防子宫穿孔,可在充分扩张宫颈管和开始吸宫后使用缩宫素。葡萄胎患者清宫后必须定期随访,可早期发现妊娠滋养细胞肿瘤并及时处理。卵巢黄素化囊肿在葡萄胎清宫后会自行消退,一般不需处理。

124.【答案】D

125.【答案】C

【解析】每次月经的总失血量称为经量,正常为20~60 ml,超过80 ml为月经过多。

126.【答案】C

127.【答案】B

【解析】手术治疗为子宫内膜癌首选的治疗方法。

128.【答案】D

【解析】卵巢肿瘤一经确诊应首选手术治疗;恶性肿瘤的治疗原则以手术为主,加用化疗、放疗等综合治疗方案。

129.【答案】B

【解析】子宫肌瘤是女性生殖器官中最常见的良性肿瘤。

130.【答案】D

【解析】葡萄胎患者随访期间应可靠避孕1年,hCG 成对数下降者阴性后 6 个月可以妊娠,但对 hCG 下降缓慢者,应延长避孕时间。

131.【答案】B

【解析】非孕妇女经腹输卵管绝育术一般应选在月经干净后 3~7 天实施。

132.【答案】D

【解析】子宫内膜癌的主要转移途径是淋巴转移。

133.【答案】C

134.【答案】A

【解析】葡萄胎患者子宫大而软,手术时出血较多,容易穿孔。

135.【答案】A

【解析】子宫肌瘤确切的发病因素尚不清楚,一般认为其发生及生长可能与女性性激素长期刺激有关。

136.【答案】B

137.【答案】B

【解析】子宫肌瘤使宫腔及内膜面积增大,影响宫缩,可有经量增多、经期延长的症状。当肌瘤逐渐增大致使子宫超过 3 个月妊娠大小时,可于下腹正中扪及肿块。

138.【答案】D

139.【答案】B

140.【答案】B

141.【答案】B

【解析】绝经后妇女因卵巢功能衰退,体内雌激素水平降低,阴道 pH 升高,抵抗力下降,从而易引起萎缩性阴道炎。

142.【答案】B

【解析】指导患者在子宫切除术术后 2 个月内避免提举重物,防止正在愈合的腹部肌肉用力。

143.【答案】D

【解析】青春期无排卵性异常子宫出血的处理原则是以止血、调整周期为主,有生育要求者需进行促排卵治疗。

144.【答案】C

【解析】外阴炎局部治疗应选用 1∶5 000 的高锰酸钾溶液坐浴,每天 1~2 次,每次 15~30 min。

145.【答案】C

146.【答案】D

【解析】建议子痫前期患者住院治疗,保证充分的睡眠,每天休息不少于 10 h,在休息和睡眠时,以左侧卧位为宜。因左侧卧位可减轻子宫对腹主动脉、下腔静脉的压迫,使回心血量增加,改善子宫内胎盘的血供。

147.【答案】C

【解析】阴道上皮细胞中含有丰富的糖原,糖原在阴道乳酸杆菌作用下分解为乳酸,维持阴道正常的酸性环境(pH 为 3.8~4.4),抑制其他病原体生长,称为阴道自净作用。

148.【答案】B

【解析】分段诊断性刮宫是目前早期诊断子宫内膜癌最常用且最有价值的诊断方法。

149.【答案】B

【解析】宫颈锥切术术后 2 个月内避免性生活及盆浴,以免引起出血和伤口感染。

150.【答案】A

151.【答案】B

【解析】细菌性阴道病有症状者表现为阴道分泌物增多,有鱼腥臭味,性交后加重,可伴有轻度外阴瘙痒或烧灼感。检查可见阴道分泌物呈灰白色,均匀一致,稀薄,常黏附于阴道壁,但黏度很低,容易被拭去,阴道黏膜无充血表现。

152.【答案】C

153.【答案】A

【解析】蒂扭转好发于瘤蒂长、活动度大、大小中等、重心偏于一侧的肿瘤,如畸胎瘤。

154.【答案】C

【解析】肌瘤的生长部位、有无变性与子宫肌瘤的临床症状轻重关系密切。

155.【答案】C

【解析】妊娠满 42 周(294 天)及以后分娩,称为过期产。

156.【答案】D

【解析】鳞状细胞浸润癌占子宫颈癌的 75%~80%,为子宫颈癌最常见的病理类型。

157.【答案】B

158.【答案】D

【解析】软产道异常的临床表现包括阴道异常、宫颈异常、子宫异常(包括子宫畸形)和盆腔肿瘤。

159.【答案】C

【解析】子宫肌瘤是女性生殖器官中最常见的良性肿瘤,多见于育龄妇女。

160.【答案】D

161.【答案】B

【解析】侵蚀性葡萄胎的侵蚀病灶接近子宫浆膜层时,子宫表面可见紫蓝色结节,侵蚀较深时可穿透子宫浆膜层或阔韧带。

162.【答案】C

163.【答案】A

【解析】无排卵性异常子宫出血不会引起痛经。

164.【答案】D

【解析】刮宫术适用于急性大出血、存在子宫内膜癌高危因素、病程长的生育期患者和绝经过渡期患者。

165.【答案】B

【解析】子宫内膜异位症不是癌症,无须化疗,通常采用药物治疗或手术治疗。

166.【答案】B

【解析】子宫腺肌病的主要症状是经量过多、经期延长和逐渐加重的进行性痛经。子宫腺肌病的异位内膜在肌层多呈弥漫性生长,故子宫均匀性增大,一般不超过12周妊娠子宫大小。

167.【答案】D

【解析】子宫内膜异位性疾病包括子宫内膜异位症和子宫腺肌病。腹腔镜手术是子宫内膜异位性疾病的首选治疗方法。

168.【答案】D

169.【答案】A

【解析】宫内节育器取器时间以月经干净3~7天为宜,术后休息1天,禁止性生活和盆浴2周,出血多时应随时就诊。

170.【答案】D

【解析】子宫颈及部分宫体脱出阴道口,属于Ⅱ度重型子宫脱垂。

171.【答案】B

【解析】Ⅱ度、Ⅲ度子宫脱垂者常用阴道前后壁修补术加主韧带缩短及宫颈部分切除术,即Manchester手术。

172.【答案】A

【解析】尖锐湿疣主要通过性交直接传播,但不排除间接传播的可能。

173.【答案】A

【解析】女性无避孕性生活至少12个月未孕,称为不孕症,其中从未妊娠者称为原发不孕。

174.【答案】D

175.【答案】C

176.【答案】B

【解析】不哺乳产妇一般在产后6~10周月经复潮,产后10周左右恢复排卵;哺乳期产妇月经复潮延迟,平均在产后4~6个月恢复排卵。

177.【答案】C

178.【答案】D

179.【答案】D

【解析】服用口服避孕药后,多有食欲缺乏、恶心、呕吐、乏力等类似早孕反应,由雌激素刺激胃黏膜所致。

180.【答案】B

181.【答案】A

182.【答案】C

【解析】人工流产术术中出血多发生在妊娠月份较大、吸管过小时,由妊娠产物不能迅速排出而影响宫缩所致。可在扩张宫颈管后注射缩宫素,并尽快钳取或吸出妊娠产物。

183.【答案】C

【解析】异位的子宫内膜可出现在身体的不同部位,其中以侵犯卵巢及宫骶韧带者最常见。

184.【答案】A

【解析】口服避孕药一般于停药后 2~3 天出现撤药性出血,类似月经来潮,于下一次月经第 5 天开始下一个周期用药。若停药 7 天尚无阴道出血,于当晚或第 2 天开始第 2 周期服药。若服用两个周期仍无月经来潮,则应该停药,考虑更换避孕药物种类或就医诊治。

185.【答案】B

186.【答案】D

【解析】该患者胎盘胎膜完整娩出,子宫体软,轮廓不清,考虑为宫缩乏力造成的产后出血,可按摩子宫、应用宫缩剂(如缩宫素)。

187.【答案】A

【解析】引起妊娠期高血压疾病的有关因素为初产妇,年轻孕产妇(年龄≤18 岁)或高龄孕产妇(年龄≥35 岁),精神高度紧张,寒冷季节或气温变化过大,有慢性高血压、慢性肾炎、糖尿病病史等因素。

188.【答案】C

【解析】宫内节育器放置术后休息 3 天,1 周内避免重体力劳动,2 周内禁止性生活及盆浴;放置后分别于 3 个月、6 个月及 1 年到医院各复查 1 次,以后每年复查 1 次。

189.【答案】C

190.【答案】B

【解析】婚前医学检查是通过医学检查手段发现影响结婚和生育的疾病,给予及时治疗,并提出有利于健康和出生子代素质的医学意见。一是"暂缓结婚",如精神病在发病期间,指定传染病在传染期间,重要脏器疾病伴功能不全,患有生殖器发育障碍或畸形;二是"不宜结婚",双方为直系血亲或三代以内旁系血亲;三是"不宜生育",严重遗传性疾病患者。

191.【答案】D

【解析】激素避孕的作用机制:①抑制排卵。②干扰受精和受精卵着床,减少宫颈黏液量,使其高度黏稠,不利于精子穿透;改变输卵管的蠕动频率和正常分泌,影响受精卵的运行速度;抑制子宫内膜增生,不利于受精卵着床。

192.【答案】C

【解析】产褥期子宫可发生子宫复旧。胎盘娩出后,子宫逐渐缩小,产后 1 周子宫约为妊娠 12 周大小,在耻骨联合上方可扪及;产后 10 天子宫下降至骨盆腔内,腹部检查时在耻骨联合上方摸不到子宫底;产后 6 周子宫恢复到未孕时的大小。

193.【答案】C

【解析】不同原因所致的产后出血临床表现不同。①宫缩乏力:阴道流血多出现在胎盘娩出后,量大,色暗红;子宫软,轮廓不清。②胎盘因素:阴道流血多出现在胎儿娩出数分钟后,量大,色暗红。③软产道裂伤:阴道流血多于胎儿娩出后立即出现,色鲜红。④凝血功能障碍:阴道流血出现在胎儿娩出后,呈持续性,且血液不凝。

194.【答案】C

【解析】细菌性阴道病患者,有症状者阴道分泌物的特点为均匀一致,稀薄,灰白色,伴有鱼腥臭味;另外有 10%~40% 的患者没有临床症状。

195.【答案】D

【解析】胎盘由底蜕膜、叶状绒毛膜和羊膜构成,是母体与胎儿间进行物质交换的重要器官。

多项选择题

1.【答案】ABCD

【解析】有约半数的妇女,在停经 6 周左右出现晨起恶心、呕吐、食欲减退、喜食酸物或偏食,称早孕反应。子宫增大、变软,妊娠 6~8 周时,阴道黏膜及子宫颈充血,呈紫蓝色,经阴道检查可见子宫随停经月份而逐渐增大,子宫峡部极软,子宫体与子宫颈似不相连。妊娠 8 周起,乳房逐渐增大。

2.【答案】ACE

【解析】妊娠 12 周,用多普勒胎心听诊仪经孕妇腹壁能探测到胎心音。妊娠 18~20 周时,用普通听诊仪经孕妇腹壁能听到胎心音。

3.【答案】ACDE

【解析】输卵管妊娠和正常妊娠一样,滋养细胞产生的 hCG 维持黄体生长,使甾体激素分泌增加,因此月经停止来潮。子宫肌纤维增生肥大,子宫增大、变软,但子宫增大程度与停经月份不相符。子宫内膜会出现蜕膜反应。腹腔内出血多时,盆腔检查可见子宫呈漂浮感。

4.【答案】BCD

【解析】在听诊胎心音的同时还能听到子宫杂音、腹主动脉音及脐带杂音。

5.【答案】BCE

【解析】骨盆出口后矢状径是骶尾关节至坐骨结节间径中点间的距离,正常值平均为 8.5 cm。后三角平面顶端为骶尾关节,两侧为骶结节韧带。

6.【答案】ACDE

【解析】高危妊娠因素之一是孕妇年龄<16 岁或≥35 岁。

7.【答案】ABC

【解析】软产道是由子宫下段、子宫颈、阴道及骨盆底软组织构成的弯曲管道。

8.【答案】ABCD

【解析】临产的标志为有规律且逐渐增强的宫缩，持续 30 s 或以上，间歇 5~6 min，同时伴有进行性宫颈管消失、宫颈口扩张和胎先露下降。

9.【答案】AC

【解析】滴虫阴道炎患者在妊娠期可以治疗，治疗有症状的滴虫阴道炎孕妇可以减轻症状，减少传播，防止新生儿呼吸道和生殖道感染。外阴阴道假丝酵母菌病主要的感染途径为内源性传染。

10.【答案】ABC

11.【答案】ABCD

【解析】子宫颈癌淋巴转移一级组包括宫旁、宫颈旁、闭孔、髂内、髂外、髂总和骶前淋巴结，二级组包括腹股沟深浅淋巴结、腹主动脉旁淋巴结。

12.【答案】ABCDE

【解析】产后 2 h 在产房观察的重点内容有血压，脉搏，宫缩状况，阴道流血量，膀胱是否充盈，会阴及阴道有无血肿等，发现异常及时处理。

13.【答案】ABCDE

14.【答案】ABCDE

15.【答案】ABD

【解析】正常女性阴道液 pH 为 4.5~5.5，羊水 pH 为 7.0~7.5，胎膜破裂后，阴道液 pH 升高。胎膜早破的临床表现为孕妇突感有液体自阴道流出或无控制的“漏尿”，不伴有腹痛。

16.【答案】BCD

【解析】孕妇妊娠期间对蛋白质需求增加，呈正氮平衡。妊娠期胰岛功能旺盛，胰岛素分泌增加，血液中胰岛素增加，孕妇空腹血糖略低于非孕妇女。妊娠期肠道吸收脂肪能力增强，血脂增高，脂肪较多存积。妊娠足月时，体重平均增加约 12.5 kg。妊娠中期肾盂及输尿管增粗，蠕动减弱，尿流缓慢，且右侧输尿管受右旋子宫压迫，孕妇易发生肾盂肾炎，以右侧多见。

17.【答案】ABCE

【解析】异位妊娠常用下列检查方法协助诊断。①阴道后穹隆穿刺。②妊娠试验：通过放射免疫法测血中 hCG，尤其是动态观察血 β-hCG 的变化，对诊断异位妊娠极为重要。③超声检查：B 型超声有助于诊断异位妊娠。④腹腔镜检查：适用于输卵管妊娠尚未流产或破裂的早期患者和诊断有困难的患者。腹腔内大量出血或伴休克者，禁做腹腔镜检查。⑤子宫内膜病理检查。

18.【答案】ABCDE

【解析】产褥感染的三大主要症状是发热、疼痛、异常恶露。由于感染部位、程度、扩散范围不同，产褥感染的临床表现也不同。根据感染部位分为会阴、阴道、宫颈、腹部伤口、子宫切口局部感染，包括急性子宫内膜炎、急性盆腔结缔组织炎、腹膜炎、血栓性静脉炎、脓毒血症及败血症等。

19.【答案】ABCD

【解析】目前常用的评估产后出血量的方法有称重法、容积法、面积法、休克指数法。

20.【答案】ACE

【解析】胎儿窘迫主要表现为胎心率异常、胎动异常、羊水被胎粪污染或羊水过少,严重者胎动消失。当胎心率>160 次/分或<110 次/分,均表示胎儿窘迫。

21.【答案】AC

【解析】高危型人乳头瘤病毒(HPV)的持续感染是宫颈鳞癌的主要致病因素。促进HPV 感染的因素均可成为宫颈鳞癌发病的危险因素,如多个性伴侣、早年性生活、早年分娩、多次分娩史、与高危男子性接触等。另外,免疫力下降、慢性感染、合并其他性传播疾病、吸烟等可为协同因素。

22.【答案】BCD

【解析】使用激素补充治疗的禁忌证:已知或可疑妊娠、原因不明的阴道流血、已知或可疑患有乳腺癌、已知或可疑患有性激素依赖性恶性肿瘤、最近 6 个月内患有活动性静脉或动脉血栓栓塞性疾病、严重肝肾功能障碍、血卟啉症、耳硬化症、脑膜瘤(禁用孕激素)。

23.【答案】ABDE

【解析】腹部局部热敷和进食热的饮料(如热汤、热茶),可缓解痛经的疼痛症状。

24.【答案】ABCDE

25.【答案】ACD

【解析】前庭大腺位于两侧大阴唇后 1/3 深处。前庭大腺炎脓肿可自行破溃,若破孔大,可自行引流;若破孔小,引流不畅,则炎症持续不消退,并可反复急性发作,可切开引流并做造口术。

26.【答案】ABC

【解析】萎缩性阴道炎常见于自然绝经后妇女或人工绝经后妇女,也可见于产后闭经或药物假绝经治疗的妇女。

27.【答案】ABD

【解析】盆腔炎性疾病主要包括子宫内膜炎、输卵管炎、盆腔腹膜炎和输卵管卵巢脓肿。炎症可局限在一个部位,也可同时累及几个部位。

28.【答案】ABCD

29.【答案】ABCDE

【解析】盆腔炎性疾病的高发年龄为 15~25 岁。年轻妇女、不良性行为、下生殖道感染、宫腔内操作、不注意性卫生保健、邻近器官炎症等是发生盆腔炎性疾病的高危因素。

30.【答案】ABD

判断题

1. 【答案】×

【解析】胎盘的功能包括进行气体交换、营养物质供应、排出胎儿代谢产物、分泌激素、防御功能和合成功能等。脐带的作用是胎儿通过脐带血液循环与母体进行营养和代谢物质的交换,脐带内有一条管腔大而管壁薄的脐静脉和两条管腔小而管壁厚的脐动脉。

2. 【答案】√

3. 【答案】√

【解析】月经周期正常的育龄期妇女,有性生活史,一旦月经过期10天及以上,应首先考虑有妊娠的可能。若停经已达8周,则妊娠的可能性更大。停经是妊娠最早的症状,但不是妊娠特有的症状。

4. 【答案】√

5. 【答案】√

【解析】子宫复旧指妊娠子宫自胎盘娩出后逐渐恢复至未孕状态的过程,一般为6周,主要变化为子宫体肌纤维缩复、子宫内膜再生、子宫血管变化及子宫颈和子宫下段的复原。

6. 【答案】×

7. 【答案】√

【解析】产科四步触诊法用于检查子宫大小、胎产式、胎先露、胎方位及先露是否衔接。在做前三步手法时,检查者面向孕妇脸部;做第四步手法时,检查者应面向孕妇足端。

8. 【答案】√

【解析】胎心率是产程中极为重要的观察指标,正常胎心率为110~160次/分。

9. 【答案】×

【解析】初产妇多为子宫颈管先缩短、消失,然后宫口扩张;经产妇多是子宫颈管缩短、消失与宫口扩张同时进行的。

10. 【答案】√

【解析】妊娠晚期或临产时,突发无诱因、无痛性阴道流血是前置胎盘的典型症状。

11. 【答案】×

【解析】能通过胎盘的免疫球蛋白是IgG。

12. 【答案】×

【解析】前庭球属于外生殖器。

13. 【答案】×

【解析】雌二醇值的高低可以反映卵巢的功能。

14. 【答案】√

【解析】部分产妇分娩24 h后,在产褥期内发生子宫大量出血,称为晚期产后出血,以产后 1~2 周内发生最常见,也有迟至产后 6 周左右发病者,应予以高度警惕,以免导致严重后果。

15.【答案】×

16.【答案】√

17.【答案】√

【解析】枕先露的分娩机制是衔接、下降、俯屈、内旋转、仰伸、复位及外旋转、胎肩及胎儿娩出。以上分娩机制是连续进行的。

18.【答案】√

【解析】将胎儿及其附属物从宫腔内逼出的力量称为产力。产力包括宫缩力(简称宫缩)、腹壁肌及膈肌收缩力(统称腹压)和肛提肌收缩力。

19.【答案】√

【解析】枕下前囟径又称小斜径,为前囟中央至枕骨隆突下方的距离,足月时平均约 9.5 cm,胎头俯屈后以此径通过产道。

20.【答案】×

【解析】复发性流产指同一性伴侣连续发生 3 次及 3 次以上的自然流产。复发性流产大多数为早期流产,少数为晚期流产。早期复发性流产的常见原因为胚胎染色体异常、免疫功能异常、黄体功能不全、甲状腺功能低下等。晚期复发性流产的常见原因为子宫解剖异常、自身免疫异常等。

21.【答案】×

【解析】子宫黏膜下肌瘤的患者感到头晕、全身乏力、心慌气急,导致这一症状最可能的原因是继发性贫血。子宫黏膜下肌瘤使宫腔及内膜面积增大,影响宫缩,可引起经量增多、经期延长。若患者长期月经过多就会导致继发性贫血,出现全身乏力、面色苍白、气短、心慌等症状。

22.【答案】×

23.【答案】×

【解析】卵巢肿瘤一经确诊,首选手术治疗。

24.【答案】√

【解析】滴虫阴道炎主要通过性交直接传播,也可以通过间接接触传播,如游泳池、公共浴池等。

25.【答案】×

【解析】双合诊指检查者一手的两指或一指放入患者阴道,另一手放在患者腹部配合检查,目的在于检查阴道、子宫颈、宫体、输卵管、卵巢、宫旁结缔组织和韧带及盆腔内壁有无异常。无性生活患者禁做阴道窥器检查和双合诊或三合诊检查,若确有检查必要,应先征得患者及其家属同意后,方可用示指放入阴道扪诊,或者行阴道窥器或双合诊检查。

26.【答案】×

【解析】绝经过渡期异常子宫出血的主要处理原则是止血、调整周期、减少经量,防止子宫内膜病变。

27.【答案】×

28.【答案】×

【解析】急性宫颈炎大部分患者无症状,有症状者主要表现为阴道分泌物增多,呈黏液脓性,阴道分泌物刺激可引起外阴瘙痒及灼热感。此外,可出现经间期出血、性交后出血等症状。

29.【答案】√

30.【答案】×

【解析】外阴阴道假丝酵母菌病应用碱性溶液(2%~4%碳酸氢钠溶液)坐浴或进行阴道冲洗。

31.【答案】√

32.【答案】√

33.【答案】×

【解析】豆渣样白带见于外阴阴道假丝酵母菌病。

34.【答案】√

【解析】宫颈细胞学筛查的普遍应用,使子宫颈癌及癌前病变得以早期发现和治疗,子宫颈癌发病率和死亡率已有明显下降,越来越多的证据显示,大部分的子宫颈癌是可以预防的。

35.【答案】×

36.【答案】×

【解析】慢性子宫颈炎多无症状,少数患者可有阴道分泌物增多,呈淡黄色或脓性。

37.【答案】√

38.【答案】×

39.【答案】√

40.【答案】×

简答题

1.【参考答案】诊断早产临产的指征:妊娠28~37周间,出现20 min≥4次且每次持续≥30 s的规律宫缩,并伴随子宫颈管缩短≥75%,子宫颈进行性扩张2 cm以上者。

2.【参考答案】子痫前期患者终止妊娠的指征:①重度子痫前期孕妇经积极治疗24~48 h无明显好转者;②重度子痫前期孕妇的孕龄<34周,但胎盘功能减退,胎儿估计已成熟者;③重度子痫前期孕妇的孕龄>34周,经治疗好转者;④子痫控制后2 h可考虑终止妊娠。

3.【参考答案】胎儿窘迫的临床表现:胎心率异常、胎动异常、羊水被胎粪污染或羊水过少。根据临床表现可分为急性胎儿窘迫和慢性胎儿窘迫。急性胎儿窘迫主要表现为产时胎心率异常、羊水被胎粪污染、胎动异常、酸中毒。慢性胎儿窘迫主要表现为胎动减少或消失、电子胎儿监护异常、胎儿生物物理评分低、脐动脉多普勒超声血流异常。

4.【参考答案】按胎盘边缘与宫颈内口的关系,前置胎盘可分为3种类型,具体如下。

(1)完全性前置胎盘:胎盘组织完全覆盖宫颈内口。

(2)部分性前置胎盘:胎盘组织部分覆盖宫颈内口。

(3)边缘性前置胎盘:胎盘附着于子宫下段,边缘达到宫颈内口,但未超越。

5.【参考答案】胎盘剥离的征象有4点,具体如下。

(1)子宫底变硬呈球形,子宫下段被扩张,子宫体呈狭长形被推向上,子宫底升高达脐上。

(2)剥离的胎盘降至子宫下段,阴道口外露的一段脐带自行延长。

(3)阴道少量流血。

(4)接产者用手掌尺侧在产妇耻骨联合上方轻压子宫下段,子宫体上升而外露的脐带不再回缩。

胎盘有2种排出方式,具体如下。

(1)胎儿面娩出式:较多见。胎盘从中央向周围剥离,特点是胎盘先排出,随后见少量阴道流血。

(2)母体面娩出式:较少见。胎盘从边缘开始剥离,特点是先有较多阴道流血,然后胎盘娩出。

6.【参考答案】总产程即分娩全过程,从临产开始至胎儿、胎盘完全娩出为止。临床上分为三个产程,具体如下。

(1)第一产程又称子宫颈扩张期,是从临产开始至宫口开全。初产妇子宫颈口扩张较慢,约需11~12 h;经产妇子宫颈口扩张较快,约需6~8 h。

(2)第二产程又称胎儿娩出期,是从宫口开全至胎儿娩出。初产妇约需1~2 h;经产妇一般数分钟即可完成,也有长达1 h者。

(3)第三产程又称胎盘娩出期,是从胎儿娩出后至胎盘胎膜娩出,约需5~15 min,不应超过30 min。

7.【参考答案】产后抑郁症多在产后2周内发病,以产后4~6周症状明显,病程可持续3~6个月,其临床表现具体如下。

(1)情绪改变:心情压抑、情绪淡漠,甚至出现焦虑、恐惧、易怒,夜间加重;有时表现为孤独、不愿见人或伤心、流泪。

(2)自我评价降低:自暴自弃、自罪感、对身边的人充满敌意,与丈夫及其他家庭成员关系不协调。

(3)创新性思维受损,主动性降低。

(4)对生活缺乏信心,觉得生活无意义,出现厌食、睡眠障碍、易疲倦、性欲减退。严重者出现绝望、自杀或杀婴倾向,有时陷入错乱或昏迷状态。

8.【参考答案】不同原因导致产后出血的临床表现不同,具体如下。

(1)宫缩乏力所致出血:阴道流血多出现在胎盘娩出后,量大,色暗红;子宫软,轮廓不清。

(2)胎盘因素所致出血:阴道流血多出现在胎儿娩出数分钟后,量大,色暗红。

(3)软产道裂伤所致出血:阴道流血多于胎儿娩出后立即出现,色鲜红。隐匿性软产道损伤时,常伴阴道疼痛或肛门坠胀感,但流血量不多。

(4)凝血功能障碍性出血:阴道流血出现在胎儿娩出后,呈持续性,且血液不凝。

9.【参考答案】子痫患者的护理措施,具体如下。

(1)协助医生控制抽搐:患者一旦发生抽搐,应尽快控制。硫酸镁为首选药物,必要时加用强有力的镇静药物。

(2)专人护理,防止受伤:子痫发生后,首先应保持呼吸道通畅,并立即给氧,用开口器或于患者上、下磨牙间放置一缠好纱布的压舌板,用舌钳固定舌以防咬伤唇舌或发生舌后坠。患者取头低侧卧位,以防黏液吸入呼吸道或舌头阻塞呼吸道,也可避免发生低血压综合征。必要时,用吸引器吸出喉部黏液或呕吐物,以免发生窒息。在患者昏迷或未完全清醒时,禁止给予饮食和口服药,以防误入呼吸道而致吸入性肺炎。

(3)减少刺激,以免诱发抽搐:应将患者安置于单人暗室,保持绝对安静,以避免声、光刺激;一切治疗活动和护理操作尽量轻柔且相对集中,避免干扰患者休息。

(4)严密监护:密切观察患者的血压、脉搏、呼吸、体温及尿量,记录出入量。及时进行必要的血、尿化验和特殊检查,及早发现脑出血、肺水肿、急性肾衰竭等并发症。

(5)为终止妊娠做好准备:子痫发作后多自然临产,应严密观察患者的病情,及时发现产前征兆,并做好抢救母子的准备。如经治疗病情得以控制仍未临产者,应在孕妇清醒后 24~48 h 内引产,或子痫患者经药物控制后 6~12 h 考虑终止妊娠。护士应做好终止妊娠的准备。

10.【参考答案】子宫脱垂的分度,具体如下。

(1)Ⅰ度:轻型为宫颈外口距离处女膜缘<4 cm,但未达处女膜缘;重型为宫颈外口已达处女膜缘,在阴道口可见到宫颈。

(2)Ⅱ度:轻型为宫颈已脱出阴道口外,宫体仍在阴道内;重型为宫颈及部分宫体已脱出阴道口外。

(3)Ⅲ度:宫颈及宫体全部脱出至阴道口外。

11.【参考答案】急性子宫颈炎的护理措施,具体如下。

(1)一般护理:加强会阴部护理,保持外阴清洁、干燥,减少局部摩擦。

(2)抗生素用药指导:指导患者按医嘱及时、足量、规范应用抗生素。①对于有性传播疾病高危因素的患者(年龄<25 岁,有多个性伴侣或新性伴侣,并且为无保护性交),未获得病原体检测结果前,针对沙眼衣原体,可给予阿奇霉素 1 g(单次口服),或多西环素 100 mg(每天 2 次,连服 7 天)。②对于获得病原体者,选择针对病原体的抗生素。单纯急性淋病奈瑟菌性子宫颈炎患者,常用药物有第三代头孢菌素,如头孢曲松钠 250 mg(单次肌内注射),或头孢噻肟钠 1 g(单次肌内注射);对不能接受头孢菌素者,可选择氨基糖苷类抗生素中的大观霉素 4 g(单次肌内注射)。沙眼衣原体感染所致子宫颈炎患者,治疗药物主要有四环素类,如多西环素

100 mg(每天 2 次,连服 7 天);红霉素类,如阿奇霉素 1 g(单次顿服)。由于淋病奈瑟菌感染常伴有衣原体感染,所以淋菌性子宫颈炎治疗时除选用抗淋病奈瑟菌药物外,还需同时应用抗衣原体感染药物。合并细菌性阴道病的患者,应同时治疗细菌性阴道病,否则将导致子宫颈炎持续存在。

(3)性伴侣的处理:告知病原体为沙眼衣原体及淋病奈瑟菌的子宫颈炎患者,其性伴侣应进行相应的检查及治疗。

(4)随诊症状持续存在者:应对治疗后症状持续存在者进行随诊。对持续性子宫颈炎症患者,协同医生对其进行全面评估,分析原因,调整治疗方案。包括了解有无再次感染性传播疾病,性伴侣是否已进行治疗,阴道菌群失调是否持续存在,等等。

12.【参考答案】子宫颈癌的临床表现:患者早期常无明显症状和体征,随着病变发展可出现阴道流血(早期多为接触性出血,后期则为不规则阴道流血)、阴道排液(白色或血性,稀薄如水样或米泔样排液,伴有腥臭味,晚期癌组织坏死继发感染时,可出现大量脓性或米泔样恶臭白带),晚期会根据癌灶累及范围出现不同的继发性症状。

子宫颈癌早期病例的诊断方法:应采用宫颈细胞学检查和(或)高危 HPV DNA 检测、阴道镜检查、宫颈活组织检查的“三阶梯”诊断程序,组织学诊断为确诊依据。

13.【参考答案】外阴阴道假丝酵母菌病的传播方式,具体如下。

(1)内源性感染:主要感染途径。假丝酵母菌除作为条件致病菌寄生于阴道外,还可寄生于人的口腔、肠道,当局部环境条件适合时易发病,这三个部位的假丝酵母菌可互相传染。

(2)性交传染:部分患者可通过性交直接传染。

(3)间接传染:少数患者是接触感染的衣物而间接传染。

14.【参考答案】葡萄胎患者清宫后必须定期随访,可早期发现妊娠滋养细胞肿瘤并及时处理。随访内容包括 3 个方面,具体如下。

(1)血清 hCG 定量测定:葡萄胎清宫后,每周随访一次,直至连续 3 次正常,以后每月随访一次,共 6 个月,然后再 2 个月随访一次,共 6 个月,自第一次阴性后共计随访 1 年。

(2)询问病史:应注意询问月经是否规则,有无阴道异常流血,有无咳嗽、咯血及其他转移灶症状。

(3)妇科检查:必要时做盆腔 B 型超声、胸部 X 线摄片或 CT 检查。

15.【参考答案】会阴湿热敷的目的:促进局部血液循环,改善组织营养,增强局部白细胞的吞噬作用,加速组织再生和消炎、止痛;促进水肿吸收,使陈旧性血肿局限;促进外阴伤口的愈合。

16.【参考答案】妇产科患者坐浴的适应证,具体如下。

(1)外阴、阴道手术或经阴道行子宫切除术术前准备者。

(2)外阴炎、阴道非特异性炎症或特异性炎症、子宫脱垂者。

(3)会阴伤口愈合但局部有硬结者。

(4)膀胱阴道松弛者。

17.【参考答案】子宫肌瘤按肌瘤的生长部位可分为子宫颈部肌瘤和子宫体部肌瘤,按肌瘤与子宫肌壁的关系可分为肌壁间肌瘤、浆膜下肌瘤、黏膜下肌瘤。

子宫肌瘤的临床表现,具体如下。

(1)经量增多和经期延长:是子宫肌瘤最常见的症状。

(2)下腹部肿块。

(3)白带增多。

(4)压迫症状。

(5)其他症状:包括腰酸背痛、下腹坠胀、经期加重等。

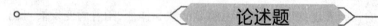

论述题

【参考答案】痛经的护理问题:①急性疼痛,与月经期宫缩,子宫缺血、缺氧有关。②焦虑,与反复痛经造成的精神紧张有关。

痛经的护理措施,具体如下。

(1)加强保健:进行月经期保健指导,注意经期清洁卫生,经期禁止性生活。足够的休息和睡眠、充分的营养摄入、规律而适度的锻炼、戒烟等均对缓解疼痛有一定的帮助。

(2)重视精神、心理护理:向患者讲解有关痛经的生理知识,阐明痛经是月经期常见的生理表现,关心并理解患者的不适和焦虑心理。

(3)缓解症状:腹部局部热敷和进食热的饮料(如热汤、热茶),可缓解疼痛。增加患者的自我控制感,使身体放松,以解除痛经。当疼痛不能忍受时可遵医嘱服药。若每次经期习惯服用镇痛剂,应防止成瘾。

(4)诊疗配合:可采用以下治疗痛经的药物。①口服避孕药:通过抑制排卵,抑制子宫内膜生长,降低前列腺素和加压素水平,从而缓解疼痛,适用于有避孕要求的痛经妇女。②前列腺素合成酶抑制剂:通过抑制前列腺素合成酶的活性,减少前列腺素产生,防止过强宫缩,从而减轻或消除痛经,适用于不要求避孕或口服避孕药效果不好的原发性痛经患者。常用药物有布洛芬、甲氯芬那酸、双氯芬酸、甲芬那酸等。

案例分析题

【参考答案】

(1)绝经过渡期无排卵性异常子宫出血的处理原则以止血、调整周期、减少经量,防止子宫内膜病变为主。首选的止血方法是刮宫术。刮宫术适用于急性大出血、存在子宫内膜癌高危因素、病程长的生育期患者和绝经过渡期患者。

(2)对该患者的护理诊断:①疲乏,与子宫异常出血导致的贫血有关。②有感染的危险,与子宫不规则出血、出血量多导致贫血,机体抵抗力下降有关。

对该患者的护理措施:①补充营养,患者机体抵抗力较低,应加强营养,改善全身情况,可补充铁剂、维生素 C 和蛋白质。成人体内大约每 100 ml 血中含 50 mg 铁,经量多者应额外补铁。行经期妇女每天约从食物中吸收铁 0.7~20 mg,应向患者推荐含铁较多的食物,如猪肝、豆角、蛋黄、胡萝卜、葡萄干等。按照患者的饮食习惯,为患者制订适合于个人的饮食计划,保证患者获得足够的营养。②止血,根据出血量选择合适的制剂和方法。③遵医嘱使用性激素,调整月经周期。④维持正常血容量。⑤预防感染,严密观察与感染有关的征象,如体温、子宫压痛等。同时做好会阴部的护理,保持局部清洁,如有感染征象,及时与医师联系并遵医嘱进行抗生素治疗。⑥加强心理护理,解除患者思想顾虑。

第五部分

儿科护理学

单项选择题

1.【答案】B

【解析】IgG 是唯一可以通过胎盘的免疫球蛋白。新生儿血液中的 IgG 主要是通过胎盘从母体获得,它对婴儿生后数月内防御白喉、脊髓灰质炎、麻疹、肺炎双球菌和 β-溶血性链球菌等感染起着重要作用。来自母体的 IgG 于生后 6 个月时几乎全部消失,故此时小儿容易发生感染。

2.【答案】B

3.【答案】C

【解析】光照疗法可使未结合胆红素转变为水溶性异构体,易于从胆汁和尿液中排出体外,从而降低胆红素水平。

4.【答案】B

【解析】足月儿生理性黄疸的特点:生后 2~3 天出现黄疸,4~5 天最重,5~7 天消退,最迟不超过 2 周。

5.【答案】B

【解析】新生儿光照疗法时,体温应维持在 36.5~37.2 ℃,如体温高于 37.8 ℃ 或者低于 35 ℃时,应暂时停止光照疗法。

6.【答案】D

【解析】新生儿硬肿症最早出现硬肿的部位是小腿,而后依次至大腿外侧→整个下肢→臀部→面颊→上肢→全身。

7.【答案】C

【解析】新生儿寒冷损伤综合征与寒冷、早产、感染(败血症、肺炎等)、窒息等有关。

8.【答案】C

【解析】新生儿低血糖指足月儿出生 3 天内全血血糖<30 mg/dl,3 天后<40 mg/dl;或者低体重儿出生 3 天内全血血糖<20 mg/dl,1 周后<40 mg/dl。

9.【答案】D

【解析】小儿生长发育的体重计算:1~12 岁儿童,体重(kg)= 年龄(岁)×2+8。所以计算得出 2 周岁时,体重=2×2+8=12 kg。

10.【答案】A

【解析】新生儿出生后数天内会有体重的下降,这种体重下降不会超过新生儿出生体重的10%,而且10天左右就会恢复到出生时的体重。

11.【答案】D

【解析】男、女新生儿生后第3~5天均可发生乳腺肿大,发生后切勿挤压,以免引起感染,一般生后2~3周内自动消退,不需处理。

12.【答案】D

【解析】有些女婴出生后5~7天阴道可见血性分泌物,可持续1周,称假月经。这是因为妊娠后期母亲雌激素进入胎儿体内,出生后突然中断,形成类似月经的出血,一般不必处理。

13.【答案】D

14.【答案】D

【解析】低出生体重儿指出生体重<2 500 g的新生儿。

15.【答案】D

【解析】此时该患儿最危险的是无呼吸,故清理呼吸道后应立即建立呼吸,增加通气。新生儿窒息复苏步骤按A(清理呼吸道)、B(建立呼吸,增加通气)、C(维持正常循环,保证足够心搏出量)、D(药物治疗)程序进行复苏。

16.【答案】A

【解析】胎粪由胎儿肠道分泌物、胆汁及咽下的羊水等组成,为墨绿色。出生后10~12 h开始排出,2~3天内排完。

17.【答案】C

【解析】新生儿出生时的感知觉发育:①新生儿出生时因鼓室无空气,听力较差,但对强声可有瞬目、震颤等反应;出生3~7天后听力已良好,50~90 dB的声音可引起呼吸节律改变。多与新生儿进行交流可以刺激新生儿的听觉,促进其听力发展。②新生儿已有视觉感应功能,瞳孔有对光反应,在15~20 cm范围内视觉最清晰,在清醒安静状态下可短暂注视和追随近处缓慢移动的物体。多与新生儿进行目光交流可以促进新生儿视觉发育。③新生儿出生时味觉发育已很完善,生后1~2周的新生儿可辨别母亲和他人的气味。④新生儿触觉很灵敏,尤以眼、口周、足底等部位最为敏感。所以在新生儿期应母婴同室,父亲也应参与照顾新生儿,以促进新生儿感知觉的全面发育。

18.【答案】D

【解析】ABO血型不合引起的新生儿溶血病,以母亲O型,新生儿A型或B型多见,母亲为AB型或新生儿为O型均不发生新生儿溶血病。

19.【答案】A

【解析】早产儿的外观特点包括四肢肌张力低下、皮肤红嫩、胎毛多、足底纹少、乳晕不清、指(趾)甲未达指端等。

20.【答案】C

【解析】该患儿为鹅口疮,治疗要点:①保持口腔清洁,可用2%碳酸氢钠溶液于哺乳前后清洁患儿口腔。②局部用药,局部涂抹10万~20万 U/ml制霉菌素鱼肝油混悬溶液,每天2~3次。

21. 【答案】D

【解析】Apgar 评分标准：①皮肤颜色。全身红色为 2 分，躯干红、四肢青紫色为 1 分，全身青紫或苍白为 0 分。②心率。大于 100 次/分为 2 分，小于 100 次/分为 1 分，听不到心音为 0 分。③呼吸。呼吸正常且哭声响为 2 分，呼吸慢、不规则为 1 分，没有呼吸为 0 分。④肌张力。四肢能活动为 2 分，四肢略屈曲为 1 分，肌张力松弛为 0 分。⑤反射。弹足底或其他刺激大声啼哭为 2 分，低声抽泣或皱眉为 1 分，毫无反应为 0 分。该患儿仅"四肢发紫"扣 1 分，其余四项均为 2 分，故总分 9 分。

22. 【答案】C

【解析】肠套叠患儿排便为果酱样便；上消化道出血为柏油样便；大便表面附着鲜红的血滴，不与大便混杂，常见于内痔、外痔和肛裂。

23. 【答案】D

【解析】急性特发性血小板减少性紫癜的表现：以小儿多见，好发于 2~8 岁儿童；可出现发热；全身的皮肤、黏膜出血，常伴有鼻出血或牙龈出血，出血严重时可有贫血；无淋巴结肿大，肝、脾偶可见轻度肿大。

24. 【答案】A

【解析】该新生儿属于正常足月儿，提倡早哺乳，一般在生后 30 min 内即可进行母乳喂养。

25. 【答案】D

【解析】惊厥发作未超过 5 min 可任其自行停止，勿移动患儿或强力按压及约束其肢体，不可将物品塞入患儿口中或强力撬开紧闭的牙关。

26. 【答案】C

【解析】该患儿目前呕吐、精神状态差，不可早开奶，以免发生呛咳甚至再次引起窒息。

27. 【答案】A

【解析】产毒性细菌引起的肠炎多发生在夏季，可导致患儿发生腹泻。

28. 【答案】C

29. 【答案】B

【解析】该患儿吮乳差，哭声低，体温<35 ℃，呼吸浅表，下肢、臀部皮肤发硬，符合新生儿寒冷损伤综合征的临床表现。

30. 【答案】B

【解析】37 周≤胎龄<42 周，2 500 g≤出生体重≤4 000 g，无任何畸形和疾病的活产婴儿为正常足月儿。

31. 【答案】C

32. 【答案】A

【解析】围生期窒息可造成脑缺氧，缺氧是发生新生儿缺氧缺血性脑病的核心，依据题干中的临床表现，可诊断该患儿为中度新生儿缺氧缺血性脑病。

33. 【答案】D

【解析】婴儿发生溢乳的原因是胃呈水平位，幽门括约肌发育好，贲门肌发育差，易发生幽门痉挛而致呕吐。

34.【答案】D

【解析】口腔黏膜上腭中线两侧有黄白色小斑点,在齿龈上者俗称"马牙",由上皮细胞堆积或黏液腺分泌物潴留所致,于生后数周至数月自行消失,不需要处理。

35.【答案】D

【解析】生理性黄疸可自行消退,无须特殊处理。

36.【答案】D

【解析】该患儿仅有巩膜、皮肤黄染症状,其余均正常,为生理性黄疸的表现。

37.【答案】D

【解析】新生儿脐炎可由任何化脓菌引起,最常见的是金黄色葡萄球菌。

38.【答案】D

【解析】佝偻病临床分为初期、激期、恢复期、后遗症期。初期主要表现为神经兴奋性增高,骨骼改变并不明显;激期主要表现为骨骼改变和运动功能发育迟缓;恢复期临床症状和体征逐渐减轻或消失;后遗症期可见不同程度的骨骼畸形或运动功能障碍。

39.【答案】D

【解析】营养性维生素 D 缺乏性佝偻病是因为体内维生素 D 缺乏导致钙、磷代谢紊乱,出现的一种以骨骼病变为特征的全身慢性营养性疾病,主要见于 2 岁以下的婴幼儿。

40.【答案】B

【解析】足月儿生理性黄疸一般于出生后 2~3 天开始出现,4~5 天达到高峰,5~7 天消退,最迟不超过 2 周。

41.【答案】B

【解析】慢性胎儿窘迫常发生在妊娠末期,主要表现为胎动减少或消失。

42.【答案】D

【解析】该患儿口腔黏膜表面出现白色凝乳块样小点,不易被拭去,属于鹅口疮(雪口病)的一般表现。鹅口疮主要的致病菌为白念珠菌。

43.【答案】D

44.【答案】A

45.【答案】C

46.【答案】A

【解析】糖尿病分为胰岛素依赖型(1 型糖尿病)和非胰岛素依赖型(2 型糖尿病),98%儿童期糖尿病属于胰岛素依赖型。

47.【答案】C

【解析】麻疹黏膜斑是麻疹早期具有特征性的体征。

48.【答案】D

49.【答案】C

【解析】佝偻病初期主要表现为神经兴奋性增高,如易激惹、烦躁不安、夜惊、常与室温季节无关的多汗等,常无明显骨骼改变。

50.【答案】D

【解析】皮肤的光照合成是儿童和青少年维生素 D 的主要来源,人类皮肤中的 7-脱氢胆固醇经日光中紫外线照射后转化为胆固化醇,即内源性维生素 D₃。

51.【答案】C

【解析】中、重度营养不良患儿不宜立即添加高蛋白质的食物,过早给予高蛋白食物可引起腹胀、肝增大。

52.【答案】C

【解析】采用大剂量突击疗法治疗佝偻病时,以 1 次维生素 D 15 万~30 万 IU 肌内注射,1 个月后再以每天维生素 D 400~800 IU 剂量维持。

53.【答案】B

【解析】婴幼儿病毒性肠炎以饮食疗法和支持疗法为主,一般不用抗生素。

54.【答案】C

【解析】麻疹的传播途径:感染早期病毒在患者呼吸道大量繁殖,通过患者咳嗽、喷嚏或大声说话时产生的飞沫排出体外,经呼吸道进行传播。

55.【答案】D

【解析】白血病是儿童时期最常见的恶性肿瘤,最常见的类型为急性淋巴细胞白血病。

56.【答案】B

【解析】小儿计划免疫应接种的疫苗、月(年)龄、剂次、方法及位置,具体见下表。

疫苗名称	小儿接种月(年)龄	接种剂次	接种方法及位置
乙肝疫苗	0(出生后 24 h 内)、1、6 月龄	3	肌内注射,上臂三角肌
卡介苗	出生时	1	皮内注射,上臂三角肌中部略下处
脊髓灰质炎疫苗	2、3、4 月龄,4 周岁	4	口服
百白破疫苗	3、4、5 月龄,18~24 月龄	4	肌内注射,上臂三角肌
麻风疫苗	8 月龄	1	皮下注射,上臂外侧三角肌下缘附着处
乙脑减毒活疫苗	8 月龄,2 周岁	2	皮下注射,上臂外侧三角肌下缘附着处
乙脑灭活疫苗	8 月龄(2 剂次,间隔 7~10 天),2 周岁,6 周岁	4	皮下注射,上臂外侧三角肌下缘附着处
A+C 流脑疫苗	3 周岁,6 周岁	2	皮下注射,上臂外侧三角肌附着处
甲肝减毒活疫苗	18 月龄	1	皮下注射,上臂外侧三角肌附着处
甲肝灭活疫苗	18 月龄,24~30 月龄(2 剂次间隔不小于 6 个月)	2	肌内注射,上臂三角肌

57.【答案】A

【解析】婴儿出生 3~7 天后听力已良好;1 个月时能分辨"吧"和"啪"的声音;3~4 个月时头可转向声源,听到悦耳声时会微笑。新生儿俯卧位时能抬头 1~2 s;2~3 个月时俯卧可抬头 45°~90°;3 个月直立状态时能竖直头部;4 个月时抬头很稳,并能自由转动。正常足月儿生后 3~4 个月体重为出生时的 2 倍,该婴儿体重为 6 kg。综上所述,该婴儿最可能的月龄为 3 个月。

58.【答案】A

【解析】营养不良患儿最早出现的症状是体重不增,之后会出现体重下降和皮下脂肪的减少甚至消失。

59.【答案】A

【解析】来自母体的 IgG 于小儿生后 6 个月时几乎全部消失,故此时小儿容易发生感冒、肺炎。

60.【答案】D

【解析】营养不良患儿皮下脂肪消耗的顺序是腹部→躯干→臀部→四肢→面颊。

61.【答案】D

【解析】该患儿的表现为维生素 D 缺乏性佝偻病的初期表现,该患儿无外出活动,日光照射不足,导致体内缺乏维生素 D。

62.【答案】C

【解析】该患儿"三多一少"症状(多饮,多食,多尿,体重减轻)明显,且年龄较小,最可能的诊断是 1 型糖尿病。

63.【答案】C

【解析】由于新生儿胆红素代谢特点,足月儿在出生后 2~3 天即出现黄疸,5~7 天黄疸消退,最晚不超过 2 周。早产儿黄疸消退可延迟至 3~4 周。

64.【答案】C

65.【答案】D

【解析】新生儿肝炎,大多数胎儿是由在宫内感染病毒(最常见的为巨细胞病毒)导致的,感染可通过胎盘传给胎儿或在分娩时通过产道被感染。黄疸常发生在出生后 1~3 周或更晚。患儿病情加重时,粪便色浅或灰白,尿色深黄,可有厌食、呕吐、肝轻至中度增大。新生儿溶血症,Rh 溶血者大多在 24 h 内出现黄疸并迅速加重,而 ABO 溶血大多在出生后 2~3 天出现。母乳性黄疸患儿一般状态良好。新生儿败血症引起的黄疸,患儿一般伴有全身中毒症状。

66.【答案】A

【解析】佝偻病是因为维生素 D 的缺乏导致钙、磷代谢失常而引起的,需补充维生素 D。

67.【答案】C

【解析】小儿破伤风的潜伏期大多是 4~8 天(3~14 天),发病越早,发作期越短,预后越差。

68.【答案】C

【解析】该患儿诊断明确,但是在补充维生素 D 之后出现多次抽搐,经实验室检查血清钙只有 1.68 mmol/L,血清钙低于 1.75 mmol/L 时可出现惊厥、喉痉挛和手足抽搐。所以该患儿抽搐最可能的原因是血清钙降低。

69.【答案】B

【解析】蹲踞是先天性心脏病法洛四联症患儿活动后常见的症状。蹲踞时,患儿下肢屈曲,静脉回心血量减少,减轻了心脏负荷;同时增加体循环阻力,提高了肺循环血流量,使发绀和呼吸困难症状暂时有所缓解。

70.【答案】D

【解析】对于鹅口疮的患儿,为保持口腔清洁,可用 2%碳酸氢钠溶液于哺乳前后清洁患儿口腔。

71.【答案】C

【解析】营养性缺铁性贫血的患儿给予铁剂治疗后如有效,则于 12~24 h 后临床症状好转,烦躁减轻,食欲增加。网织红细胞计数于用药 2~3 天后开始升高,5~7 天达高峰,以后逐渐下降,2~3 周后下降至正常。治疗 1~2 周后,血红蛋白含量开始升高,通常于治疗 3~4 周后达到正常。

72.【答案】B

73.【答案】B

【解析】小儿出生时,头围大于胸围,在 1 岁时,头围和胸围相等,之后胸围逐渐大于头围。

74.【答案】C

【解析】金黄色葡萄球菌肺炎肺部体征出现较早,迅速发生脓胸、脓气胸是本病的特点。全身中毒症状明显,多呈弛张热,皮肤可见荨麻疹样或猩红热样皮疹,等等。呼吸道合胞病毒肺炎的主要症状为咳嗽、喘息和气促。腺病毒肺炎早期出现全身中毒症状,肺部啰音出现较晚,在发病 3~4 天后才开始出现,经常有肺气肿的征象。衣原体肺炎发病缓慢或隐匿,症状不典型。

75.【答案】A

76.【答案】C

【解析】佝偻病初期无骨骼改变,X 线示正常或钙化带稍模糊。激期 X 线检查示长骨钙化带消失,干骺端呈毛刷样、杯口状改变,骨骺软骨盘增宽,骨密度减低,骨皮质变薄。治疗 2~3 周后,出现不规则钙化带,以后钙化带致密增厚,逐渐恢复正常。后遗症期骨骼干骺端病变消失。

77.【答案】D

【解析】营养性维生素 D 缺乏是引起佝偻病的最主要的原因,是由儿童体内维生素 D 不足导致钙和磷代谢紊乱,生长着的长骨干骺端生长板和骨基质矿化不全,表现为生长板变宽和长骨的远端周长增大,在腕、踝部扩大及软骨关节处呈串珠样隆起、软化的骨干受重力作用及肌肉牵拉出现畸形,等等。

78.【答案】D

【解析】麻疹高热时的处理需兼顾透疹,不宜用药物及物理方法强行降温,尤其禁用冷敷及乙醇擦浴,以免皮肤血管收缩,末梢循环障碍,使皮疹不宜透发或突然隐退。

79.【答案】C

【解析】轻度营养不良的患儿腹部皮褶厚度为 0.4~0.8 cm,中度营养不良的患儿腹部皮褶厚度<0.4 cm,重度营养不良的患儿腹部皮褶消失。

80.【答案】D

【解析】发生新生儿溶血症患儿应保证充足的营养供给,黄疸期间患儿易发生吸吮无力、食欲缺乏,护理人员按需调整喂养方式,保证奶量的摄入。

81.【答案】B

【解析】新生儿低血糖(血糖<2.2 mmol/L)常发生于早产儿、小于胎龄儿,主要与肝糖原、脂肪、蛋白贮存不足和糖原异生功能低下有关。

82.【答案】D

【解析】前囟饱满、惊厥等均为颅内压增高的表现,该患儿为臀位产,有胎头受压的可能,故该患儿可能发生了颅内出血。

83.【答案】D

【解析】营养不良患儿饮食调整的原则:由少到多,由稀到稠,循序渐进,逐渐增加饮食,直至恢复正常。营养不良患儿还可通过消除病因,改进喂养方法,积极治疗原发病,促进消化,改善代谢功能等措施进行治疗。

84.【答案】C

【解析】新生儿期指自出生后脐带结扎开始到生后 28 天,此期实际包含在婴儿期内。

85.【答案】D

【解析】新生儿期由于其生理调节和适应能力不完善,不仅发病率高,死亡率也高,尤其是新生儿早期。出生后不满 7 天的阶段称为新生儿早期。

86.【答案】B

87.【答案】B

【解析】自出生到 1 周岁之前为婴儿期,此期是小儿出生后生长发育的第一个高峰期。

88.【答案】D

89.【答案】C

【解析】幼儿期指满 1 周岁到满 3 周岁之前。

90.【答案】B

【解析】小儿生长发育遵循由上到下、由近到远、由粗到细、由低级到高级、由简单到复杂的顺序或一般规律。

91.【答案】A

【解析】轻型腹泻主要为胃肠道症状,无明显脱水及全身中毒症状;重型腹泻除有较重的胃肠道症状外,还有明显的脱水、电解质紊乱和全身中毒症状。

92.【答案】D

【解析】小儿体格生长常用指标有体重、身高(长)、头围、坐高(顶臀长)、胸围、上臂围、皮下脂肪厚度等。

93.【答案】B

【解析】体重为身体各器官、组织和体液的总重量,是反映儿童体格生长,尤其是营养状况的灵敏指标。儿科临床给药、输液也常根据体重计算用量。

94.【答案】B

95.【答案】C

96.【答案】D

【解析】新生儿出生时身长平均为 50 cm,生后第 1 年身长增长速度最快,约为 25 cm。

97.【答案】C

【解析】幼儿 1 岁时身高约为 75 cm,第 2 年身长增长速度减慢,平均为 10~12 cm。

98.【答案】A

【解析】2~12 岁小儿身长(高)的计算公式:身长(高)(cm)＝ 年龄×7+75(cm)。

99.【答案】B

【解析】新生儿出生时头围相对较大,平均为 34 cm。

100.【答案】D

【解析】婴幼儿每天尿量少于 200 ml,学龄前儿童少于 300 ml,学龄儿童少于 400 ml 时为少尿;小儿每天尿量少于 50 ml 为无尿。

101.【答案】C

【解析】在新生儿窒息复苏抢救中,胸外按压心脏一般采用双指法(两手指置于乳头连线下方按压胸骨)或双手环抱拇指法(两手掌及四手指托住两侧背部,双手大拇指按压胸骨体下 1/3 处)。

102.【答案】A

【解析】足月儿病理性黄疸于出生 24 h 之内出现。

103.【答案】C

【解析】手足口病是由肠道病毒引起的传染病。引发手足口病的肠道病毒有 20 多种(型),我国以柯萨奇病毒 A 组 16 型(CoxA16)和肠道病毒 71 型(EV71)常见。

104.【答案】D

【解析】肺炎患儿没有出现并发症,称轻症肺炎。出现并发症,称重症肺炎。重症肺炎常可合并心肌炎、心力衰竭。心力衰竭的主要表现:①呼吸困难加重,呼吸突然加快,超过 60 次/分。②心率突然增快,超过 180 次/分,与体温升高和呼吸困难不相称。③心音低钝、奔马律。④骤发极度烦躁不安,面色苍白或发灰,指(趾)甲微血管充盈时间延长。⑤肝脏迅速增大。⑥尿少或无尿。

105.【答案】B

【解析】该患儿抽搐反复发作 2 h,应给予地西泮静脉注射以达到镇静效果。该患儿前囟膨隆,应降低其颅内压,首选甘露醇快速静脉滴注。

106.【答案】B

【解析】等渗性脱水时,水和电解质成比例丢失,血清钠浓度为 130~150 mmol/L。中度等渗性脱水的临床表现:失水占体重比例 5%~10%,精神萎靡或烦躁不安,皮肤干燥、苍白、弹性差,黏膜干燥,眼窝凹陷,眼泪少,口渴明显,尿量明显减少,四肢稍凉,周围循环衰竭不明显。故该患儿最可能为中度等渗性脱水。

107.【答案】A

【解析】新生儿坏死性小肠炎腹部 X 线显示肠道充气,有多个液平面,具有特征性的肠壁囊样积气,肠壁炎症、局限性坏死。

108.【答案】A

【解析】儿童肾病综合征在临床上具有 4 大特点:大量蛋白尿,低蛋白血症,高胆固醇血症,明显水肿。其中,大量蛋白尿和低蛋白血症为诊断必备条件。

109.【答案】D

【解析】维生素 C 缺乏症多见于 6 个月到 2 岁的儿童。

110.【答案】C

【解析】由题干可知,该患儿为营养性巨幼红细胞性贫血。该疾病是由缺乏叶酸和(或)维生素 B_{12} 及维生素 C 导致的。其治疗要点包括一般治疗,加强营养,防止感染;去除病因;药物代替治疗,包括维生素 B_{12} 治疗和叶酸治疗;补钾、补铁。目前给予叶酸治疗 3 周后无效,故考虑其为维生素 B_{12} 缺乏。

111.【答案】A

【解析】该患儿出现了维生素 D 缺乏性手足搐搦症,应该进行的处理措施:①急救处理。立即吸氧,保持呼吸道通畅,迅速控制惊厥或喉痉挛。②钙剂治疗。③维生素 D 治疗。

112.【答案】C

【解析】小儿免疫系统发育不成熟,防御能力差,自行合成 IgG 的能力达到成人水平一般要到 6~7 岁。

113.【答案】A

【解析】复温是新生儿硬肿症患儿治疗的关键措施,复温的原则是循序渐进,逐步升高体温。

114.【答案】C

【解析】小儿 2~3 个月时红细胞计数降至 $3.0×10^{12}$/L,血红蛋白量降至 100 g/L 左右,出现轻度贫血,称为生理性贫血。早产儿更早发生生理性贫血,程度更重。

115.【答案】C

【解析】新生儿出生后第 2 周开始每天给予维生素 D 400~800 IU 至青春期;早产儿、低出生体重儿、双胎儿生后即应每天补充维生素 D 800~1 000 IU,连用 3 个月后改为每天 400~800 IU。

116.【答案】C

【解析】病理性黄疸的特点:①黄疸在出生后 24 h 内出现;②重症黄疸,血清胆红素>205.2~256.5 μmol/L 或每天上升超过 85 μmol/L(5 mg/dl);③黄疸持续时间长(足月儿>2 周,早产儿>4 周);④黄疸退而复现;⑤血清结合胆红素>34 μmol/L。

117.【答案】A

【解析】水痘患儿应隔离至疱疹全部结痂为止,因为这段时间也有很强的传染性。

118.【答案】A

【解析】对伴有周围循环不良和休克的重度脱水患儿,应快速输入等渗含钠液(2:1液,张力为1),按20 ml/kg,总量不超过300 ml,于30~60 min内静脉推注或快速滴入。

119.【答案】D

【解析】小儿出生后的血液循环改变:肺循环阻力下降,卵圆孔关闭,动脉导管关闭。

120.【答案】B

【解析】正常儿童12个月时,体重约为10 kg,身长约为75 cm,头围约为46 cm。小儿7~8个月时,就能发出"爸爸""妈妈"等语音。所以该儿童最可能的月龄是12个月。

121.【答案】A

【解析】6个月后的儿童能对陌生人进行辨认,逐渐产生对母亲的依恋及分离性焦虑,9~12个月时达到依恋高峰期。

122.【答案】D

【解析】96%的儿童于2岁前前囟闭合。

123.【答案】B

【解析】婴儿添加辅食的原则:引入食物的质与量应循序渐进,从少到多,从稀到稠,从细到粗,从一种到多种,逐渐过渡到固体食物。

124.【答案】A

【解析】角膜反射、瞳孔对光反射、结膜反射及吞咽反射等出生时已存在,终身不消失;觅食反射、拥抱反射、握持反射、吸吮反射及颈肢反射等出生时已存在,以后逐渐消失。

125.【答案】D

【解析】新生儿肺透明膜病,又称为新生儿呼吸窘迫综合征,多见于早产儿,因为早产儿缺乏肺表面活性物质。临床上以出生后不久即出现进行性加重的呼吸窘迫和呼吸衰竭为本病的主要表现。

126.【答案】D

127.【答案】B

128.【答案】D

【解析】婴儿6个月起应按时添加含铁丰富的辅食,可先加含铁的米粉,铁强化米粉是婴儿最早添加的辅食之选。

129.【答案】A

【解析】小儿乙肝疫苗的接种时间是出生时、出生后1个月和6个月。

130.【答案】D

【解析】小儿肺炎的预后受多种因素影响。年长儿肺炎并发症较少,预后好,婴幼儿则病死率较高。在营养不良、佝偻病、先天性心脏病、结核病、麻疹、百日咳的基础上并发肺炎者,预后较差。病原体不同预后亦不相同,如肺炎双球菌肺炎预后良好,金黄色葡萄球菌肺炎预后较差。

131.【答案】B

【解析】尿布皮炎的护理:选用吸水性强、柔软的布质或纸质尿布,勤更换,避免使用不透气的塑料布或橡皮布;每次便后用温水清洗臀部并擦干,以保持皮肤清洁、干燥;局部皮肤发红处涂以5%鞣酸软膏或40%氧化锌油并按摩片刻,促进局部血液循环;局部皮肤糜烂或溃疡者,可采用暴露法,臀下仅垫尿布,不加包扎,使臀部皮肤暴露于空气中或阳光下。女婴尿道口接近肛门,应注意会阴部的清洁,预防上行性尿路感染。

132.【答案】D

【解析】治疗鹅口疮,应用2%碳酸氢钠溶液清洁口腔,局部涂抹10万~20万U/ml的制霉菌素鱼肝混悬溶液。

133.【答案】B

【解析】正常足月新生儿出生时从母体获得的储备铁可足够维持生后4个月的生长发育需要。

134.【答案】C

【解析】小儿喉部呈漏斗状,相对较窄,软骨柔软,富含血管及淋巴组织,感染后易发生充血、水肿,导致喉头狭窄,出现声音嘶哑和吸气性呼吸困难。

135.【答案】B

【解析】儿童免疫系统发育不成熟,防御能力差,母体IgM不能通过胎盘,故新生儿血清IgM浓度低,易患革兰阴性细菌感染。

多项选择题

1.【答案】ACD

【解析】根据题干中该患儿的情况可判断其为轻型腹泻。此时应遵医嘱补液,以纠正患儿脱水情况;母乳喂养者应减少哺乳的次数,每次哺乳的时间也要缩短;同时注意观察和记录患儿大便的次数、性状及量,防止发生病理性腹泻;大便后清洁皮肤并涂氧化锌油,以保持肛门局部皮肤干燥;腹泻患儿用过的尿布、便盆应分类消毒,以防交叉感染;等等。

2.【答案】ABC

【解析】少数急性肾小球肾炎患儿在疾病早期(2周内)可出现严重并发症,包括以下几种。①严重循环充血:由于水、钠潴留,血浆容量增加而出现循环充血。②高血压脑病:常发生于疾病早期,血压可达(150~160)/(100~110) mmHg以上。③急性肾衰竭:常发生于疾病初期,一般持续3~5天,通常不超过10天。

3.【答案】ABC

【解析】维生素 D 缺乏性手足搐搦症患儿发作时主要表现为惊厥、手足搐搦和喉痉挛。

4.【答案】ABCDE

5.【答案】BD

【解析】引起手足口病的病毒主要为肠道病毒,我国以肠道病毒 71 型(EV71)、柯萨奇病毒 A 组 16 型(CoxA16)多见。

6.【答案】ACDE

【解析】头皮静脉输液时,针头与皮肤呈 15°~20° 角刺入。

7.【答案】ABDE

【解析】反映儿童体格生长的常用指标有体重、身高(长)、坐高(顶臀长)、头围、胸围、上臂围、皮下脂肪厚度等。

8.【答案】ABCDE

9.【答案】ABCE

10.【答案】ABCD

【解析】惊厥发作时使患儿平卧(呕吐者可侧卧),解开衣领。惊厥停止后给予侧卧位,及时清除呼吸道分泌物及呕吐物。必要时给予氧气吸入。惊厥发作未超过 5 min 可任其自行停止,勿移动患儿或强力按压约束肢体,不可将物品塞入患儿口中或强力撬开紧闭的牙关。惊厥超过 5 min 的患儿应遵医嘱给予止惊药。

11.【答案】BC

【解析】由题干可知,该小儿为早产儿。早产儿体重大多在 2 500 g 以下,身长不到 47 cm,哭声轻,颈肌软弱,四肢肌张力低下,皮肤红嫩,胎毛多,耳壳软,指(趾)甲未达指(趾)端,乳晕不清,足底纹少,男婴睾丸未降或未完全下降,女婴大阴唇不能盖住小阴唇。

12.【答案】ABCD

【解析】过敏性紫癜多为急性起病,起病前 1~3 周常有上呼吸道感染史。有大约一半患儿伴乏力、低热、精神萎靡、食欲缺乏等全身症状。常以皮肤紫癜常为首发症状,反复出现为本病特征;还可出现消化道、关节、肾脏症状等。

13.【答案】BCD

【解析】营养性缺铁性贫血易发生于婴幼儿,以 6 个月至 2 岁患儿发病率最高。髓外造血表现为肝、脾轻度肿大;年龄愈小,病程愈长,贫血愈重者,肝、脾肿大愈明显,但肿大程度很少有超过中度者。淋巴结肿大较轻。

14.【答案】BDE

【解析】小儿贲门和胃底肌张力低,而幽门括约肌发育较好,故易发生幽门痉挛出现呕吐。小儿肝血管丰富,肝细胞再生能力强。小儿肠管相对比成人长,一般为身长的 5~7 倍(成人仅为 4 倍)。婴幼儿时期胰液及其消化酶的分泌易受炎热天气和各种疾病的影响而被抑制,发生消化不良。婴儿的食管下端贲门括约肌发育不成熟,控制能力差,易发生胃食管反流。

15.【答案】ABE

【解析】新生儿寒冷损伤综合征又称新生儿冷伤,多发生在寒冷季节,多见于出生3天内或早产新生儿,临床表现为低体温、硬肿、多器官功能损害等。硬肿发生顺序:小腿→大腿外侧→整个下肢→臀部→面颊→上肢→全身。严重低体温、硬肿症者可继发肺出血、休克及多脏器功能衰竭而致死。

16.【答案】BCD

【解析】新生儿缺氧缺血性脑病是由各种围生期因素引起的缺氧和脑血流减少或暂停而导致胎儿和新生儿的脑损伤。围生期窒息是引起新生儿缺氧缺血性脑病的主要原因。根据病情程度,可分为轻、中、重3度。①轻度,主要表现为兴奋、激惹,拥抱反射活跃,肌张力正常。②中度,表现为嗜睡、反应迟钝,肌张力减低,可出现惊厥。③重度,意识不清,常处于昏迷状态,肌张力低下,肢体自发动作消失,惊厥频繁。控制惊厥首选苯巴比妥钠,地西泮的作用时间短,疗效快,在苯巴比妥钠疗效不明显时可加用,两药合用时应注意抑制呼吸的可能性。

17.【答案】ACDE

【解析】根据题干中的临床表现,该患儿最可能的诊断为法洛四联症。X线检查可见靴型心影,心脏大小正常或稍增大;心电图示电轴右偏,右心室肥大;实验室检查可见周围红细胞计数增多、血红蛋白和血细胞比容增高。

18.【答案】BD

【解析】新生儿期,从胎儿娩出脐带结扎开始到出生后28天。青春期年龄范围一般为10~20岁,女孩青春期的开始年龄和结束年龄都比男孩早2年左右。

19.【答案】ABD

20.【答案】ABCD

【解析】病理性黄疸的特点:黄疸在出生后24 h内出现;黄疸程度重,血清胆红素浓度>205.2~256.5 μmol/L(12~15 mg/dl),或每天上升>85 μmol/L(5 mg/dl);黄疸持续时间长,足月儿>2周,早产儿>4周;黄疸退而复现;血清结合胆红素>34 μmol/L。

判断题

1.【答案】√

【解析】肺炎支原体肺炎首选大环内酯类抗生素,临床首选阿奇霉素。

2.【答案】×

【解析】室间隔缺损是小儿最常见的先天性心脏病,发病率占儿童先天性心脏病的30%~50%;房间隔缺损发病率占儿童先天性心脏病的7%~15%。

3.【答案】√

4.【答案】×

【解析】小儿病毒性心肌炎的主要辅助检查为血清心肌酶谱测定。

5.【答案】√

6.【答案】×

【解析】糖尿病患儿尿糖被控制后应注意适当运动,并做好胰岛素用量和饮食控制。

7.【答案】√

8.【答案】√

9.【答案】×

【解析】能通过胎盘的免疫球蛋白是 IgG。

10.【答案】√

【解析】婴幼儿鼻腔短小、狭窄、黏膜血管丰富,又无鼻毛,因此易发生呼吸道感染。

简答题

1.【参考答案】小儿生长发育规律,具体如下。

(1)生长发育的连续性和阶段性:在整个儿童时期,生长发育不断进行,呈一连续的过程,但生长速度呈阶段式。

(2)各系统器官发育的不平衡性:各系统的发育有先有后、快慢不一,如神经系统发育早于其他系统组织,生后 2 年内发育最快,6~7 岁基本达到成人水平;淋巴系统在儿童期迅速发育,于青春期前达高峰,以后逐渐下降到成人水平;生殖系统发育最晚,在青春期前处于幼稚期,青春期迅速发育达到成熟。各系统生长发育的不平衡使生长发育速度曲线呈波浪式。

(3)生长发育的顺序性:生长发育通常遵循由上到下、由近到远、由粗到细、由低级到高级、由简单到复杂的顺序或一般规律。

(4)生长发育的个体差异:受遗传、环境的影响,儿童生长发育存在着较大的个体差异,每个人生长的"轨迹"不完全相同。如同年龄、同性别的儿童群体中,每个儿童的生长水平、生长速度、体型特点等都不完全相同。因此,儿童的生长发育水平有一定的正常范围,所谓正常值不是绝对的,评价时必须考虑各种因素对个体的影响,并应做连续动态的观察,才能做出正确的判断。

2.【参考答案】儿科光照疗法(光疗)的注意事项,具体如下。

(1)患儿入箱前须进行皮肤清洁,禁忌在皮肤上涂粉剂和油类。

(2)患儿光疗时,随时观察患儿眼罩、会阴遮盖物有无脱落,注意皮肤有无破损。

(3)患儿光疗时,较烦躁容易移动体位,因此在光疗过程中,注意观察患儿在光疗箱中的位置,及时纠正不良体位。

(4)患儿光疗时,体温应维持在 36.5~37.2 ℃,如体温高于 38 ℃ 或者低于 35 ℃,应暂时停止光疗。

(5)患儿在光疗过程中,出现烦躁、嗜睡、高热、皮疹、呕吐、拒奶、腹泻及脱水等症状时,及时与医生联系,妥善处理。

(6)光疗超过24 h会造成体内核黄素缺乏,一般光疗的同时或光疗后应补充核黄素,以防止继发的红细胞谷胱甘肽还原酶活性降低导致的溶血。

(7)保持灯管及反射板的清洁,每天擦拭,防止灰尘影响光照强度。

(8)灯管与患儿的距离需遵照设备说明调节,使用时间达到设备规定时限必须更换。

3.【参考答案】儿童退热药的应用及护理,具体如下。

儿童发热一般使用对乙酰氨基酚和布洛芬,但剂量不宜过大,可反复使用。用药后注意观察患儿的体温和出汗情况,及时补充液体。复方解热镇痛药对胃有刺激性,且可引起白细胞减少、再生障碍性贫血、过敏等不良反应,大量服用时会因出汗过多、体温骤降而导致虚脱,婴幼儿应禁用此类药物。

4.【参考答案】维生素D缺乏性佝偻病激期(活动期)常见于3个月到2岁的婴幼儿,此期主要表现为骨骼改变和运动功能发育迟缓。其中骨骼改变的临床表现,具体如下。

(1)头部:6个月以内的婴儿可见颅骨软化,即用手固定婴儿头部,指尖略用力压顶骨后部或枕骨中央部,可有压乒乓球的感觉,故称乒乓颅;7~8月龄时,变成方盒样头型(从上向下),即额骨和顶骨双侧骨样组织增生呈对称性隆起,严重时呈马鞍状或十字状头型。患儿前囟闭合延迟,出牙迟,牙釉质缺乏并易患龋齿。

(2)胸部:胸廓畸形多见于1岁左右的婴儿。肋骨与肋软骨交界处因骨样组织堆积而膨大呈钝圆形隆起,上下排列如串珠状,称为佝偻病串珠;膈肌附着部位的肋骨长期受膈肌牵拉而内陷,形成一条沿肋骨走向的横沟,称为肋膈沟或郝氏沟;第7、8、9肋骨与胸骨相连处软化内陷,致胸骨柄前突,形成鸡胸;如胸骨剑突部向内陷,可形成漏斗胸。

(3)四肢:6个月以上患儿腕、踝部肥厚的骨骺形成钝圆形环状隆起,称为佝偻病手、足镯;能站立或会行走的1岁左右患儿,由于骨质软化与肌肉关节松弛,双下肢因负重可出现下肢弯曲,形成严重的膝内翻(O形腿)、膝外翻(X形腿)畸形。

(4)脊柱:幼儿会坐或站立后,因韧带松弛可致脊柱后凸或侧凸畸形。

(5)骨盆:严重者可致骨盆畸形,形成扁平骨盆,成年后女性可发生难产。

5.【参考答案】小儿惊厥的临床护理,具体如下。

(1)气道管理:惊厥发作时使患儿平卧(呕吐者可侧卧),解开衣领。惊厥停止后给予患儿侧卧位,及时清除呼吸道分泌物及呕吐物。必要时给予氧气吸入。若惊厥停止后,自主呼吸未恢复,应实施人工呼吸。备好吸引器、气管插管等急救用物。惊厥超过5 min者应遵医嘱给予止惊药。

(2)预防受伤:就地抢救,专人守护,使用床档。移开周围可能伤害患儿的物品。惊厥发作未超过5 min可任其自行停止,勿移动患儿或强力按压约束肢体,不可将物品塞入患儿口中或强力撬开紧闭的牙关。注意观察患儿的生命体征、意识、行为、瞳孔、面色、惊厥发作类型及持续时间等。指导患儿及其家长避免诱发惊厥因素,如闪烁的灯光、睡眠不足、活动过度等。

(3)心理护理:患儿惊厥发作时,允许家长陪伴。指导患儿家长惊厥发作时的急救处理方法(如体位安全、保持气道通畅等)。讲解惊厥的病因、治疗、预后等知识。评估患儿家长焦虑及恐惧的程度,指导减轻焦虑的方法、获取支持和资源的方法。

6.【参考答案】母乳喂养的优点,具体如下。

(1)对婴儿:①提供营养,促进发育。母乳中所含的各种营养物质最有利于婴儿的消化吸收,而且随着婴儿生长发育的需要,母乳的质和量也发生相应的改变。②提高免疫力,预防疾病。母乳中含有多种免疫活性细胞和丰富的免疫球蛋白,通过母乳喂养可预防婴儿腹泻、呼吸道和皮肤感染。③保护牙齿。呼吸时,肌肉运动可促进面部肌肉正常发育,预防奶瓶喂养引起的龋齿。④有利于心理健康。母乳喂养增加了婴儿与母亲皮肤接触的机会,有助于母婴间的情感联系,对婴儿建立健康的心理具有重要的作用。

(2)对母亲:①预防产后出血。吸吮刺激促使催乳素产生,同时促进缩宫素分泌,缩宫素可使子宫收缩,减少产后出血。②避孕。哺乳期推迟月经复潮及排卵,有利于计划生育。③降低女性患癌的危险性。可以降低哺乳母亲患乳腺癌、卵巢肿瘤的可能性。

7.【参考答案】小儿支气管哮喘可分为急性发作期、慢性持续期和临床缓解期三期,具体如下。

(1)急性发作期:指突然发生喘息、咳嗽、气促、胸闷等症状,或原有症状急剧加重。

(2)慢性持续期:指近3个月内不同频度和(或)不同程度地出现过喘息、咳嗽、气促、胸闷等症状。

(3)临床缓解期:指经过治疗或未经治疗,症状、体征消失,肺功能恢复到急性发作前水平,并维持3个月以上。

8.【参考答案】小儿头皮静脉输液法的注意事项,具体如下。

(1)注意区分头皮动、静脉。

(2)密切观察输液是否通畅,局部是否有肿胀,针头有无移动和脱出,特别是输注刺激性较强的药物时。

(3)头皮针和输液管的固定应牢固,防止头皮针移动、脱落。

9.【参考答案】新生儿破伤风的治疗要点,具体如下。

(1)中和毒素:破伤风抗毒素1万IU立即肌内注射或静脉滴注,中和未与神经组织结合的毒素。

(2)控制痉挛:常需较大剂量药物才能生效。首选地西泮,其次为苯巴比妥、10%水合氯醛等。各种药物可以交替、联合使用。

(3)控制感染:选用青霉素、甲硝唑等能杀灭破伤风杆菌的抗生素。

(4)保证营养:根据病情给予静脉营养和鼻饲喂养。

(5)对症治疗:清洁、保护脐部伤口,给予氧气吸入等。

10.【参考答案】中枢性尿崩症的病因分为获得性(继发性)、特发性(原发性)、遗传性。

(1)获得性:任何侵及下丘脑、垂体柄或垂体后叶的病变均可引起尿崩症状,常见有颅内肿瘤、颅脑外伤、手术损伤、放射治疗和颅内感染等。

（2）特发性:原因不明,可能与中枢神经元发育不全或退行性病变有关,多散发。

（3）遗传性:由编码 AVP 的基因突变引起,呈常染色体显性或隐性遗传。

论述题

1.【参考答案】新生儿高血糖的病因及其发病机制,具体如下。

（1）医源性高血糖:发生率高,常见于早产儿和极低体重儿。由输注葡萄糖浓度过高、速率过快或机体不能耐受所致。

（2）用药影响:治疗呼吸暂停使用氨茶碱时激活了肝糖原分解,抑制糖原合成。

（3）疾病影响:在窒息、感染、寒冷等应激状态下,肾上腺能受体兴奋,儿茶酚胺释放增加及胰岛反应差均可导致高血糖。

（4）真性糖尿病:新生儿期少见。

2.【参考答案】化脓性脑膜炎的并发症,具体如下。

（1）硬脑膜下积液:30%~60%的化脓性脑膜炎可发生硬脑膜下积液,多见于患肺炎链球菌和流感嗜血杆菌脑膜炎的婴儿。经48~72 h 治疗发热不退或退后复升,病情不见好转或病情反复的患儿,首先应考虑并发硬脑膜下积液的可能。行颅内 X 线片检查或 CT 扫描有助于确诊。如行硬脊膜下穿刺,积液量<2.0 ml、蛋白质>0.4 g/L,即可确诊。

（2）脑室管膜炎:多见于革兰阴性杆菌感染且延误治疗的患儿,表现为治疗过程中出现高热不退、前囟饱满、惊厥频繁、呼吸衰竭等病情加重的症状。行 CT 检查可见脑室扩大,脑室穿刺检查脑脊液白细胞数≥50×10^6/L,糖<1.6 mmol/L 或蛋白质>0.4 g/L,即可确诊。脑脊液检查始终异常,病死率和致残率较高。

（3）脑积水:由脑膜炎症导致脑脊液循环障碍所致。婴儿头围迅速增大,颅骨缝裂开、头皮变薄、静脉扩张,患儿额大面小。严重的脑积水由于颅内压增高压迫眼球,形成双目下视、巩膜外露的特殊表情,称"落日眼"。由于颅骨缝裂开,头颅叩诊可呈"破壶音"。部分患儿可有听力丧失、视力损伤、精神发育迟缓、癫痫和行为障碍等表现。

3.【参考答案】过敏性紫癜的临床表现,具体如下。

（1）皮肤紫癜:常为首发症状,多见于下肢和臀部,严重者可累及上肢。初起为紫红色斑丘疹,压之不褪色,最终呈棕褐色而消退。

（2）消化道症状:约半数以上的患儿可出现消化道症状,常见脐周或下腹部腹痛,伴恶心、呕吐,部分患儿有腹泻或便血。

（3）关节活动:约1/3 的患儿出现关节肿痛,多累及膝、踝、肘、腕等大关节,表现为关节疼痛和活动受限。

（4）肾脏症状:30%~50%的患儿有肾脏损害的临床表现。多发生在起病1个月内,症状轻重不一。多数患儿出现血尿、蛋白尿及管型,伴血压增高和水肿,称为紫癜性肾炎。

(5)其他:偶因颅内出血导致失语、瘫痪、昏迷、惊厥。个别患儿有鼻出血、牙龈出血、咯血等。

案例分析题

1.【参考答案】

(1)该患儿最可能的诊断为营养性维生素 D 缺乏性佝偻病。

(2)本病的病因:①围生期维生素 D 不足。母亲在妊娠期特别是妊娠后期维生素 D 营养不足,如母亲严重营养不良、肝肾疾病、慢性腹泻,以及早产、双胎均可导致婴儿体内维生素 D 贮存不足。②日光照射不足。因紫外线不能透过玻璃,婴幼儿缺乏户外活动,可使内源性维生素 D 不足。城市高大建筑、烟雾、尘埃、气候等因素,均影响内源性维生素 D 的生成。③需要量增加。骨骼生长速度与维生素 D 和钙的需要量成正比。早产或双胎婴儿体内贮存的维生素 D 不足,且出生后生长速度较足月儿快,易发生本病。④摄入不足。因天然食物及母乳中含维生素 D 较少,婴儿若户外活动少,缺乏阳光照射也易引起体内维生素 D 缺乏而导致佝偻病的发生。⑤疾病及药物影响。胃肠道或肝胆疾病影响维生素 D 的吸收,肝肾严重损害可致维生素 D 羟化障碍。

2.【参考答案】

(1)本病最关键的病理生理改变是低蛋白血症。

(2)本病最常见的并发症是感染。肾病患儿易患各种感染,常见的为呼吸道、皮肤、泌尿道感染和原发性腹膜炎等,其中以上呼吸道感染最常见,占 50% 以上。

(3)治疗本病的首选药物是糖皮质激素。

(4)预防本病最常见并发症的护理措施:①应向患儿及其家长解释预防感染的重要性,尽量避免到人多的公共场所活动。②做好保护性隔离,肾病患儿与感染性疾病患儿分室收治,病室每天进行空气消毒,减少探视人数。③加强皮肤护理,高度水肿致皮肤张力增加,皮下血液循环不良,加之营养不良及使用激素等因素,皮肤容易受损及继发感染,应注意保持皮肤清洁、干燥,及时更换内衣;保持床铺清洁、整齐,被褥松软,经常翻身;水肿严重时,臀部和四肢受压部位衬棉圈或用气垫床;水肿的阴囊可用棉垫或吊带托起,皮肤破损处可涂碘伏预防感染。④做好会阴部清洁,以预防尿路感染。⑤严重水肿者应尽量避免肌内注射,以防药液外渗,导致局部潮湿、糜烂或感染。⑥注意监测体温、血常规等,及时发现感染灶,发生感染者给予抗生素治疗。

中公教育·全国分部一览表

中公教育总部
地址:北京市海淀区学清路23号汉华世纪大厦B座
电话:400-6300-999
网址:http://www.offcn.com

北京中公教育
地址:北京市海淀区学清路38号金码大厦B座910室
电话:010-51657188
网址:http://bj.offcn.com

吉林中公教育
地址:长春市朝阳区辽宁路2338号中公教育大厦
电话:0431-81239600
网址:http://jl.offcn.com

浙江中公教育
地址:杭州市石祥路71-8号杭州新天地商务中心望座东侧4幢4楼
电话:0571-86483577
网址:http://zj.offcn.com

江苏中公教育
地址:南京市秦淮区中山东路532-2号金蝶软件园E栋2楼
电话:025-86992955 / 66 /77
网址:http://js.offcn.com

湖南中公教育
地址:长沙市芙蓉区五一大道800号中隆国际大厦4、5层
电话:0731-84883717
网址:http://hn.offcn.com

四川中公教育
地址:成都市武侯区科华北路62号力宝大厦北区3楼
电话:028-87018758
网址:http://sc.offcn.com

山东中公教育
地址:济南市工业南路61号9号楼
电话:0531-86557088
网址:http://sd.offcn.com

陕西中公教育
地址:西安市未央区文景路与凤城四路十字西南角中公教育大厦
电话:029-87448899
网址:http://sa.offcn.com

江西中公教育
地址:南昌市东湖区阳明东路66号央央春天1号楼投资大厦9楼
电话:0791-86823131
网址:http://jx.offcn.com

广东中公教育
地址:广州市天河区五山路371号中公教育大厦9楼
电话:020-35641330
网址:http://gd.offcn.com

山西中公教育
地址:太原市坞城路师范街交叉口龙珠大厦5层(山西大学对面)
电话:0351-8330622
网址:http://sx.offcn.com

河南中公教育
地址:郑州市经三路丰产路向南150米路西 融丰花苑C座(河南省财政厅对面)
电话:0371-86010911
网址:http://he.offcn.com

河北中公教育
地址:石家庄市建设大街与范西路交叉口众鑫大厦中公教育
电话:0311-87031886
网址:http://hb.offcn.com

重庆中公教育
地址:重庆市江北区观音桥步行街未来国际大厦7楼
电话:023-67121699
网址:http://cq.offcn.com

福建中公教育
地址:福州市八一七北路东百大厦19层
电话:0591-87515125
网址:http://fj.offcn.com

安徽中公教育

地址:合肥市南一环路与肥西路交叉口汇金大厦7层

电话:0551-66181890

网址:http://ah.offcn.com

云南中公教育

地址:昆明市东风西路121号中公大楼(三合营路口,艺术剧院对面)

电话:0871-65177700

网址:http://yn.offcn.com

贵州中公教育

地址:贵阳市云岩区延安东路230号贵盐大厦8楼(荣和酒店楼上)

电话:0851-85805808

网址:http://gz.offcn.com

黑龙江中公教育

地址:哈尔滨市南岗区西大直街374-2号

电话:0451-85957080

网址:http://hlj.offcn.com

辽宁中公教育

地址:沈阳市沈河区北顺城路129号(招商银行西侧)

电话:024-23241320

网址:http://ln.offcn.com

天津中公教育

地址:天津市和平区卫津路云琅大厦底商

电话:022-23520328

网址:http://tj.offcn.com

湖北中公教育

地址:武汉市洪山区鲁磨路中公教育大厦(原盈龙科技创业大厦)9、10层

电话:027-87596637

网址:http://hu.offcn.com

海南中公教育

地址:海口市大同路24号万国大都会写字楼17楼(从西侧万国大都会酒店招牌和工行附近的入口上电梯)

电话:0898-66736021

网址:http://hi.offcn.com

甘肃中公教育

地址:兰州市城关区静宁路十字西北大厦副楼2层

电话:0931-8470788

网址:http://gs.offcn.com

内蒙古中公教育

地址:呼和浩特市赛罕区呼伦贝尔南路东达广场写字楼702室

电话:0471-6532264

网址:http://nm.offcn.com

新疆中公教育

地址:乌鲁木齐市沙依巴克区西北路731号中公教育

电话:0991-4531093

网址:http://xj.offcn.com

广西中公教育

地址:南宁市青秀区民族大道12号丽原天际4楼

电话:0771-2616188

网址:http://gx.offcn.com

青海中公教育

地址:西宁市城西区胜利路1号招银大厦6楼

电话:0971-4292555

网址:http://qh.offcn.com

上海中公教育

地址:上海市杨浦区锦建路99号

电话:021-35322220

网址:http://sh.offcn.com

宁夏中公教育

地址:银川市兴庆区清和北街149号(清和街与湖滨路交汇处)

电话:0951-5155560

网址:http://nx.offcn.com

西藏中公教育

地址:拉萨市城关区藏大中路市外事办东侧嘎玛商务楼二楼

电话:0891-6349972

网址:http://xz.offcn.com